\uer

Tödliche Konflikte

Fritz B. Simon

Zur Selbstorganisation privater und öffentlicher Kriege

Dritte Auflage, 2022

Umschlaggestaltung: Uwe Göbel, München
Satz und Diagramme: Paul Richardson
Printed in Germany
Druck und Bindung: CPI Druckdienstleistungen GmbH, Erfurt

MIX
Papier aus verantwortungsvollen Quellen
FSC® C083411

klimaneutral
Mehr Bäume.Weniger CO_2

Dritte Auflage, 2022
ISBN 978-3-89670-427-3 (Printausgabe)
ISBN 978-3-8497-8367-9 (ePub)

Bibliografische Information der Deutschen Nationalbibliothek:
Die Deutsche Nationalbibliothek verzeichnet diese Publikation in der Deutschen Nationalbibliografie; detaillierte bibliografische Daten sind im Internet über http://dnb.d-nb.de abrufbar.

Informationen zu unserem gesamten Programm, unseren Autoren und zum Verlag finden Sie unter: **https://www.carl-auer.de/**.
Dort können Sie auch unseren Newsletter abonnieren.

Carl-Auer Verlag GmbH
Vangerowstraße 14 • 69115 Heidelberg
Tel. +49 6221 6438-0 • Fax +49 6221 6438-22
info@carl-auer.de

Inhalt

Danksagung

Für wertvolle Anregungen, Kritik und Hinweise danke ich Bernhard Blanke, Helm Stierlin, Paul Watzlawick und Rudi Wimmer. Trotzdem sind natürlich alle Unrichtigkeiten, Fehleinschätzungen usw. allein mir zuzurechnen.

Einführung

„Uranos zeugte mit Mutter Erde die Titanen, nachdem er seine aufständischen Söhne, die Kyklopen, in den Tartaros geworfen hatte. Dies ist ein finsterer Ort in der Unterwelt, der so weit von der Erde liegt wie die Erde vom Himmel ... Auf Rache sinnend, verleitete Mutter Erde die Titanen, den Vater anzugreifen. Geführt von Kronos, dem jüngsten der sieben, den die Mutter mit einer Sichel aus Feuerstein bewaffnet hatte, überraschten sie Uranos im Schlafe. Und mit der steinernen Sichel entmannte der erbarmungslose Kronos den Uranos ... Die Titanen befreiten dann die Kyklopen aus dem Tartaros und sprachen die Oberherrschaft über die Erde dem Kronos zu. Kaum befand sich Kronos im Besitze der Macht, verbannte er die Kyklopen zusammen mit den Hundertarmigen wieder in den Tartaros und regierte, nachdem er seine Schwester Rhea zur Frau genommen hatte, in Elis ... Doch wurde ihm von der Mutter Erde und von seinem Vater Uranos vorausgesagt, daß einer seiner eigenen Söhne ihn entthronen würde. Daher verschlang er alljährlich die Kinder, die ihm Rhea gebar ... Rhea war voll Zornes. Sie gebar Zeus, ihren dritten Sohn, in finsterer Nacht auf dem Berge Lykaion in Arkadien, wo kein Wesen Schatten wirft ... Die goldene Wiege des Kindes Zeus hing hoch in einem Baume, daß ihn Kronos nicht finden sollte, weder im Himmel noch auf Erden, noch im Meere ... Rhea hatte einen Stein in Windeln gewickelt und ihn Kronos auf dem Berge Thaumasion in Arkadien gegeben. Er verschluckte den Stein und dachte, er verschlucke das Kind Zeus. Aber Kronos erfuhr, was geschehen war, und verfolgte Zeus ... Der Krieg dauerte schon zehn Jahre, da prophezeite Mutter Erde ihrem Enkel Zeus den Sieg, wenn er sich mit denen verbündete, die Kronos in den Tartaros verbannt hatte. So schlich er sich denn an Kampe heran, die alte Gefängniswärterin des Tartaros, tötete sie, nahm ihre Schlüssel an sich und befreite die Kyklopen und die Hundertarmigen und stärkte sie mit göttlicher Nahrung und göttlichem Trunk. Da gaben die Kyklopen Zeus den Blitz als Waffe des Angriffs, Hades gaben sie die Tarnkappe und Poseidon den Dreizack. Nachdem die drei Brüder Kriegsrat gehalten hatten, schlich sich Hades ungesehen an Kronos heran und stahl dessen Waffen. Während Poseidon den Kronos mit seinem Dreizack bedrohte und so dessen Aufmerksamkeit ablenkte, schlug ihn Zeus mit dem Blitze nieder ... Kronos und die besiegten Titanen, mit Ausnahme des Atlas, wurden auf eine britische Insel im weitesten Westen (oder, wie manche sagen, in den Tartaros) verbannt und dort von den Hundertarmigen bewacht."[1]

Der Krieg zum Buch – Einige persönliche Vorbemerkungen zum 11. September 2001 und zum Krieg im Irak

Wer ein Buch über Krieg schreibt, braucht sich um dessen Aktualität keine Sorgen zu machen. Krieg ist ein Phänomen, das es gibt, solange die menschliche Erinnerung zurück reicht, und es ist anzunehmen, dass es auch in Zukunft nicht verschwinden wird. Das vorliegende Buch habe ich ohne aktuellen politischen Anlass geschrieben, und ich wollte aus der nüchtern-neutralen Perspektive des außen stehenden Beobachters, der keiner der jeweiligen Kriegsparteien angehört, moralfrei und ohne erhobenen Zeigefinger, Regelhaftigkeiten von Kriegen und ihren sozialen, psychischen und biologischen Bedingungen analysieren. Es sollte kein Antikriegsbuch werden, und es wurde auch keines. Es führte aber zu Schlussfolgerungen, die zeigen, wann Kriege nützlich sind und wann nicht (eine Bewertung, die natürlich von den Kriterien des Beobachters abhängt).

Diese emotionale Distanz konnte ich als Autor einhalten, weil ich Kriege untersuchte, die sich entweder in fernen Ländern oder aber in fernen Zeiten abspielten. Der räumliche, zeitliche oder kulturelle Abstand ermöglichte es mir, ohne Rücksicht auf *political correctness* meine Folgerungen zu publizieren. Sie waren teils bekannt, teils unerwartet, manche für den Leser offenbar auch provokativ. Die erste Auflage des Buches erschien wenige Wochen vor dem 11. September 2001 und den Selbstmordattentaten auf die Twin Towers des World Trade Centers in New York und das Pentagon in Washington.

Seit diesem Ereignis ist die Distanz dahin, niemand kann mehr über Krieg schreiben oder sprechen, ohne dass die Bilder der brennenden und einstürzenden Türme in Erinnerung gerufen werden, und zurzeit (April 2004) können jeden Tag in den Fernsehnachrichten Bilder von Kämpfen zwischen den US-Besatzungstruppen und aufständischen Schiiten und/oder Sunniten im Irak verfolgt werden. Seit der Verkündung des offiziellen Kriegsendes sind inzwischen weit mehr amerikanische Soldaten und Soldaten der mit den USA verbündeten „Koalition der Willigen" ums Leben gekommen als während der offiziellen Kriegshandlungen, und täglich sind neue Opfer zu beklagen. Für mich als Autor, der sich lange Zeit bemüht hat, das Phänomen Krieg in all seinen Eigenartigkeiten zu verstehen und zu erklären, war und ist dies mit ambivalenten Gefühlen, wenn auch überwiegend Unwohlsein, verbunden. Zum einen bin ich über die Ereignisse entsetzt, wie die meisten Menschen in meiner Umgebung, zum anderen aber bin ich verblüfft, dass die Ereignisse tatsächlich zu bestätigen scheinen, was nach den theoretischen Erwägungen zu erwarten war. Was ich beobachten kann, ist die Probe aufs Exempel: der Krieg zum Buch.

Die Analyse früherer Kriege, wie sie in der vorliegenden Untersuchung dargelegt ist, zeigt, dass der Verlauf von Kriegen nicht naturgesetzlich vorbestimmt ist. Es gibt immer Weichenstellungen, die bestimmen, wie die Entwicklung weiter geht. Es sind Politiker mit ihren persönlichen Stärken und Schwächen, ihrer Weisheit oder Torheit, die hier eine entscheidende Rolle spielen. Sie sind zwar auch den gruppen- und massenpsychologischen Mechanismen ausgesetzt, die dazu führen, dass Kriege zu sozialen Systemen werden, die sich aus sich selbst nähren, aber sie können diese Dynamik in weit stärkerem Maße beeinflussen als der Durchschnittsbürger. Daher stellte und stellt sich auch heute die prinzipielle Frage, die unter anderen im vorliegenden Buch untersucht wird: Welche Wirklichkeitskonstruktionen der Politiker bestimmen ihre Entscheidungen? Wie kommunizieren sie mit ihren Gegnern und der Öffentlichkeit? Welche Erwartungen, Hoffnungen und Befürchtungen wecken sie bei ihren wirklichen oder vermeintlichen Kontrahenten? Und welche Unterscheidungen werden handlungswirksam und ordnen die Gemengelage im Verlaufe des Konfliktes, d. h., welche Parteien entstehen und bekämpfen sich schließlich?

Seit der Publikation der ersten Auflage dieses Buches kam es zu einem „heißen Krieg", die US-Luftwaffe bombardierte Bagdad, der Irak wurde ohne allzu große Gegenwehr der irakischen Truppen besetzt. Während der Kampfhandlungen gingen in aller Welt Hunderttausende von Menschen auf die Straße und demonstrierten gegen einen Krieg, für dessen Charakterisierung es unterschiedliche Lesarten gab: Die USA legitimierten ihn offiziell als „preemptive strike“ gegen die Bedrohung durch Massenvernichtungswaffen (von denen sich bis heute im Irak allerdings keine Spuren finden ließen) und mit der angeblichen Verbindung Saddam Husseins mit den Terroristen des Al-Qaida-Netzwerkes (wofür sich allerdings auch keine stichhaltigen Belege finden ließen). Aus der Außenperspektive stellt sich die Frage, ob dies ein Krieg gegen ein Regime oder gegen ein Land war, gegen Saddam Hussein oder den Irak. Oder war all dies nur der Vorwand für wirtschaftliche Interessen oder hegemoniale Konzepte von Schreibtischtätern konservativer amerikanischer Think-Tanks? Dem Kampf auf den Schlachtfeldern entspricht der Streit der Deutungen. Wie zu Zeiten des Vietnam-Krieges brannten und brennen wieder amerikanische Flaggen. Nur wenige Wochen nach der Verkündung des „Siegs“ über das Regime von Saddam Hussein wurden die USA erneut in eine Art Guerilla-Krieg verwickelt, jeden Tag kommt es zu gewalttätigen Widerstandsaktionen gegen die Besatzung. Während ich diese Zeilen verfasse, gibt es Straßenkämpfe in Nadschaf und Falludscha, ungeachtet der Tatsache, dass der amerikanische Präsident George W. Bush vor einem Jahr das Ende der Kampfhandlungen verkündet hat. In der amerikanischen Öffentlichkeit wird die Erinnerung an Vietnam beschworen, die Geschichte scheint sich zu wiederholen.

Was seit dem 11. September 2001 geschah, der Krieg gegen das Taliban-Regime in Afghanistan, die (vergebliche) Suche nach Usama bin Laden, die gequälten Diskussionen im UN-Sicherheitsrat, der Krieg gegen den Irak als vermeintliche Fortsetzung des „Krieges gegen den Terror“ …, all dies bestätigt die in diesem Buch vorliegenden Analysen in einer Weise, die leider nur intellektuell befriedigen kann: Denn so war es ja nicht gemeint! Als Autor formuliert man, nur den historischen Daten und der Logik der Argumentation verpflichtet, seine Theorien, ohne daraus konkret Entscheidungen ableiten zu müssen. Derartige Studien erscheinen aufgrund ihrer Abstraktheit immer etwas surreal. Doch was als kühle Analyse von Ereignissen und Prozessen aus fernen Zeiten und von fernen Orten geplant war, erweist sich nun als Drehbuch für die Gegenwart, zeitlich und räumlich näher als irgendjemandem lieb sein kann.

Diese Logik durchsichtig zu machen, war und ist Ziel dieses Buches. Es muss nach den jüngsten Ereignissen nicht umgeschrieben werden. Aber sie lassen einige Aspekte zeitgenössischer Kriegführung und ihrer Begrenzungen deutlicher werden, als dies die historische Analyse ermöglichte. Das betrifft vor allem die Idee des „Krieges gegen den Terror" wie auch die von einigen Mitgliedern der Bush-Administration vertretene Idee einer *pax americana,* d. h. der unilateralen Hegemonie eines einzelnen Staates. Aus Sicht der hier verwendeten systemtheoretischen Modelle erweisen sich solche Vorstellungen weder als realisierbar noch als rational. Ganz im Gegenteil: Es bedurfte kaum seherischer Fähigkeiten, um vorauszusagen, dass sie paradoxe Wirkungen erzielen würden. Würden sie nämlich konsequent verfolgt, so könnten sie das Ende des amerikanischen Zeitalters einläuten. Was dagegen sprach, war ebenfalls absehbar: Die hegemonialen Ideen, wie sie von George W. Bush und seinen Mitstreitern propagiert wurden, sind langfristig im eigenen Lande nicht mehrheitsfähig, schon weil sie finanziell nicht zu bewältigen sind. Alle Versuche, langfristig die Kontrolle über irgendwelche sozialen Systeme zu erhalten, sind in der Geschichte immer an der Kostenfrage gescheitert.

Amerika und seine demokratischen Werte werden also wohl auch die Bush-Regierung und den Irak-Krieg überleben. Diese Hoffnung ergibt sich aus den Analysen, die in einem Kapitel am Ende des Buches nachgetragen sind. Ihre Aufmerksamkeit richtet sich auf den „Krieg gegen den Terror" und den Krieg gegen den Irak.

Eine von manchen Kritikern als provokativ empfundene These des Buches bedarf angesichts der Anschläge auf das World Trade Center, der Kämpfe in Afghanistan, vor allem aber auch wegen des Krieges im Irak, der vorauseilenden Kommentierung. Eine meiner Antworten auf die Frage, worin die Faszination des Krieges liegt, lautet, dass Kriege Ähnlichkeiten mit verschiedenen Formen des Entertainments (z. B. den Heldenmythen aus Hollywoodfilmen, dem Sport usw.) haben. Die Ansicht, dass der Sinn des Kämpfens das Kämpfen ist, wird auch von anderen Autoren vertreten. Dass der Krieg als ultimative Form des Entertainments betrachtet werden kann, ist m. E. nur die konsequente Folgerung. Heute, nach dem 11. September, angesichts der vielen Toten und der täglich im Fernsehen gezeigten Leichen aus dem Irak, hätte ich wahrscheinlich Angst, des Zynismus beschuldigt zu werden, wenn ich solch eine These erstmals publizieren würde. Da sie mir aber immer noch sachlich begründet erscheint, habe ich das Kapitel nicht umgeschrieben. Ich will aber noch einmal ausdrücklich unterstreichen, dass es mir nicht darum geht, reißerisch den Opfern kriegerischer Auseinandersetzungen den Respekt zu verweigern. Doch es gehört zum Verständnis des Krieges, sich klar zu machen, dass es kaum eine bessere Form der „Unterhaltung" gibt als Krieg. Kämpfen, vor allem aber das „Gewinnen", ist mit Lust verbunden. Das erklärt die Begeisterung, mit der Menschen in den Krieg ziehen, und die Faszination, die uns zuschauen lässt. Als die beiden Türme des World Trade Centers in Flammen standen, hat die Welt nicht nur den Atem angehalten, sie hat auch gebannt vor dem Fernsehschirm gesessen. Die Einschaltquoten waren so hoch wie selten zuvor. Jetzt, nachdem auf unterschiedlichen Kanälen von Reportern, die „embedded" in die kämpfenden Truppen im Irak waren, erstmals in der Geschichte der Menschheit direkt von Kriegsschauplätzen berichtet wurde, ist die Tarnung des Entertainments als Infotainment offensichtlich.

Der Wechsel von Spannung und Entspannung ist es, was den Kampf von Gut und Böse unterhaltsam macht. Wer ins Kino geht, kann darauf vertrauen, dass ein Drehbuchautor oder Regisseur die Verantwortung für diesen Wechsel übernommen hat. Deshalb kann er sich immer noch innerlich distanzieren und auf das Happy End warten. Wer Bungee springt, verlässt sich darauf, dass das Seil hält, doch was er oder sie erlebt, ist „the real thing", der Adrenalinausstoß, der nicht nur durch Identifikation mit irgendwelchen fiktiven Helden erfolgt. Die Trennung zwischen Fakt und Fiktion ist aufgehoben. In makabrer Weise wurde dieses Re-Entry des Beobachters ins Bild in den Twin Towers vollzogen, wo einige Leute in den oberen Stockwerken im Fernsehen sahen – zwangsläufig mehr oder weniger distanziert – wie ein Flugzeug in den Turm flog, in dem sie gerade saßen. Die Unterscheidung zwischen Beobachter und Akteur war aufgehoben, die Grenze zwischen innen und außen aufgelöst. Der Albtraum des Zuschauers wurde wahr …

Dass die Produktion von Action und Katastrophenfilmen in Hollywood in der Folge vorübergehend eingestellt oder aufgeschoben wurde, zeigt, dass zwischen dem tatsächlichen Krieg und seiner Inszenierung zu Unterhaltungszwecken ein Konkurrenzverhältnis besteht. Auch im klassischen Altertum wurden die Olympischen Spiele zu Kriegszeiten ausgesetzt. Wenn real ums

Überleben gekämpft wird, braucht man nicht den Ersatz durch simulierte Formen des Krieges im Sport oder im Film. So kann man wohl mit Fug und Recht die These aufstellen, dass Sport (zumindest der Kampfsport) und die Formen des Entertainments, die dem Muster von Heldenmythen folgen, die Fortsetzung des Krieges mit anderen Mitteln sind (manchmal auch umgekehrt).

Doch durch sie allein wird der Krieg vielleicht im Erleben des Einzelnen überflüssig gemacht, nicht jedoch im Leben sozialer Einheiten. Hier muss das Diktum von Clausewitz, der Krieg sei die Fortsetzung der Politik mit anderen Mitteln, auf den Kopf gestellt werden, damit es Boden unter die Füße bekommt: Die Politik ist die Fortsetzung des Krieges mit anderen Mitteln. Krieg kann als eine Art der Regression in eine vorzivilisierte Form der Konfliktlösung betrachtet werden, in eine Phase der gesellschaftlichen Entwicklung, in der die Lösung von Konflikten noch keine Verrechtlichung erfahren hatte. Wo das Recht des Stärkeren die Anwendung sachlich begründbarer, rechtlicher Prinzipien der Entscheidungsfindung überflüssig macht, herrschen Zustände, die historisch im Prozess der Zivilisation überwunden wurden. In diesem Zusammenhang gewinnt die Frage, ob ein Krieg mit oder ohne die rechtliche Legitimation durch ein Mandat der UN erfolgt, ihre Bedeutung. So könnte es durchaus sein, dass wir zurzeit nicht Zeuge eines „Clash Of Civilizations" werden, sondern eines Krieges gegen *die* Zivilisation. Dabei stellt sich die Frage, wer es ist, der sie angreift und bedroht.

April 2004
F. B. Simon

I. Theoretische und methodische Grundlagen

1. Vorbemerkung

> „In Wahrheit beginnt der Krieg nicht dann, wenn einige Menschen andere umbringen. Vielmehr beginnt er an dem Punkt, da erstere das Risiko eingehen, selbst getötet zu werden."
>
> Martin van Creveld[1]

Folgt man der bewährten Tradition, die Bedeutung eines Begriffs in seinem Gebrauch zu suchen, so zeigt sich, dass mit Krieg ein Typus von Konflikt bezeichnet wird, der sich vor allem dadurch von anderen Konflikten unterscheidet, dass ihn viele der daran beteiligten Akteure nicht überleben oder zumindest in ihm ihr Überleben riskieren. Auch wenn nach dem Zweiten Weltkrieg für über 50 Jahre ein „Kalter Krieg" herrschte, in dessen Verlauf es nicht zu größeren tätlichen Auseinandersetzungen zwischen den Konfliktparteien kam, ist Krieg („heißer Krieg") in der Regel mit der Anwendung von Gewalt verbunden.

Die folgende Untersuchung geht von der These aus, dass Krieg ein charakteristisches Kommunikationsmuster ist, d. h. ein soziales System, bei dem die beteiligten Parteien ihre Existenz riskieren. Unabhängig davon, ob es sich um den Kampf Nation gegen Nation, Kolonialtruppen gegen Freiheitskämpfer, Firma gegen Firma, Held versus Bösewicht oder Ehepartner gegen Ehepartner handelt, es wird immer das gleiche Spiel gespielt, und die Variation der Muster ist begrenzt und berechenbar. Die entscheidende Frage ist, wie es in all diesen so verschieden erscheinenden Bereichen zum Ausbruch von Kriegen kommen kann. Welcher Logik folgt die Kommunikation, die aus zunächst gewaltfreien Konflikten Kriege werden lässt? Wenn es gelingt, sie zu erfassen, so sollte es möglich sein, den Verlauf von Konflikten ein wenig berechenbarer zu machen, sodass sich den Beteiligten die Option eröffnet, Alternativen zu wählen – oder sich eben auch bewusst und „sehenden Auges" für den Krieg entscheiden zu können.

Eine der Merkwürdigkeiten, mit der man bei der Beschäftigung mit dem Phänomen Krieg immer wieder konfrontiert wird, besteht darin, dass Menschen oder auch soziale Systeme scheinbar ohne Not ihre Existenz riskieren. Es muss für sie also Werte und Ziele geben, die wichtiger sind als das Überleben. Lassen sich solche Werte identifizieren und benennen? Und sind sie, bei näherer Betrachtung und Abwägung, wirklich wert, dafür zu sterben? Beantworten lassen sich diese Fragen erst, wenn sie bewusst gemacht werden. Denn bewusst sind sie im Allgemeinen nicht, auch wenn sie die Entscheidungen von Einzelnen und Nationen, Organisationen und Gruppen leiten.

Wenn hier von der Logik des Krieges die Rede ist, sollen neben der Analyse des sozialen Systems und seiner Spielregeln noch zwei andere Bereiche ins Blickfeld gerückt werden: die psychischen und biologischen Umwelten von Kriegen. Es geht also auch um die Logik seelischer und körperlicher Prozesse, die mit Krieg gekoppelt sind. Das führt zu der Frage, ob es z. B. angebracht und nützlich ist, dem Menschen einen Aggressionstrieb oder etwas Ähnliches zuzuschreiben oder frühkindliche Traumatisierungen für die Bereitschaft, sich in kriegerische Auseinandersetzungen zu verwickeln, verantwortlich zu machen.

Im Blick auf individuelle wie kollektive Wirklichkeitskonstruktionen ergibt sich die Frage, welche Unterscheidungen zu welchen eher kriegerischen oder friedensfördernden Konsequenzen führen. Welche Logik des Fühlens und Denkens, welche Art der Selbst- und Fremdbeschreibung macht Krieg wahrscheinlicher oder unwahrscheinlicher?

Um der Beantwortung dieser Fragen näher zu kommen, sollen unterschiedliche Muster kriegerischer Verwicklungen analysiert werden. Dabei werden der oben genannten Definition entsprechend solche Interaktions- und Kommunikationsformen, bei denen die Beteiligten bereit sind, ihre eigene Existenz aufs Spiel zu setzen, als Kriege betrachtet. Das Spektrum erstreckt sich dementsprechend von den im vorigen Jahrhundert auf Fidschi geführten Dauerkriegen zwischen kannibalistischen Dorfgemeinschaften bzw. Chiefdoms über den Ersten Weltkrieg und den Vietnamkrieg bis hin zu den berüchtigten Duellen europäischer „Ehrenmänner" im 18. und 19. Jahrhundert und den oft tragischen zeitgenössischen Ehekriegen, die in Mord und Totschlag enden. Dem entgegengesetzt werden einige zugegebenermaßen selten anzutreffende Beispiele friedlicher Gesellschaftsformen. Sie können verdeutlichen, dass Frieden wie Krieg ihren Preis haben. Ob das, was man für den jeweiligen Preis erhält, das Risiko wert ist, soll dabei nicht bewertet werden. Ziel war nicht, ein weiteres Antikriegsbuch zu schreiben, sondern dem Verständnis des Phänomens Krieg ein wenig näher zu kommen.

Die theoretischen Grundlagen der vorliegenden Analyse liefert die neuere Systemtheorie. Sie stellt einen konzeptuellen Rahmen zur Verfügung, der abstrakt genug ist, um auf ganz unterschiedliche Praxisfelder angewandt zu werden. Sie ist transdisziplinär, da sie Muster der Kommunikation und die Prinzipien ihrer Organisation beschreibt und analysiert. Vor diesem Theoriehintergrund lassen sich Befunde der Verhaltensforschung, der Psychoanalyse, der Soziologie, ja, in Ansätzen auch der Biologie in ein integrierendes Modell einordnen.

Der praktische Wert solch einer Analyse dürfte für diejenigen am größten sein, die in ihrer täglichen Arbeit aktiv an der Herstellung, Erhaltung oder Beseitigung von – potenziell tödlichen – Konflikten beteiligt oder mit deren Management beschäftigt sind. Das dürften Politiker, Diplomaten, Manager, Mediatoren, Priester, Organisationsberater, Therapeuten und andere Personen sein, die ihr Leben mit Konflikten fristen – sei es zu ihrer Lösung, sei es zu ihrer Herstellung. Die Kenntnis der generellen Logik kriegerischer Konflikte sollte ihnen im Einzelfall helfen, Ideen zu deren Bewältigung zu entwickeln. Dennoch wird hier nicht versucht, einen Leitfaden für das Management tödlicher Konflikte zu entwerfen. Welche praktischen Konsequenzen aus ihrer Analyse zu ziehen sind, bleibt dem Leser überlassen. Er muss sich auch die Frage beantworten, ob die Analogien, die zwischen der politischen und der interpersonalen Ebene beschrieben werden können, also z. B. zwischen internationalen Kriegen und denen von Ehepartnern („Rosenkrieg"), nur von metaphorischem Wert sind oder ob sich daraus konkrete Interventionen ableiten lassen. Denn, das sei ausdrücklich betont, der Schwerpunkt der vorliegenden Untersuchung ist bewusst auf Kriege im traditionellen Sinn gelegt.*

2. Merkmale der Unterscheidung von „Krieg"

a) Das Überleben bedrohen und riskieren

Will man Krieg im Unterschied zu anderen Formen sozialer (oder, allgemeiner: menschlicher) Konflikte definieren, so tritt als Erstes die Anwendung von Gewalt ins Blickfeld. Doch wenn wir die Rede vom Kalten Krieg, vom Wirtschaftskrieg, vom Propagandakrieg usw. ernst nehmen, so stellt der mit Gewaltanwendung verbundene Krieg nur eine Möglichkeit unter anderen dar. Das definierende Merkmal des Krieges, so kann hier im Anschluss an die Definition des Militärhistorikers Martin van Creveld[2] postuliert werden, ist ein Kampf, bei dem das Überleben der beteiligten Parteien auf dem Spiel steht. Es wird in der Auseinandersetzung bedroht und/oder riskiert.

Nicht jeder Überlebenskampf ist aber ein Krieg. Wer sich daranmacht, die Eigernordwand oder den Mount Everest zu besteigen, im Paddelboot über den Atlantik zu rudern oder in Sandalen durch die Sahara zu wandern, riskiert zweifellos auch sein Leben. Und wer das Unglück hat, in einem Erdbebengebiet zu leben, dessen rein physische Existenz ist sogar ständig bedroht. Betrachtet man nicht nur Organismen als Überlebenseinheiten, sondern auch Organisationen, Firmen, Nationen und andere soziale Systeme, so gewinnt der Begriff des Überlebens eine die Grenzen der Biologie überschreitende Bedeutung. Es geht dann beispielsweise darum, als Firma in einem bestimmten Marktsegment die autonome Existenz zu bewah-

* Es sollte an dieser Stelle, um Missverständnissen vorzubeugen, darauf hingewiesen werden, dass angesichts der vollkommen unüberschaubaren Flut von Veröffentlichungen zum Thema Krieg nicht der Versuch unternommen wird, den Stand der Wissenschaft zu referieren. Stattdessen wird eine sehr auf die Analyse von Beziehungsmustern fokussierte Literaturauswertung vorgenommen, und zitiert werden ausschließlich Studien, die im Rahmen der gewählten Argumentationslinie auch tatsächlich relevant erscheinen. Allerdings heißt das wiederum nicht, dass irgendwelche dieser Linie widersprechende Literatur (bewusst) ausgeklammert wird.

ren. Und das Bemühen darum kann durchaus den Charakter eines Kampfes annehmen. Doch auch solch ein Überlebenskampf sollte nach der hier vorgeschlagenen Definition nicht als Krieg bezeichnet werden. Denn weder der Mount Everest noch der Markt sind als Kriegsparteien zu betrachten. Sie sind nicht Teilnehmer an einem Kommunikationssystem. Man kann zwar mit dem Berg „ringen“, er ringt aber nicht zurück. Man kann ganz allgemein mit der „Tücke des Objekts“ kämpfen, dem Objekt ist dies aber – falls es sich darüber überhaupt Gedanken machen sollte – vollkommen egal. Um es auf eine Formel zu bringen: Zum Krieg gehören (mindestens) zwei Teilnehmer, die in der Lage sind, Sinn zu prozessieren und miteinander zu kommunizieren. Der Berg mag vom erfahrenen Bergsteiger zwar „gelesen“ werden, die Zeichen für Gefahren mögen gedeutet und interpretiert werden, der Berg „liest“ aber nicht den Bergsteiger. Die Interaktion zwischen beiden ist kein Prozess, bei dem zwei voneinander unterscheidbare kognitive Systeme miteinander ums Überleben kämpfen. Der Atlantik existiert weiter, unabhängig davon, wie viele Paddler mit ihm kämpfen. Doch dieser Fortbestand kann nicht als Überleben bezeichnet werden, da ihm die Merkmale von Lebensprozessen fehlen. Vor allem aber: Seinen Aktivitäten können keine dahinter liegende Absichten zugeschrieben werden, er kann daher nicht als handelnde oder sich aktiv an der Kommunikation beteiligende Überlebenseinheit betrachtet werden (es sei denn, man würde es sich erlauben, „magisch“ zu denken und auch der unbelebten Natur quasimenschliche Eigenschaften zuschreiben).

Die hier vorgeschlagene Definition ist natürlich nicht ohne vielfältige Voraussetzungen. Die wichtigste ist die Annahme von Überlebenseinheiten. Wenn in der Interaktion zwischen Berg und Bergsteiger dem Bergsteiger ein anderer Status als dem Berg zugeschrieben wird, so deswegen, weil der Organismus des Bergsteigers als Überlebenseinheit aktiver Prozesse zur Herstellung und Erhaltung seiner Grenzen gegenüber seinen Umwelten bedarf. Das ist bei Einheiten, die in der unbelebten Natur unterschieden werden können (der Berg, der Atlantik), nicht der Fall.

Unter dem Begriff Überlebenseinheit soll im Rahmen des hier verwendeten Theorieansatzes aber nicht allein der Organismus verstanden werden, sondern er soll als Oberbegriff für autopoietische

Systeme* verwendet werden. Dies können neben Organismen psychische und soziale Systeme sein. Beim Krieg handelt es sich um eine Form der Interaktion und Kommunikation von mindestens zwei solcher Überlebenseinheiten, bei der ihr Erhalt als abgegrenzte, autonome Einheiten wechselseitig infrage gestellt wird. Der Tod solch einer Überlebenseinheit ist daher nur für Organismen biologisch zu verstehen. Für alle anderen ist er synonym mit der Beendigung der Existenz als autonome, innengesteuerte Einheit.

Mit den Worten des Militärtheoretikers von Clausewitz: „Der Krieg ist nichts als ein erweiterter Zweikampf. Wollen wir uns die Unzahl der einzelnen Zweikämpfe, aus denen er besteht, als Einheit denken, so tun wir besser, uns zwei Ringende vorzustellen. Jeder sucht den andern durch physische Gewalt zur Erfüllung seines Willens zu zwingen; sein nächster Zweck ist, den Gegner niederzuwerfen und dadurch zu jedem Widerstand unfähig zu machen."[3]

Im Krieg ist daher nicht nur „erlaubt" (wer sollte es auch verbieten oder solch ein Verbot durchsetzen?), sondern explizites Ziel, die Autonomie des Gegners zu beenden, seine Grenzen neu zu definieren oder gar aufzulösen und damit seiner Existenz ein Ende zu setzen. Wer dabei gewinnt, ist offen, das unterscheidet Krieg von kaltblütigem Mord oder Holocaust.

* Der Begriff des autopoietischen Systems wurde von dem chilenischen Biologen Humberto Maturana geprägt. Er sieht Leben durch eine spezifische zirkuläre Form der Organisation von Prozessen gekennzeichnet, durch die ein lebender Organismus sich von seiner Umwelt abgrenzt und unterscheidet. Es handelt sich dabei um Selbstorganisationsprozesse, bei denen die Elemente des Netzwerks der Prozesse, die das System konstituieren, durch das Netzwerk der Elemente des Prozesses selbst hergestellt werden. So werden beispielsweise die Elemente, die den Körper als abgegrenzte Einheit erhalten (biochemische Prozesse), von den Elementen des Körpers selbst produziert. Die Wand einer Zelle ermöglicht, dass die Stoffwechselprozesse, die zur Bildung der Zellwand nötig sind, stattfinden; die Zellwand ihrerseits wird von den Stoffwechselprozessen, die ohne sie nicht möglich wären, erzeugt. Es ist ein kreisförmiger, selbstbezüglicher Prozess. Dieser Typus selbst organisierter Systeme, die nicht von außen erschaffen werden, sondern sich in ihrer Struktur durch ihr eigenes Prozessieren herausbilden und als Einheit abgrenzen, sind von Humberto Maturana (1975) als „autopoietische Systeme" bezeichnet worden. Von Niklas Luhmann (1984) wurde dieses Konzept auf soziale Systeme übertragen. Auch sie erhalten sich als abgegrenzte Einheiten durch ihre eigenen, selbstbezüglichen Aktivitäten. Ihre Elemente sind aber nicht biochemische Prozesse, sondern Kommunikationen.

b) Krieg vs. Konkurrenz – Aktive vs. passive Negation

In diesem Zusammenhang scheint eine weitere Unterscheidung nützlich: die zwischen Konkurrenz und Krieg. Konkurrenz ist nicht Krieg im hier verstandenen Sinn. Was beides unterscheidet, ist, „dass die Regeln der Konkurrenz es den beiden Seiten nicht erlauben, zur Verwirklichung ihrer Ziele einander direkt anzugehen, sich gegenseitig zu behindern oder wechselseitig zu zerstören. Im Gegenteil, der Gedanke des ‚fairen' Wettbewerbs beruht eben auf dem Verzicht auf solche Mittel … Ohne diese Unterscheidung wäre ein ‚zivilisiertes' Leben nicht möglich gewesen."[4]

Die Marktwirtschaft ist ein gutes Beispiel dafür, dass Firmen, die ähnliche Produkte herstellen, miteinander um Käufer konkurrieren. Es gibt dabei ebenfalls Gewinner und Verlierer. Und das Ergebnis kann auch sein, dass einer der Anbieter schließlich Bankrott geht, von einem Mitbewerber „feindlich übernommen" wird und nicht als autonome Einheit überlebt. Zwar ist es – und das ist ein wichtiger logischer Unterschied zwischen Krieg und Konkurrenz – den am Wettbewerb Beteiligten erlaubt, alles dafür zu tun, um die eigene Position zu verbessern, es ist aber verboten, dabei dem Mitbewerber direkt zu schaden. Es gibt Regeln des „lauteren Wettbewerbs" oder, besser gesagt: Verbote des „unlauteren Wettbewerbs", die von staatlichen oder von überstaatlichen Institutionen (z. B. der EU-Komission) durchgesetzt und überwacht werden. Sie sind mit sportlichen Regeln vergleichbar: Bei einem 10 000-m-Lauf etwa darf jeder das Rennen so schnell oder langsam angehen, wie er will, und Zwischenspurts einlegen, um seine Gegner zu demoralisieren usw. Aber er darf ihnen nicht das Bein stellen, sie schubsen, sie niederschlagen, erschießen usw. Tut er das, so wird er nicht nur disqualifiziert, sondern muss gegebenenfalls auch noch mit strafrechtlichen Konsequenzen rechnen.

Der Unterschied zwischen Krieg und Konkurrenz lässt sich in Bezug auf die Logik der Spielregeln als Unterschied zwischen „aktiver" und „passiver Negation" des Gegners bzw. seines Erfolges erfassen.[5]

Unter passiver Negation ist dabei zu verstehen, dass alle Handlungen unterlassen werden, die dem Gegner nutzen könnten. Unter aktiver Negation hingegen werden Aktionen verstanden, durch die versucht wird, dem Gegner aktiv zu schaden. Wer Handlungen vollzieht, die ihm selbst nutzen, und es unterlässt, dem Gegner zu helfen, bewegt sich also im Bereich der passiven Negation des Gegners oder seiner Ziele und Interessen. Unterlassene Hilfeleistung für den Mitbewerber ist in Konkurrenzbeziehungen nicht nur nicht strafbar, sie ist im Einklang mit der Logik des Wettbewerbs. Wer aber seine Vorteile dadurch zu erlangen sucht, dass er dem Gegner aktiv schadet, der hat die Grenze zur Kriegführung überschritten. Im Extremfall geht es dabei um die aktive Negation des Gegners als Überlebenseinheit, d. h. um seine Vernichtung (ein Begriff, der genau dies auch umgangssprachlich zum Ausdruck bringt).

Nimmt man die Unterscheidung zwischen aktiv und passiv negierenden Aktionen als Kriterium der Unterscheidung zwischen Konkurrenz und Krieg, so erweist sich auch die Rede vom „Wirtschaftskrieg" als durchaus angemessen. Wenn die USA den Mitgliedern der EU beispielsweise für irgendwelche Produkte Strafzölle auferlegen, um sie zu Zugeständnissen bei der Einfuhr hormonbehandelten Rindfleisches zu bewegen, so wird zwar keine Gewalt angewandt, aber es werden Maßnahmen ergriffen, die dem „Gegner" aktiv schaden.

c) Symmetrie der Beziehung

Obwohl Krieg weitgehend mit der Anwendung von Gewalt als Mittel zur Schädigung des Gegners gleichgesetzt wird, ist nicht jede gewalttätige Schädigung eines Kontrahenten als Krieg zu bewerten. Martin van Creveld, auf dessen Überlegungen sich die hier gewählten Definitionen stützen, weist darauf hin, dass es historisch betrachtet in jeder Gesellschaftsform Regeln dafür gab, wann das Töten eines Mitmenschen als Mord oder als Heldentat zu bewerten ist. In diesem Zusammenhang kommt der Ehre der Kämpfer eine wichtige Bedeutung zu. Sie ist direkt an die Symmetrie der kämpfenden Parteien gekoppelt. Wer nicht das Risiko eingeht, selbst getötet zu werden, während er andere tötet, wird im Allgemeinen Mörder oder Schlächter genannt. Solche Leute stehen sozial in keinem hohen Ansehen, sodass Berufe, deren Aufgabe darin besteht, wehrlose Menschen vom Leben zum Tode zu befördern (z. B. Henker), als „unrein" angesehen und verachtet werden.

„Zum Kampf gehören zwei. Er beginnt nicht dann, wenn einige Menschen andern das Leben nehmen, sondern dort, wo sie ihr eigenes riskieren."[6] Diese Gleichwertigkeit der Gegner ist eine der „heimlichen" Regeln des Krieges, der ihn vom anarchischen Abschlachten Wehrloser unterscheidet.

Wer gegen Schwache kämpft, verliert in jedem Fall. Wenn er gegen sie gewinnt, ist es ein ehrloser Sieg. Wenn er verliert, hat er doppelt verloren. Außerdem gilt, dass der Schwache im Prinzip jedes noch so unfaire Mittel verwenden kann, ohne sich und sein Anliegen zu entwerten. Der Beobachter, d. h. die Öffentlichkeit, wird auf seiner Seite stehen (als Beispiel dafür sei an Gandhis Kampf gegen die Briten erinnert)[7]. Was der Starke hingegen tut, ist fast immer unangemessen. Truppen, die gegen schwächere kämpfen müssen, erleben sich selbst als würdelos, und sie verlieren ihre Selbstachtung und Moral. Sie können die Sinnfrage nicht mehr positiv beantworten, einige nehmen Drogen, manche desertieren usw. Die professionellen Werte des Soldatentums verlieren ihre Bedeutung, die Selbstkontrolle geht verloren, es kommt zu den immer wieder beklagten Gräueltaten. Verlieren sie gar gegen die Schwachen, ist ihre Moral und sind damit sie selbst endgültig gebrochen.[8]

Die mit Ehre verknüpfte Symmetrieanforderung legt den Vergleich mit anderen Interaktionsformen wie dem Duell nahe, bei dem die Akteure gegenseitig ebenfalls ihr Überleben mit Waffengewalt bedrohen. Sie rückt den Krieg aber auch in die Nähe des Sportes und des Entertainments, die bereits im klassischen Altertum die Form des Kampfes genutzt haben (z. B. Gladiatorenkämpfe, die „Spiele" des berühmten „Brot und Spiele").

Durch diese Faktoren – die Symmetrie der Beziehung zwischen den kämpfenden Parteien, die Bereitschaft, der anderen Partei zu schaden, und schließlich, seine eigene Existenz zu riskieren – mag Krieg als spezifisches Muster der Kommunikation und Interaktion noch nicht vollständig und umfassend definiert sein. Sie sind aber als Ausgangspunkt für die weitere Analyse ausreichend. Es wird dabei immer um die Frage gehen, welches die betroffenen Überlebenseinheiten sind und wie sich die Beziehungsmuster im Verlaufe der Auseinandersetzungen verändern (oder auch nicht).

3. Analyseinstrumentarium

a) Die Logik der Beobachtung

Wie bereits angedeutet, soll im Folgenden ein Analyseinstrumentarium verwendet werden, das sich in der neueren Systemtheorie bewährt hat.[9]

Von zentraler Bedeutung ist dabei die Frage nach den verwendeten Unterscheidungen. Durch sie konstruiert der Beobachter irgendwelche Einheiten (z. B. Systeme) als von ihren Umwelten abgegrenzt. Vergleichbar ist dies mit dem Zeichnen eines Kreises auf einem Blatt Papier oder der Herstellung eines Objektes in einem dreidimensionalen Raum. Er hat nun die Möglichkeit, das Augenmerk auf die Innenseite oder die Außenseite der Unterscheidung zu richten. Er kann die internen Differenzierungen (z. B. die Bildung von Subsystemen) solcher Einheiten beobachten (etwa die Mitgliedsstaaten einer Allianz, die unterschiedlichen Parteien innerhalb eines Staates, die Fraktionen innerhalb einer Partei usw.), oder er kann die Außenbeziehung interagierender und miteinander kommunizierender Einheiten (Systeme) betrachten.

Wenn solche Einheiten eine gemeinsame Interaktionsgeschichte durchlaufen, so können sie als relativ fest miteinander gekoppelt betrachtet werden. Sie stellen dann füreinander Umwelten dar und müssen aufeinander reagieren. Wie sie das tun, hängt aber weniger davon ab, was sie als Interaktions- und Kommunikationspartner tun, sondern von den jeweils eigenen internen Strukturen. Sie funktionieren innengesteuert („strukturdeterminiert") und sind daher als autonom zu betrachten (wie beispielweise zwei voneinander unabhängige Staaten, zwei oppositionelle Parteien usw.). Sie können sich in der Interaktion miteinander gegenseitig stören („perturbieren", „irritieren") und anregen, es gibt aber keine geradlinige Ursache-Wirkungs-Beziehung zwischen den Aktionen des einen und denen des anderen Systems (keine „instruktive Interaktion").

Bezogen auf die Kriegsproblematik, lassen sich folgende grundlegende Fragen aus der Perspektive des außen stehenden Beobachters formulieren:

1) Welches sind die miteinander Krieg führenden Überlebenseinheiten?
2) Durch welche Prozesse unterschieden sie sich als abgegrenzte Einheiten voneinander, und wie sind sie intern strukturiert?
3) In welcher Beziehung stehen die Kontrahenten in der Ausgangssituation, d. h. der unmittelbaren Vorkriegszeit, zueinander?
4) Wie lässt sich das Ausbrechen des „heißen" Krieges, d. h. der Beginn der Kampfhandlungen, erklären?
5) Wie hört er auf, d. h., unter welchen Bedingungen enden Kriege?

6) Welches sind die durch den Krieg herbeigeführten Veränderungen, d. h., wie ist die Vorher-nachher-Unterscheidung, sei es in den Außenbeziehungen, sei es in den Innenbeziehungen?

b) Tetralemma

Bei der Analyse derartiger Muster und ihrer Veränderungen soll versucht werden, die Beobachtung, um der Vergleichbarkeit willen, zu systematisieren. Dazu wird der Fokus der Aufmerksamkeit auf die Aktionen der Konfliktparteien bzw. deren Wirkungen aufeinander gerichtet. Sie lassen sich dann als entweder nützlich für die eine Partei, die andere Partei, keine Partei oder beide Parteien bewerten.

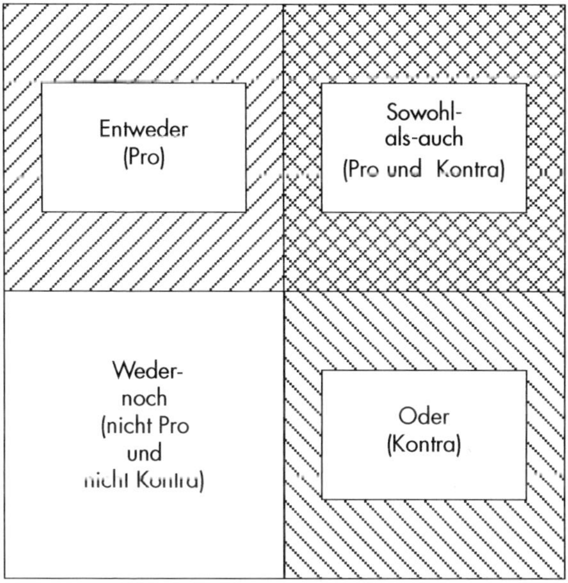

Abb. 1

Ein solches Beobachtungsschema kann verdeutlichen, dass es im Prinzip immer mehr als nur zwei Möglichkeiten gibt, sich in einem Konfliktfeld zu positionieren. Man braucht nicht Partei zu ergreifen, man kann sich auch neutral verhalten oder widersprüchlich, unentscheidbar, paradox usw. Ein didaktischer Vorteil dieser Betrachtungsweise ist, dass sich diese Positionen und Zuordnungen grafisch (Abb. 1) darstellen lassen. Die Symbolisierung der Gemengelage in einem zweidimensionalen Raum (auf dem Papier) eröffnet den Zugang zum Musteraspekt von Interaktion und Kommunikation. Die Wirkung unterschiedlicher (freundlicher/feindlicher) Aktionen wird gleichzeitig und nebeneinander dargestellt. Dadurch werden sie zueinander in Beziehung gesetzt, was in unserem Alltagsdenken nur selten passiert. Wir sind es gewohnt, Handlungen, die hier und jetzt vollzogen werden, irgendwelchen Akteuren (Personen, Parteien usw.) zuzuschreiben; damit isolieren wir sie von ihrem interaktionellen Kontext. Mithilfe der hier vorgeschlagenen Beobachtungs- und Beschreibungsmethode wird die Wechselbeziehung zwischen den Aktionen der beteiligten Akteure visualisiert und ins Blickfeld gerückt.

Da Angriff und Verteidigung, um ein Beispiel zu nennen, nacheinander erfolgen, ist es im Allgemeinen sehr wahrscheinlich, dass jeder der Beteiligten seinem eigenen Erleben entsprechend diesen Zeitfluss unterschiedlich interpunktiert. Er definiert sein Handeln als Reaktion auf die Handlungen des anderen. Er „verteidigt" sich nur gegen einen Angriff der anderen Partei und sieht sich als „Opfer", seinen Kontrahenten als „Täter", der „angegriffen" hat. Wenn das beide Parteien machen, entsteht ein charakteristisches Interaktions- und Kommunikationsmuster. Schon bei den Streitigkeiten kleiner Kinder im Sandkasten geht es nachher meist darum, wer „angefangen" hat. Von außen betrachtet, lässt sich dies als Spiel beschreiben, in dem charakteristische Spielzüge beider Parteien miteinander kombiniert sind: „Nimmst du mir das Schäufelchen, nehm ich dir das Schäufelchen, nehm ich dir das Eimerchen, nimmst du mir das Eimerchen …" Wann und wie das Ganze angefangen hat, ist zwar interessant, um die oft harmlos erscheinenden Anfänge diagnostizieren und ihnen wehren zu können, für die Beschreibung des Musters, d. h. der Spielregel, braucht man es nicht zu wissen. Als Muster wird die Interaktion und Kommunikation erst erkennbar, wenn man die Frage des Anfangs ausklammert und stattdessen die Aufmerksamkeit auf Regelmäßigkeiten und Wiederholungen richtet.

In dem hier verwendeten Vierfelderschema soll „Pro" für Mitteilungen oder Aktionen einzelner Kommunikationsteilnehmer stehen, deren Wirkung vom Beobachter (wer immer das sein mag – also auch der Selbstbeobachter) beispielsweise als freundschaftlich bewertet wird. „Kontra" steht dann für die konflikthaften feindlichen Aktionen oder Mitteilungen. In diesem formalen Schema sind die Inhalte, je nachdem, worum im konkretem Konflikt gestritten wird („Geld oder Leben"), austauschbar. In jedem Fall ergibt sich ein Schema aus vier möglichen Positionen (daher „Tetralemma"[10] genannt), die man in diesem konkreten Konflikt einnehmen oder zuschreiben kann. Die (in unserem Beispiel freundlichen vs. feindlichen) Funktionen des Verhaltens eines jeden Kommunikationsteilnehmers können nunmehr vom Beobachter einer der folgenden vier Positionen zugeordnet werden: entweder (1) Pro (freundschaftlich) oder (2) Kontra (feindlich), sowohl (3) Pro als auch Kontra (sowohl freundschaftlich als auch feindlich), (4) weder Pro noch Kontra (weder freundschaftlich noch feindlich).

Die Anwendung eines solchen Beobachtungsschemas ermöglicht es, Ambivalenzen und Konflikte innerhalb sozialer Systeme zu beschreiben und die aufeinander bezogenen Elemente von Interaktions- und Kommunikationsmustern (einzelne Verhaltensweisen bzw. die Verhaltensweisen einzelner Akteure) in ihrer Wirkung im Kontext der Kommunikation zu beschreiben. Es soll daher dazu benutzt werden, um Allianzen und Parteiungen bzw. deren Veränderungen zu analysieren und zu illustrieren.

c) Starke und schwache Konflikte

Jeder Beobachter, der gezwungen ist zu handeln, steht nicht nur vor der Notwendigkeit, Unterscheidungen zu treffen, er muss Entscheidungen treffen. Er muss – im einfachsten Fall – zwischen den beiden Seiten einer Unterscheidung wählen: etwas tun oder nicht tun. Und er muss bewerten, ob es besser ist, sich für die eine Seite oder die andere Seite zu entscheiden. Der Maßstab für diese Bewertung sind erstrebte Zustände, Wünsche, Begehren, politische, militärische oder wirtschaftliche Ziele (positive Ziele), aber auch die Vermeidung oder Verhinderung von etwas Befürchtetem (negative Ziele).

Legt man diese Definition von Konflikt zugrunde, so ist das individuelle menschliche Leben wie auch das von sozialen Systemen (Organisationen, Nationen, Firmen, Banden, Gruppen usw.) eine Sequenz durchlebter Konflikte. Jede Aktion eines Akteurs (womit hier agierende Einheiten gemeint sind, und das können sowohl menschliche Individuen als auch soziale Systeme sein) setzt Entscheidungen und damit Bewertungsprozesse voraus. Er ist daher Ambivalenzen ausgesetzt und muss Kosten-Nutzen-Erwägungen anstellen. Sie führen aber nicht immer zu eindeutigen Ergebnissen, zumal dann, wenn unterschiedliche handelnde Einheiten unterschiedliche Zielvorstellungen verfolgen.

In sozialen Systemen und in der Kommunikation sozialer Systeme ist dies die Regel. Wo immer mehrere soziale Einheiten aufeinander stoßen, kann davon ausgegangen werden, dass sie mehr oder weniger unterschiedliche Ziele verfolgen. Schon allein die Unterschiedlichkeit ihrer Wirklichkeitskonstruktionen, Kulturen, politischen Systeme und Werte sorgt für diesen Antagonismus. Übereinstimmung ist die Ausnahme. Im Allgemeinen kommt es zu einem selbst organisierten Prozess der Balancierung solch gegenläufiger Tendenzen („systemischer Antagonismus")[11]. Die Erklärung dafür ist leicht einzusehen: Die Teilnehmer an der Kommunikation beobachten und bewerten die Aktionen der anderen Beteiligten, und sie ergreifen gegensteuernde Maßnahmen, wenn sie befürchten, dass sich das Gesamtsystem in eine Richtung bewegt, welche die von ihnen vertretenen Interessen und Werte gefährdet.

Zur Analyse der Organisation solcher Konflikt- und Entscheidungsprozesse erscheint es nützlich, zwischen „starken" und „schwachen Konflikten" zu unterscheiden (s. Abb. 2).[12]

Ein Beispiel mag diesen Unterschied verdeutlichen: Kommt man als Wanderer an eine Wegkreuzung, so soll der Konflikt „Rechts- vs. Linksabbiegen" als „starker Konflikt" bezeichnet werden. Das Linksabbiegen ist die aktive Negation des Rechtsabbiegens, das Rechtsabbiegen die aktive Negation des Linksabbiegens.[13] Der starke Konflikt ist also dadurch gekennzeichnet, dass die Gegenpole sich gegenseitig aktiv negieren. Die beiden Seiten der Unterscheidung weisen Merkmale auf, die sich im Sinne der zweiwertigen Logik gegenseitig ausschließen, d. h., sie können nicht gleichzeitig wahr sein. Bei einem starken Konflikt werden also zwei sich gegenseitig logisch ausschließende Ziele angestrebt und mit Gegenbegriffen (z. B. „Linksabbiegen" vs. „Rechtsabbiegen") benannt. Wer in einem bestimmten Moment nach rechts abbiegt, kann in der physischen Realität nicht gleichzeitig nach links abbiegen.

Der Konflikt zwischen „Rechtsabbiegen und Nichtrechtsabbiegen" soll „schwacher Konflikt" genannt werden. Beim schwachen Konflikt wird nur der einen Seite der Unterscheidung ein Merkmal zugeschrieben (Rechtsabbiegen). Es wird durch die andere Seite der Unterscheidung nur schwach negiert, d. h., die an-

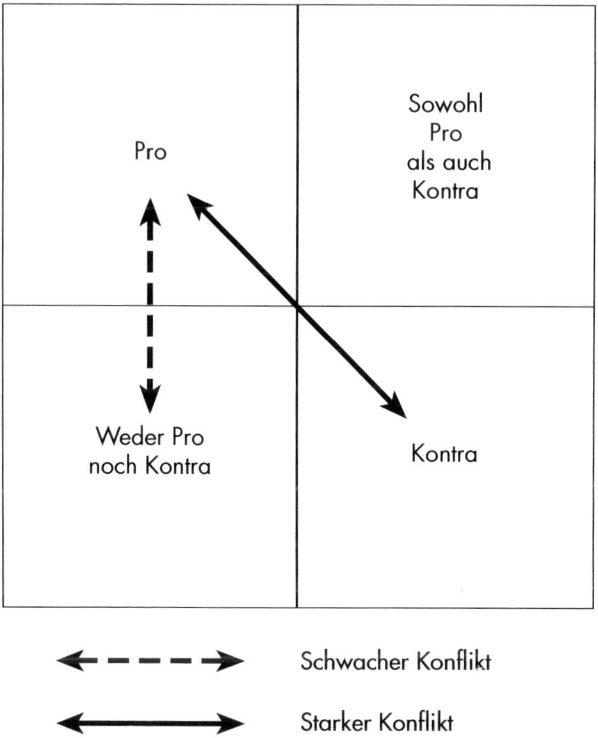

Abb. 2

dere Seite ist lediglich durch das Fehlen dieses Merkmals definiert (Nichtrechtsabbiegen). Dadurch bleiben viele alternative Optionen offen (Geradeausgehen, Linksabbiegen, Stehenbleiben, Zurückgehen etc.).

Allgemein gesagt: Im starken Konflikt geht es um die Unterscheidung zwischen „Pro" und „Kontra", die beide durch Merkmale definiert sind, die sich im Sinne der zweiwertigen Logik gegenseitig ausschließen. Im schwachen Konflikt geht es dagegen um eine Unterscheidung zwischen „Pro" und „Nichtpro" bzw. „Kontra" und „Nichtkontra", die sich nicht gegenseitig ausschließen (vgl. „Rechtsabbiegen" vs. „Einen-Apfel-Essen").

Mithilfe dieser Typisierung lässt sich die Logik des Verhaltens von Interaktionsteilnehmern wie auch des Musters ihrer Interaktion im Konflikt- wie im Nichtkonfliktfall beschreiben.

Im Konfliktfall zwischen Pro (z. B. Kapitalismus/Westen) und Kontra (Kommunismus/Osten) hatte jeder politische Akteur prinzipiell vier Möglichkeiten, sich zu positionieren und damit einen unterschiedlich starken Konflikt zu wagen: Er konnte aktiv als Pro-Parteigänger werden und damit in einen starken Konflikt mit der Kontra-Partei geraten; dasselbe galt für den Parteigänger von Kontra, der sich in einen starken Konflikt mit dem oder den Vertretern der Pro-Partei begab. Er wurde in beiden Fällen de facto Mitglied eines der beiden gegnerischen Blöcke. Er konnte aber auch eine Position einnehmen, in der er weder für die Pro- noch für die Kontra-Partei aktiv war. Dann war er neutral, d. h. in jedem Fall höchstens in einem schwachen Konflikt mit der Pro- wie auch der Kontra-Partei. Und als vierte Möglichkeit stand ihm offen, sich widersprüchlich und logisch inkonsistent zu zeigen, indem er sich entweder vieldeutig, logisch widersprüchlich, paradox oder oszillierend (d. h. mal für die Pro-, mal für die Kontra-Partei) verhielt.

Kriege sind in diesem Sinne immer starke Konflikte; die beiden Seiten des Konfliktes versuchen, sich gegenseitig aktiv zu negieren, d. h. im Extremfall: zu vernichten.

Polarisierungen führen im Allgemeinen zu einer brisanten, explosiven Situation. Als Beispiel dafür mag die weltpolitische Lage nach dem Zweiten Weltkrieg dienen, die zur Ost-West-Spaltung und zum Kalten Krieg führte. Allein die gegenseitige atomare Drohung dürfte das Heißwerden dieses Krieges verhindert haben (Abb. 3).

Was die Kontrahenten in diesem Fall vereinte, war die grundsätzliche Unterscheidung entsprechend dem Ost-West-Schema. Es war eine Klassifizierung, die wenig Differenzierung und keinen dritten Weg, der etwa „westliche" und „östliche" Merkmale miteinander kombinierte, zugelassen hätte.

Im Folgenden werden den hier skizzierten Beobachtungsrichtlinien entsprechend Beispiele historischer Kriege untersucht. Durch die Betrachtung ferner Kulturen (vortechnische Stammeskriege), ferner Zeiten (Erster Weltkrieg, Vietnamkrieg) oder auch ritualisierter Kampfhandlungen (Duell) usw. kann man eine relativ distanzierte Außenperspektive einnehmen, die es erlaubt, Beschreibungen von Kommunikations- und Beziehungsmustern vorzunehmen, die mit Kriegsgefahr verbunden sind, um anschließend zu versuchen, das tatsächliche Ausbrechen von Kriegen zu rekonstruieren und zu erklären.

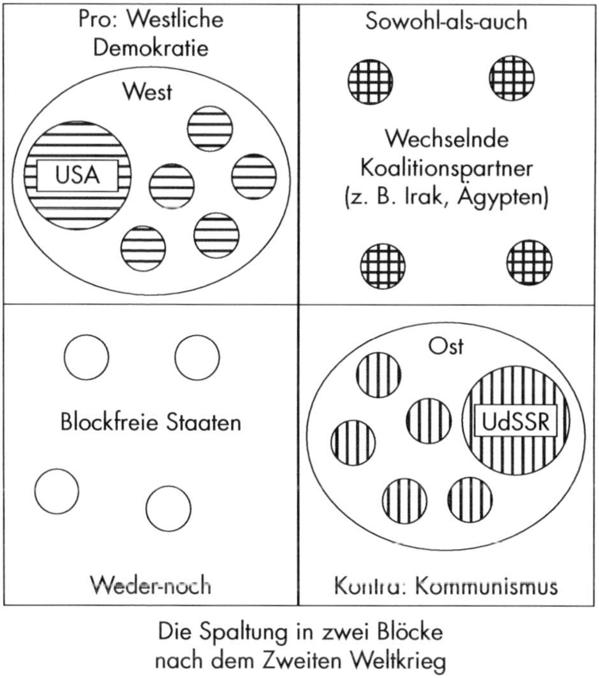

Abb. 3 Die Leitunterscheidung, die nach dem Zweiten Weltkrieg die weltpolitische Lage organisierte, war die Ost-West-Unterscheidung bzw. die Unterscheidung zwischen den politischen Systemen „Kommunismus" und „Westliche Demokratie". Gegenüber dieser Innen-außen-Unterscheidung verloren alle internen Differenzierungen an Bedeutung. Neben den beiden Blöcken gab es eine Reihe blockfreier Staaten und einige Staaten, die sich von beiden Seiten umwerben ließen und wechselnde Koalitionen eingingen.

Dabei besteht der erste Schritt darin, Kriege in ihrer Regelhaftigkeit zu erfassen. In einem zweiten Schritt sollen dann unterschiedliche Kriegstypen miteinander verglichen werden. Die Art, wie in vortechnischen Gesellschaften gekämpft wurde und wird, unterscheidet sich elementar vom High-Tech-Krieg, wie er etwa im Golfkrieg einen ersten Höhepunkt fand.

Die Komplexität moderner Kriege dürfte sich dabei zwar als größer erweisen als die von Stammeskriegen, dennoch ermöglicht es gerade deren Analyse aufgrund ihrer besseren Überschaubarkeit, charakteristische Organisationsformen des Krieges, idealtypische Kommunikations- und Interaktionsmuster und ihre Veränderung zu erfassen. Deshalb soll zunächst die Aufmerksamkeit auf Kriegs- und (des Kontrastes wegen) Friedensmuster in vom Rest der Welt isolierten vortechnischen Gesellschaftsformen gerichtet werden.

II. Krieg und Frieden als Dauerzustand

1. Krieg ohne Ende – Fidschi als idealtypisches Modell

Wohl keine Gegend der Welt und keine historische Epoche dürfte besser geeignet sein, die Logik des Krieges idealtypisch zu studieren, als die Gesellschaft der Fidschi-Inseln des 19. Jahrhunderts. Zu dieser Zeit gab es genügend Beobachter aus Europa, die mit hinreichendem emotionalem und intellektuellem Abstand die Vorkommnisse und Abläufe beschreiben konnten, aber der europäische Einfluss war in seiner kolonialisierenden und missionierenden Wirkung noch nicht so groß, dass sich die Verhältnisse darunter grundlegend verändert hätten.

Fidschi scheint als Modell der Entstehung von Kriegen aus mehreren Gründen besonders günstig: Zum Ersten sorgt die Insellage dafür, dass die Komplexität der Situation aufgrund der Begrenztheit des zu beobachtenden Raums und der kämpfenden Parteien überschaubar bleibt. Zum anderen war Krieg in der zweiten Hälfte des 19. Jahrhunderts gewissermaßen der Dauerzustand auf Fidschi,[1] sodass sich den (europäischen) Beobachtern die Gelegenheit bot, die wiederholte Abfolge von (nur kurzfristigen) Friedenszeiten, Kriegsausbruch, Sieg, Niederlage usw. zu beschreiben.

Ein weiterer Grund, warum Fidschi so etwas wie eine Exposition zum Thema Krieg in seinen unterschiedlichen Facetten liefern kann, ist der damals praktizierte Kannibalismus. In ihm werden die drei beteiligten Systemtypen – soziales System, Psyche und Körper – symbolisch zusammengeführt: das Auffressen des Feindes als seine ultimative und nicht umkehrbare Unterwerfung und Demütigung. Dieses „Verspeisen des Feindes“, eine Vorstellung, die heute nur noch metaphorisch im Rahmen feindlicher Beziehungen auftaucht, verweist auf eine weitere Besonderheit von Stammeskriegen:

Man sieht dem Feind ins Auge, Krieg findet als direkte Interaktion, als Face-to-face-Kommunikation statt; man schlägt dem Feind persönlich und unter Aufbietung eigener körperlicher Kräfte den Schädel ein – ein Aspekt, der mit der Entwicklung von Fernwaffen in Europa immer mehr an Bedeutung verloren hat. Man riskiert wenig, wenn man aus der Ferne schießt.

a) Die kämpfenden Einheiten

In früheren Zeiten, bevor die Weißen kamen, war das Sozialleben auf Fidschi von tief verwurzelten Mustern der Höflichkeit und des Protokolls und gleichzeitig einer nach europäischen Maßstäben „barbarischen Grausamkeit" bestimmt.[2]

Hierarchie war das wesentliche Charakteristikum der sozialen Struktur. Man wurde in Kasten geboren, und an der Spitze eines jeden Dorfes stand ein Häuptling, der „Chief". Die Dörfer gehörten zu größeren Einheiten, den so genannten Chiefdoms. Leben und Tod der Untertanen hingen von der Willkür des Häuptlings ab. Er hielt die Bewohner seines eigenen Dorfes mit Gewalt in Schach und ebenso die Chiefs tributpflichtiger, unterworfener Dörfer.[3]

Die Krieg führenden Parteien bestanden aus solchen Chiefdoms, d. h. größeren Mehr-Dorf-Einheiten. Die einzelnen Dörfer waren nicht mehr autonom, sie unterstanden einem gemeinsamen Oberhaupt. Zur Bildung dieser größeren Einheiten war es als Folge von Eroberungskriegen gekommen, der Unterwerfung der Verlierer folgte die Eingliederung ihrer Territorien in die der Sieger. Es kam zur Verschmelzung von zuvor unabhängigen Einheiten zu größeren, *hierarchisch* organisierten Einheiten. Aus einer segmentären Ordnung unabhängiger Dörfer entstand durch Kriege und die damit verbundene Entwicklung von Machtstrukturen eine stratifizierte Form gesellschaftlicher Differenzierung. Dieses hierarchische System wurde durch Anwendung von Gewalt stabilisiert.

Solch eine Entwicklungsdynamik kann für unterschiedliche Gegenden der Welt beschrieben werden. Die Situation auf Fidschi muss aber als besondere charakterisiert werden, weil das Stadium der Chiefdoms über sehr lange Zeit erhalten blieb. Es chronifizierte, und die Chiefdoms gerieten in eine Art Dauerkrieg miteinander. Das heißt, die Entwicklung zu immer größeren Einheiten, die in anderen Gegenden der Welt zur Staatenbildung und schließlich zum staatlichen Gewaltmonopol führte, fand nicht statt. Stattdessen, ohne übergeordnete Zentralgewalt, wurde der Krieg zwischen den formal egalitär nebeneinander existierenden Chiefdoms zum Dauerzustand.

Thomas Williams, ein sorgfältiger Beobachter in dieser Zeit, schreibt dazu im Jahre 1870: „Fidschi ist selten frei von Krieg … Die Häuptlinge stehen seit jeher im Krieg miteinander."[4] Er sieht in der Tatsache, dass es so viele unabhängige Regierungen gibt, die versuchen, ihren Einflussbereich jeweils auf Kosten der anderen zu vergrößern, den wichtigsten Grund für die andauernden Kriege.

Dies ist eine Hypothese, für die schon allein mathematische Überlegungen sprechen: Wenn es mehr Parteien gibt, so gibt es auch rein quantitativ mehr potenzielle Konflikte. Hinzu kommt, dass ein auffallender Kontrast zwischen internen und externen Beziehungen herrschte. Intern waren die Beziehungen zwischen den Dorf- bzw. Chiefdom-Bewohnern in extremer Weise hierarchisch, d. h. asymmetrisch geordnet; extern waren sie zwischen den Chiefdoms bzw. den Häuptlingen symmetrisch gestaltet. Während intern die Machtverhältnisse eindeutig waren, waren sie in den Außenbeziehungen vollkommen ungeklärt und offen. Was liegt näher, als das Mittel, das intern klare Machtbeziehungen gewährleistet, auch in den Außenbeziehungen anzuwenden: Gewalt?

Dass schon die Bereitschaft *einer* Partei zur Gewaltanwendung tatsächlich zum Krieg führte, ergab sich aus der Insellage. Eine Konfliktvermeidung durch Flucht, durch Räumen des Feldes, war nicht möglich. Aus demselben Grund kam es auch zu keiner Staatenbildung. Es gab keinen gemeinsamen Außenfeind, der als Repräsentant des fremden und gefährlichen Außen für die Entwicklung des Bewusstseins eines gemeinsamen Innen hätte sorgen und die Integration beschleunigen können. Die soziale Identitätsbildung durch Freund-Feind-Unterscheidungen musste intern, d. h. innerhalb der Bevölkerung der Inselgruppe, vollzogen werden. Es entstanden, dem entsprechend, kleine, autonome und miteinander um Vorherrschaft und Ressourcen kämpfende Einheiten.

Zur Vorbereitung von Kriegen wurden Allianzen geknüpft, bzw. es wurde versucht, Allianzen der Gegner zu verhindern. Allerdings waren diese Allianzen nicht sehr zuverlässig. Es gab ständig wechselnde Koalitionen, sodass die Verbündeten von heute damit rechnen mussten, von einem Tag auf den anderen von den vermeintlichen Freunden erschlagen zu werden.

Die Chiefs gaben Befehl, dass ihre Untertanen sich in Kriegsbereitschaft versetzten sollten. Wer sich verweigerte, wurde mit Gewalt sanktioniert. Die Armee war gleichbedeutend mit der gesamten gesunden männlichen Bevölkerung. Es herrschte also faktisch eine Art allgemeiner Wehrpflicht. Als Belohnung wurden denen, die sich im Kampf auszeichneten, junge Frauen und Frauen von Rang versprochen.[5]

Die Zahl der auf Fidschi kämpfenden Krieger jeder Partei lag in den hunderten, manchmal waren es tausend Kämpfer, in einzelnen Fällen umfassten Armeen sogar 4000–5000 Personen.[6]

Angesichts der Größe der Armeen konnten Kriege nicht mehr in Form nächtlicher Überfälle erfolgen, der Kriegsbeginn wurde formalisiert und zeremonialisiert, d. h., es wurden formelle und informelle Warnungen und Kriegserklärungen ausgesandt.

Unter den Waffen wurde auf Fidschi der Totschläger bevorzugt. Der Kampf erfolgte Mann gegen Mann, Angriffe wurden von der Drohung, das Gehirn des gegnerischen Häuptlings aufzuessen, begleitet.[7]

Während Kriege auf der Ebene autonomer Dörfer meist mit nur geringen Verlusten verbunden waren, nahm die Zahl der Toten beträchtliche Ausmaße an, wenn Chiefdoms miteinander kämpften. In den meisten Schlachten gab es 20 bis 200 Gefallene. Die größte Zahl von Toten, von denen Williams berichtet, ist 400. Die meisten davon waren Frauen und Kinder. In den 60er-Jahren des 19. Jahrhunderts betrug die Gesamtzahl der jährlichen Toten etwa 1500 bis 2000.[8]

Die Kriege waren blutig, ohne Rücksicht auf Geschlecht und Alter der Beteiligten. Der Kampf war ein solch wichtiger Bestandteil des Lebens auf Fidschi, dass derjenige, der einen Gegner totgeschlagen hatte, mit dem Ehrennamen *Koroi* bezeichnet wurde. Er gewann an Status. Gemeine Bürger konnten so einen gewaltigen Aufstieg vollziehen. Auch die Chiefs konnten ihre Position durch Kriegserfolge verbessern. Ihr Status, ihre Macht und ihr Territorium wuchsen gleichzeitig mit der Zahl ihrer Untertanen, die ihnen Tribut zollten.[9]

b) Kannibalismus – Der Körper als Kriegsschauplatz

Ein Charakteristikum des Lebens auf Fidschi war der Kannibalismus, der in alle Aspekte der Kultur verwoben war. Es ist zu vermuten, dass er als Form der Rache entstanden ist. Kannibalismus war ein elementarer Bestandteil der Kriegführung. Wer im Kampf umkam, wurde aufgegessen.

Einer der Effekte des Verspeisens des Gegners war die Einschüchterung der Feinde. Aber darüber hinaus hatte es auch noch einen symbolischen Wert: Wen man verspeist, dem zeigt man seine Verachtung.[10]

Das Aufessen des Feindes ist der konkrete Vollzug dessen, worum es auf einer abstrakteren Ebene beim Krieg fast immer geht: die Auflösung des Gegners als separate und autonome Überlebenseinheit. Wer in kleine Stücke geschnitten, gekocht, gekaut, geschluckt und verdaut wird, ist am Ende zum integralen Bestandteil des Siegers bzw. seines Organismus geworden. Seiner autonomen Existenz ist ein Ende gesetzt, die Autopoiese, der Lebensprozess, ist beendet. Das bis dahin abgegrenzte System Körper wird im buchstäblichen, konkreten Sinne internalisiert und zum unbelebten Rohstofflieferanten für die Lebensprozesse des Siegers. Der Kannibalismus kann insofern als Metapher für das verstanden werden, worum es auch bei den Kriegen größerer sozialer Einheiten geht oder zumindest gehen kann: um Schlucken und Geschlucktwerden als Form der Bemächtigung. Nur dass diese Metapher auf Fidschi eben in erstaunlichem Konkretismus realisiert und gelebt wurde. Der Machtkampf wurde, wenn er entschieden war, auf körperlicher Ebene wiederholt, der Sieg biologisch ratifiziert.

Dabei wurde besonders prominenten oder verachteten Feinden gegenüber vor keinerlei Grausamkeit zurückgeschreckt. Sie wurden einer speziellen Behandlung unterzogen. Ihnen wurden Körperteile (Finger, Nase, Zunge, ganze Glieder) abgetrennt, die vor ihren Augen gekocht und ihnen anschließend zu essen angeboten wurden. Gefangene wurden so gefoltert, dass ein Schlag mit dem Totschläger auf den Schädel stets als glücklicheres Schicksal vorzuziehen war. In den Häusern der großen Chiefs gab es fast jede Woche Menschenfleisch zu essen. Für Frauen war es in der Regel tabu. Nur wenn es ganz besonders erfolgreiche Expeditionen gab, wurden sie eingeladen, sich an dem Festmahl zu beteiligen.[11]

Insgesamt kann man wohl sagen, dass die Sieger sich eine vergnügliche Zeit mit und bei dem Verspeisen ihrer Feinde gönnten, zumal Menschenfleisch als Delikatesse galt.

Aber der Kannibalismus ist nur ein besonders signifikantes Beispiel für die Nutzung des Körpers als Machtmittel. Denn auch innerhalb des Chiefdom wurde der Körper in ganz elementarer Weise als Ort, Machtverhältnisse zu exerzieren, genutzt. Mangelnder Respekt dem Chief gegenüber wurde durch Abhacken eines Fingers oder eines Ohrs oder einer anderen Gliedmaße bestraft oder auch durch den Tod.[12]

Wer krank oder alt war, wurde verachtet. Wer nicht mehr in der Lage war, irgendwelche nützlichen Tätigkeiten zu vollziehen, wurde – oft auf eigene Anforderung – von den Kindern stranguliert. Kranke wurden gelegentlich lebend begraben, die Tötung von Neugeborenen und Säuglingen war üblich.

Das Töten von Feinden wurde als ein Wert an sich betrachtet, unabhängig davon, wie dies geschah. Es war also durchaus nicht unehrenhaft, alten, gebrechlichen Frauen oder kleinen, hilflosen Kindern aufzulauern und ihnen mit einer Keule über den Kopf zu hauen. Wer ein Mitglied einer feindlichen Gruppe umgebracht hatte, erhielt seinen Ehrentitel unabhängig von den Qualitäten des Opfers oder der Methode, mit der er es zur Strecke gebracht hatte.[13]

Man wurde nicht sehr alt auf Fidschi, Misstrauen beherrschte den Alltag, keiner verließ ohne Totschläger das Haus.

Die internen Stammesbeziehungen in ihrer streng hierarchischen, durch Gewalt stabilisierten Form führten auch innerhalb von Familien zu Gewalttätigkeiten. Man kannte buchstäblich keine Verwandten, zumindest keine Rücksicht auf sie: Es kam zu mörderischem Hass zwischen Brüdern von gleichem Rang, was häufig dazu führte, dass einer von ihnen sein Leben verlor. Da nur einer die Rolle des Chief einnehmen konnte, tötete der Bruder den Bruder und der Vater den Sohn, um die Macht für sich zu gewinnen oder zu behalten.

Hier zeigt sich, dass Kriege auf der interpersonellen Ebene und der Ebene zwischen sozialen Systemen denselben Mustern folgen. Asymmetrie und Eindeutigkeit der Hierarchie wird durch Gewalt erreicht und/oder stabilisiert. Symmetrie und Uneindeutigkeit der Machtverhältnisse führt zu Gewalttätigkeit, um Asymmetrie herzustellen, falls (mindestens) eine der beteiligten Parteien die Macht anstrebt. Wo dies nicht gelingt, chronifiziert die Symmetrie und damit die Wahrscheinlichkeit des nächsten Krieges, d. h. des nächsten Versuchs, Asymmetrie herzustellen. Dies schon allein deswegen, weil durch die praktizierte Grausamkeit und den Kannibalismus ein hohes Maß an Rachebedürfnis geweckt wird, was zwangsläufig zur Eskalation des Hasses und zur Fortsetzung des Krieges führt. Nach dem Krieg war daher auf Fidschi, angesichts der offenen Rechnungen und der ungeklärten Machtverhältnisse, immer vor dem Krieg.

c) Kommunikationsmuster

Will man die Organisationsprinzipien der skizzierten Dynamik darstellen, so kann man – fern aller Erklärungsversuche – idealtypische Muster des Kriegsgeschehens auf Fidschi beschreiben.

Kriegführende Überlebenseinheiten

Handelnde Einheiten sind die voneinander abgegrenzten Chiefdoms. Sie sind autonom und voneinander unabhängig, d. h., sie stehen in keiner formalisierten Organisationsbeziehung zueinander. Manchmal kommt es zu Koalitionen zwischen mehreren Chiefdoms. Da sie sehr unzuverlässig sind (lose gekoppelt), kommt es nicht zur dauerhaften Bildung größerer organisierter Einheiten. Es sind stets einzelne Chiefdoms, die als handelnde Einheiten in Erscheinung treten, auch wenn manche eine beträchtliche Größe entwickeln können.

Mechanismen der Abgrenzung

Innerhalb der Chiefdoms gibt es klare hierarchische Strukturen, in denen jeder aufgrund seiner Geburt seinen ihm zustehenden Platz kennt. Fidschi-Dörfer und Chiefdoms können als hoch integriert charakterisiert werden. Die Entscheidungsgewalt in allen Leben und Tod betreffenden Fragen liegt beim Häuptling. Er ist der absolute Herrscher und Befehlshaber, dem sich seine Untertanen demütig unterzuordnen haben. Wer dies nicht tut, signalisiert damit, dass er entweder nicht zum Dorf/Chiefdom gehört oder aber dass er bereit ist, den Kampf um die Führungsrolle mit dem Häuptling aufzunehmen.

Beziehung der Kontrahenten bei Kriegsbeginn

Aufgrund der begrenzten räumlichen Möglichkeiten lässt sich der Kontakt zwischen diesen autonomen Überlebenseinheiten nicht vermeiden. Es gibt keine überlieferten und etablierten Über- oder Unterordnungsverhältnisse zwischen ihnen, sodass die Beziehung entweder als undefiniert oder aber als symmetrisch bezeichnet werden kann.

Erklärung für den Kriegsbeginn

Angesichts der autokratischen internen Strukturen innerhalb der Chiefdoms scheint es in diesem Fall erlaubt, die Beziehung zwischen unterschiedlichen Häuptlingen und ihren Chiefdoms gleichzusetzen. Das Selbstverständnis von Chiefs ist das des unangefochtenen, autokratischen Herrschers. Wer dieses Beziehungsangebot ablehnt – sei es der Häuptling eines anderen Chiefdom, sei es der Bruder oder Sohn oder Vater –, riskiert, dass er mit genau den Mitteln sanktioniert wird, die auch in den sonstigen Beziehungen zur Herstellung und Aufrechterhaltung einer hierarchischen Beziehung dienen. Auf der interpersonellen Ebene kommt es, wenn der Anspruch des Häuptlings auf Unterwerfung (aus welchen Gründen auch immer) nicht befriedigt wird, zum Kampf. Der Sieger erlangt oder erhält die übergeordnete Position. Es gibt nur Sieger oder Verlierer, was durch die Sitte, den Verlierer nicht nur zu töten, sondern aufzuessen, auch körperlich symbolisiert und genossen wird. Auf der Ebene der Beziehung zu anderen Chiefdoms wird analog die mangelnde Bereitschaft, sich zu unterwerfen, mit Gewalt beantwortet.

Durch den Krieg herbeigeführte Veränderungen

Im Falle des Sieges wird nicht nur der besiegte Chief verspeist, sondern auch das Territorium seines Chiefdom „geschluckt". Es wird samt seinen Bewohnern dem Herrschaftsbereich des Siegers unterworfen. Geschieht dies, ist die Beziehung eindeutig: Das ursprünglich autonome, besiegte Chiefdom ist nun nicht mehr autonom, sein Chief (der nicht verspeiste) bildet nicht mehr die Spitze der Hierarchie, auch er hat der neuen, übergeordneten Autorität zu gehorchen. Aus der zu Kriegsbeginn symmetrischen Beziehung ist eine asymmetrische Beziehung geworden.

Gibt es keinen eindeutigen Sieger, so ist durch den Krieg auch nicht die Symmetrie gebrochen. Die Nachkriegssituation entspricht formal der Vorkriegssituation. Allerdings ist durch die auf beiden Seiten erlebte Grausamkeit ein gehöriges Rachepotenzial entstanden, was die Zeit bis zum nächsten Kriegszug verkürzt. Der Krieg geht weiter, auch wenn die Schlachten vorübergehend unterbrochen werden. Der Krieg wird zum Dauerzustand. Ein Nebeneffekt dieses Dauerkrieges ist, dass die Bevölkerung auf dem begrenzten Inselterritorium nicht ins Unbegrenzte wächst oder wachsen kann. Man sorgt dafür, dass es nicht zu voll wird. Und wo man die Verlierer verspeist, ist die ausreichende Proteinversorgung der Sieger sichergestellt.

d) Tetralemma

Dieses Muster des Dauerkrieges kann mithilfe des Vierfelderschemas (Tetralemmas) dargestellt werden.

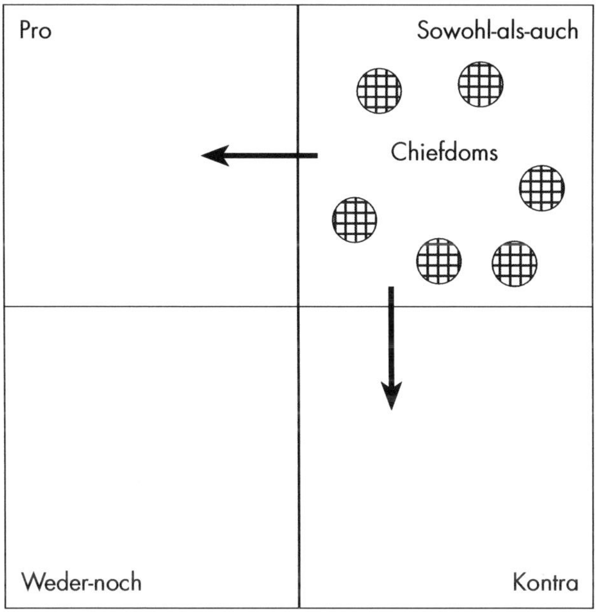

Abb. 4

Da es unter den unterschiedlichen Chiefdoms, die als potenziell Krieg führende Einheiten zu identifizieren sind, keine dauerhaften und berechenbaren Koalitionen gibt, kann der Freund von heute der Feind von morgen sein. Dies fördert ein Klima ständigen Misstrauens und der – berechtigten – Paranoia. Es ist tatsächlich irrational und gefährlich, nicht mit dem Schlimmsten zu rechnen. Gewalt ist das einzig zuverlässige Mittel, das eigene Überleben als Individuum wie als soziale Einheit (Chiefdom) zu sichern.

Da ständig die Koalitionen wechseln, ist bei längerfristiger Beobachtung, sei es aus der Außenperspektive oder der Innenperspektive der Beteiligten, im Blick auf die Freund-Feind-Unterscheidung (Pro/Kontra) jedes Chiefdom im Sowohl-als-auch-Quadranten einzuordnen. Aktuell gibt es zwar eine klare Zuordnung, wer gerade gegen wen kämpft, aber dies kann morgen oder zumindest nach kurzer Zeit schon anders sein (schnelle Oszillation).

Es gibt in der Außenbeziehung keine systematische soziale Kontrolle aggressiver Affekte durch Regeln und Ritualisierungen. Ganz im Gegenteil, ihr Ausdruck wird sozial noch gefördert, indem der Status des Einzelnen an das Töten von Feinden gebunden ist.*

2. Hundert Jahre Frieden – Die Xingu-Indianer als idealtypisches Modell

Sucht man den Kontrast zum Dauerkrieg in Fidschi, so ist es nicht einfach, Beispiele dauerhaften oder längerfristigen Friedens bzw. friedliebender Stämme und Völker zu finden. Richard Sipes[14] berichtet in seinen Studien zu Krieg und sportlichem Wettbewerb, dass er unter 130 untersuchten Gesellschaften nur elf relativ friedliche fand. Von denen musste er dann obendrein noch fünf aussortieren wegen mangelnder Informationen. Und im *Journal of Peace Research*, dem wichtigsten Fachorgan der Friedensforschung, beschäftigte sich von 400 bis zum Jahr 1990 publizierten Artikeln nur *einer* mit dem empirischen Studium friedvoller Gesellschaften.[15]

Eines der wenigen Beispiele einer friedlichen Gesellschaft dürften die Xingu sein. Sie leben am Oberlauf des Amazonas in den Ur-

* Es sei hier angemerkt, dass dieses Kommunikationsmuster große Ähnlichkeit mit einem Kommunikationsmuster aufweist, das in Familien mit einer schizophrenen Symptombildung zu beobachten ist („schizophrenes Muster", vgl. Simon 1988, 1990, 1995, 1998). Nicht, dass dort auch getötet würde. Aber die Entwicklung stabiler Beziehungsmuster wird immer wieder sabotiert. Wenn feste Koalitionen „drohen", wird interveniert, Grenzen werden von einem Moment zum anderen gezogen und/oder aufgelöst etc. Die Vernichtungsdrohung ist dort im Allgemeinen nicht physischer, sondern psychischer Natur. Es geht – so scheint es dem außen stehenden Beobachter – allen Beteiligten um die Verteidigung ihrer Integrität als Person, um die Erhaltung ihrer Identität als autonomes Individuum. Und Angriff scheint ihnen in diesem Zusammenhang die beste Form der Verteidigung. Hinzu kommt, dass keiner aus dem Machtkampf auszusteigen vermag, weil jeder – wie manche Autoren meinen (Selvini Palazzoli et al. 1974) – glaubt, vielleicht irgendwann doch noch siegen zu können. Wahrscheinlicher scheint: weil er verhindern will zu verlieren.

wäldern Brasiliens. Seit mehr als hundert Jahren existieren jetzt Berichte über die Xingu, die zeigen, dass es in der ganzen Zeit keinerlei Hinweise auf kriegerische Auseinandersetzungen gegeben hat.

Es gibt zehn Stämme, die jeweils in ihrem Dorf leben, insgesamt 1200 Personen, die sich zum großen Teil gegenseitig kennen. Es werden vier unterschiedliche Sprachen gesprochen, und jede Sprachgruppe hat ihre eigene Kultur. Die Dörfer sind politisch autonom und haben ein starkes Bewusstsein ihrer jeweiligen Einzigartigkeit. Die Nachbarn werden misstrauisch beobachtet, obwohl zu ihnen durch intensiven Handel, Heirat und gemeinsame Rituale enge Verbindungen bestehen.

a) Räumliche Bedingungen der Gewaltlosigkeit

Die Xingu entsprechen weitgehend den Kriterien von David Fabbro[16] für eine friedliche Gesellschaft, nämlich: Sie sind eine Gesellschaft, in der keine interne kollektive Gewalt involviert ist, die relativ wenig interpersonelle Gewalt zeigt, keine spezielle Kriegerrolle kennt und Werte hat, die Gewalt als Mittel der Konfliktlösung disqualifizieren. Dies sind alles Werte, die auf die interne Kommunikation und Interaktion zielen. Solch eine Beschränkung auf Werte für den Umgang mit internen Konflikten ist nur bei Stämmen möglich, die isoliert von ihrer Umwelt und anderen Stämmen, die diesen Frieden stören könnten, leben. Gesellschaften, die den genannten Kriterien nahe kommen, sind daher klein im Umfang und ihre Mitglieder in erster Linie Jäger und Sammler. Ihre Methode, mit intertribalen Konflikten umzugehen, besteht darin, ihnen auszuweichen, statt sie zu lösen oder zu entscheiden.[17]

Dies erscheint plausibel, da sie nur überleben können, wenn sie mit den potenziellen Feinden und einem bestimmten Territorium lediglich lose gekoppelt sind, d. h., wenn sie im Konfliktfall die Flucht ergreifen und anderswo ihren Lebensunterhalt sichern können, statt sich und ihr Land unter Anwendung von Gewalt verteidigen zu müssen. Deshalb können sie auch nicht bodenständig sein, es sei denn, sie leben sehr isoliert (wie z. B. im Amazonas-Urwald). Wer sich – wie Landwirtschaft treibende Stämme – fest an einen Ort koppelt, hat konstante Nachbarn und dauerhafte Beziehungen zu ihnen. Der Kontakt kann nicht vermieden werden, die gegenseitige Störung ist wahrscheinlich. So ergibt sich die Frage der Abgrenzung der Territorien. Die Sicherung der eigenen Autonomie gegenüber neidischen oder Ressourcen beanspruchenden potenziellen Feinden aus der Umwelt wird zwangsläufig zum Problem. Man selbst ist berechenbar, weil man das Feld (im buchstäblichen Sinne) nicht räumen kann, und macht sich dadurch angreifbar. Wenn die Option der gewalttätigen Verteidigung und Flucht ausgeschlossen ist, dann ist jeder Angriff gleichbedeutend mit der potenziellen eigenen Vernichtung. Daher kann man die (in der Literatur nicht unumstrittene) These vertreten, dass die Entstehung des Krieges zwischen menschlichen Gruppen (sozialen Überlebenseinheiten) erst mit der Entstehung der Landwirtschaft wahrscheinlich wurde. Erst dann wurde der Schutz oder die Eroberung eines Territoriums zum Anlass für Konflikte. Und erst dann wurde auch die Über- oder Unterordnung zu einer Beziehungsfrage, die entschieden werden musste. Nur so konnten dauerhafte Beziehungen, angesichts des Schattens einer gemeinsamen Zukunft, entstehen.

b) Vermeidung von Aggression

Es gibt keine Tradition der Gewalt bei den Xingu. Ihr Wertesystem ist sogar ausgesprochen „antigewalttätig". Gregor[18] erklärt dies dadurch, dass in ihrem Weltbild übernatürliche Sanktionen drohen, die den Ausdruck von Aggression verhindern. Prestige gewinnt derjenige, der Konflikte vermeidet. Die Sozialisationsmethoden zielen darauf, die Kinder zu entmutigen, ihren Ärger auszudrücken.

In internen wie externen Beziehungen wird die Friedenssicherung dadurch angestrebt, dass Individuen und Stämme auf der einen Seite durch dauerhafte Beziehungen aneinander gebunden, sie aber andererseits gleichzeitig sehr getrennt und sozial distanziert sind.

Eine der wichtigsten Leitunterscheidungen bei der Einordnung anderer Menschen scheint – glaubt man den Erfahrungen Gregors[19] – die zwischen *friedfertig* und *grausam* zu sein. Daran orientiert sich das Identität stiftende Wertesystem, welches das Zusammenleben regelt:

„Der gute Bürger ist friedfertig, weil er auf die Gefühle der anderen antwortet. Er verletzt sie nicht, weil er sich ‚traurig fühlen' würde, und er behandelt ihr Anliegen, als wäre es seines. Dem gewalttätigen Menschen fehlt die nötige Sensibilität, und er tötet und verwundet andere, oft ohne Motiv. Er schlägt und quält seine Kinder, und daher haben sie, wenn sie erwachsen sind, kein Gespür für die Gefühle anderer."[20]

Was die friedfertigen Xinguanos von den „wilden“ Indios und den Weißen unterscheidet, ist – aus Xingu-Sicht – der Letzteren „Mangel an Empathie“. Bei den Xingu wird die Orientierung an den Gefühlen des anderen zur Grundlage des eigenen Handelns gemacht. Folgt man der Definition Luhmanns, so ist dies ein Charakteristikum dessen, was – zumindest in der europäischen Tradition – als „Liebe“ bezeichnet wird.[21]

Liebe zur Grundlage des Zusammenlebens zu machen funktioniert aber offenbar nur in kleinen, isolierten, d. h. gegenüber anderen sozialen Umwelten stark abgegrenzten Einheiten: am besten in Zweierbeziehungen. Man kann sich einfach nicht an den Gefühlen vieler anderer orientieren, schon gar nicht, wenn ihre Gefühle widersprüchlich sind und mit sich ausschließenden Erwartungen verbunden sein sollten. Solch eine Orientierung funktioniert nur, wenn gleichzeitig Mechanismen der Distanzierung zur Verfügung stehen (zum Beispiel das Nichtzeigen von positiven Gefühlen, was die anderen von Empathieerwartungen entlastet). Das Ideal ist, Gefühle unter Kontrolle zu bringen. Die Äußerung von Ärger und anderen negativen Gefühlen wird daher mit Kontrollverlust identifiziert.

Dass die Friedfertigkeit ein äußeres Merkmal der Unterscheidung ist, das über Zugehörigkeit oder Nichtzugehörigkeit zu den Xingu entscheidet, zeigt sich auch in ihrem Schöpfungsmythos. Die Sonne erschuf drei menschliche Rassen: die Xingu, die „wilden“ Indios und Weiße. Da sie die kriegerische Natur der „wilden Indios“ und der Weißen erkannte, wies sie beide Gruppen unterschiedlichen Welten und auch unterschiedlichen Nachleben zu, weit weg von den Xingu.

Kontakt besteht daher fast ausschließlich zu anderen Xinguanos. Auf der Ebene der Inter-Stamm-Beziehungen gibt es rege Handelstätigkeiten. Da manche Stämme Monopole innehaben, ist Handel für die Subsistenz aller Dörfer wichtig. Diese Monopole werden – obwohl die erforderlichen Fähigkeiten verfügbar wären – der positiven Effekte des Handels wegen durch die Angst vor Hexerei oder Beschämung geschützt. Der Handel führt auch zu einer Vertrauensbindung an die Zukunft, weil Waren geliefert werden, für die erst nach Monaten eine Gegenleistung erbracht wird.

Alle Bedürfnisse der Xingu können innerhalb ihres eigenen Systems erfüllt werden. Das hat sich erst verändert, seit die Weißen und die „wilden“ Indios sie nicht mehr in Ruhe lassen.

Auch die Heirat zwischen Bewohnern der verschiedenen Dörfer führt zur Stabilisierung der Beziehung, da die Verwandtschaftsgrenzen nicht mit den Dorfgrenzen übereinstimmen und es bilinguale Kinder gibt, die als Verbindungsglieder fungieren.

Die Beziehung zu den anderen Xinguanos ist, so kann man zusammenfassen, überwiegend von Strategien der Konfliktvermeidung bestimmt. Es handelt sich dabei um einen Interaktionsstil, der sein Gegenstück innerhalb der einzelnen Dörfer findet.

Die Rolle des Häuptlings ist eher auf ritueller Ebene wichtig. Seine Macht ist sehr begrenzt, d. h., er fungiert nicht tatsächlich als Hierarch, dessen Anordnungen befolgt werden müssten. Seine wichtigste Aufgabe besteht darin, im Rahmen von dorfübergreifenden Festen Reden zu halten. Innerhalb der Dörfer spielt er die Rolle des „idealisierten Vaters", der eine wichtige Vorbildfunktion hat. Die Stammesmitglieder werden oft als seine Kinder bezeichnet, und seine Aufgabe wird als die ihrer Versorgung und Sorge um sie definiert.

Gemessen an westlichen Standards, füllt er eher eine mütterliche, nährende Funktion aus, keine disziplinierende. Eine solche mächtige, drohende und strafende Instanz gibt es nicht innerhalb des sozialen Systems, sie ist externalisiert. Die Furcht vor Hexerei lässt sich als Resultat einer Spaltung zwischen einer guten Autorität „innen" und einer nach „außen" projizierten bösen Macht verstehen.

c) Die Virtualisierung und Externalisierung des Machthabers

Diese äußere, virtuelle Macht hat offenbar eine zentrale Funktion für die Aufrechterhaltung eines friedfertigen Umgangs miteinander. Gregor schreibt dazu, dass der Xingu-Friede „zu einem großen Teil auf Institutionen beruht, die die Stämme voneinander trennen und die Dorfbewohner mit Gedanken an Tod und Gewalt beschäftigt halten. Wenn wir einen Dorfbewohner über die Vorteile des Friedens befragen, so wendet er sich sofort den Gefahren unüblicher, aber sozial wichtiger Ereignisse zu, wie der Tötung von Hexen, Kämpfen mit wilden Indios, dem Schlagen von Frauen, Vergewaltigungen, körperlicher Bestrafung von Kindern und der sadistischen Tötung und Folter von Tieren. In einem wichtigen Sinne ist der Xingu-Friede negativ definiert, und er entsteht mit größter Klarheit in der Kultur von Aggression und Gewalt. Diese Kultur dient als Hintergrund, gegen den die Xinguanos ihre Selbstidentität formen und ihr Verhalten auf das Friedensideal ausrichten."[22]

Es ist die passive Negation des Krieges, die hier die Auswahl des Verhaltens bestimmt. Die Merkmale des Krieges können eindeutig identifiziert werden, und Friede wird durch ihre Vermeidung herbeigeführt. Es ist eine Flucht vor dem, was man kennt oder zu kennen meint, dem Krieg, und den damit verbundenen Aspekten der Interaktion. Da man die gewalttätige Lösung von Konflikten fürchtet, vermeidet man Konflikte generell. Es ist eine negative Identität, die man auch als Gegenabhängigkeit vom Krieg bezeichnen könnte. Als einen Mechanismus, der auf individueller Ebene als Vermeidung und Verleugnung der eigenen aggressiven Impulse begriffen werden kann. Es ist ein Kommunikationsmuster, in dem nur die eine Seite der Ambivalenz zwischen positiven, bindenden Gefühlen und negativen, aggressiven Gefühlen gelebt werden kann. Alle negativen, die Harmonie innerhalb der Beziehungen gefährdenden Affekte sind tabuisiert.

Aufrechterhalten wird dieses Muster durch höhere Mächte, die gewissermaßen das Gewaltmonopol haben und die (Selbst-)Kontrolle der scheinbar innengesteuerten Stammesmitglieder sichern: Hexen und Hexerei. Furcht vor diesen höheren Mächten ist es, was den Verzicht auf Gewalt ermöglicht. Hier erweist sich die komplexitätsreduzierende und integrierende Funktion von Macht. Den Machthaber nach außen zu projizieren ist in zweifacher Weise funktionell. Zum einen können die positiven Aspekte von Machtbeziehungen für das System nutzbar gemacht werden, zum anderen werden aber gleichzeitig alle internen Rivalitäten um die Position des Machthabers vermieden.

Ambivalenzfreiheit des Erlebens wird durch eine klare Innen-außen-Unterscheidung emotionaler Bewertungen erleichtert. Jede Xingu-Sprache hat ein Wort für „Nicht-Xingu-Indio". Es drückt Gefühle aus, die von Furcht über Ekel zu Verachtung führen. Und es bezeichnet, was die Xinguanos nicht sein wollen. Es steht für alle denkbaren negativen Eigenschaften, vom Körpergeruch bis zum Schlagen der Kinder oder, um es auf eine Formel zu bringen: für die Unberechenbarkeit und Gewalttätigkeit wilder Tiere.[23]

Um diese virtuellen bösen Mächte nicht in Vergessenheit geraten zu lassen, wird alle zwei bis drei Jahre eine Person wegen Hexerei getötet. Da dadurch der innere Frieden gefährdet werden könnte, erfolgt die Auswahl des Opfers so, dass keine Rachegefühle oder

-eskalationen initiiert werden können. Der Hexerei beschuldigt wird deshalb nur, wer keine oder nur wenige Verwandte hat.[24]

Die Paradoxie des Friedens bei den Xingu besteht darin, dass ihr Leben von Gewalt bzw. der Furcht davor bestimmt ist. Nur diese zwanghafte Beschäftigung mit den Gefahren und Bedrohungen durch Gewalttätigkeit scheint ihren Frieden aufrechterhalten zu können. Es ist so, als ob ein ganzes Sozialsystem sich in seinen Kommunikationsmustern den Vermeidungsstrategien zwangsneurotischer Patienten angeschlossen hätte.

d) Kommunikationsmuster

Auch die Prinzipien, mit deren Hilfe die Xingu ihre Gewaltlosigkeit bewahren, lassen sich idealtypisch als Muster der Kommunikation beschreiben.

Überlebenseinheiten

Handelnde Einheiten sind die autonomen Dörfer. Sie sind allerdings in gewissem Maße voneinander abhängig, da sie Handel miteinander treiben und bewusst zulassen und fördern, dass einzelne Dörfer das Monopol über bestimmte Produkte erhalten. Die gegenseitige Abgrenzung ist trotz unterschiedlicher Sprachen durch familiäre Verbindungen aufgeweicht. Man kann daher davon sprechen, dass die Dörfer sorgfältig ausbalancierte gegenseitige Abhängigkeiten herstellen und pflegen und dass sie nur als Gesamtheit autark gegenüber einer als feindlich erlebten und misstrauisch beobachteten Umwelt sind.

Mechanismen der Abgrenzung gegenüber und Beziehung zu potenziellen Kontrahenten

In den internen Beziehungen herrscht die Erwartung einer starken Einfühlung in den anderen, d. h., es wird versucht, interindividuelle Grenzen zu überwinden. Aktive Abgrenzung gegenüber dem anderen und die eventuell mit ihr verbundenen aggressiven Gefühle bzw. deren Äußerung sind verpönt. Damit sind interne Differenzierungsmöglichkeiten begrenzt. Hierarchie wird nicht oder nur im positiven Sinne praktiziert, d. h., die Autorität wird als fürsorglich erlebt. Es kommt nicht zu Kämpfen um den Aufstieg in der Hierarchie. Analog zu den internen Kommunikationsregeln sind die

Beziehungsangebote, die den anderen Dörfern gegenüber gemacht werden. Gute Beziehungen sind wichtiger als Dominanz. Es wird eher die Gemeinsamkeit als der Unterschied betont. Die Identität als Xinguano scheint wichtiger als die, Bewohner eines spezifischen Dorfes zu sein. Die Abgrenzung gegenüber dem Fremden und Bösen wird gegenüber den Nichtxinguanos vollzogen, d. h. gegenüber den „wilden" Indios und den Weißen, vor allem aber gegenüber den virtuellen Mächten der Hexerei. Diese bösen Außenfeinde zeigen angeblich all die verachteten Eigenschaften, die zur Kriegführung prädestinieren.

Erklärung für die Bewahrung des Friedens und die Stabilität der Beziehungen

Die Xinguanos praktizieren offenbar ein aggressionsfreies Zusammenleben, sowohl innerhalb der Dörfer als auch zwischen den Dörfern. Dies ist aller Wahrscheinlichkeit nach nicht ambivalenzfrei möglich. Eine zentrale Funktion bei der Bewältigung der Ambivalenzen scheint die Externalisierung ihrer nichtharmonischen, aggressiven Seite zu erfüllen. Das Böse ist draußen – nicht nur außerhalb des eigenen Selbst, sondern auch außerhalb des eigenen sozialen Systems. Es kann zum Projektionsschirm für alle eigenen aggressiven und kriegerischen Impulse werden. Da es bedrohlich ist, übt es intern eine Machtfunktion aus. Um nicht vergessen zu werden oder in der Virtualisierung zu verblassen, bedarf es in mehr oder weniger regelmäßigen Abständen der Konkretisierung und Inszenierung. Wenn ein Bewohner angeklagt wird, *witchcraft* zu praktizieren, so wird die Innen-außen-Unterscheidung in das System sinnlich erfahrbar und direkt beobachtbar eingeführt. In einer klassischen Sündenbockfunktion – wobei es gar keine konkreten Sünden geben muss – wird der Repräsentant des Außen zunächst in den Bereich der direkten Interaktion hereingeholt, um dann per Todesstrafe wieder ausgetrieben zu werden. Dies hat nicht nur eine symbolische Bedeutung, sondern auch eine direkt bedrohende und disziplinierende Wirkung auf alle Mitglieder des Systems. Macht wird symbolisch praktiziert, die Generalisierung hat jeder für sich selbst vorzunehmen. Eine höchst ökonomische Methode, die Selbstkontrolle der Individuen zu fördern, ohne die mit einer sozialen Hierarchie verbundenen Konflikte zu provozieren. Die Externalisierung des Machthabers erlaubt die komplexitätsreduzierende Nutzung von Hierarchie, ohne dass die friedenssichernde Wirkung der Aggressionsvermeidung durch Rivalität infrage gestellt würde. Wer sich aggressiv zeigt, riskiert die Ausgrenzung (bis hin zum Tod).

Dass solch ein Muster nur unter ganz bestimmten und höchst unwahrscheinlichen Bedingungen praktiziert werden kann, ist offensichtlich. Es beruht darauf, dass der Kontakt zur Außenwelt nur sehr begrenzt erfolgt und dass diese Außenwelt nicht tatsächlich kriegerische Anstrengungen zur Unterwerfung des Stammes unternimmt. Es bedarf wohl wirklich eines Amazonas-Urwaldes, um genügend Distanz und eine schwer zu überwindende Grenze zwischen sich und den potenziellen Feinden zu haben, damit solch ein System auf Dauer praktiziert werden kann.

e) Tetralemma

Die Xingu liefern das Gegenbild zum Fidschi-Muster. Es zeichnet sich durch seine hohe Berechenbarkeit und Zuverlässigkeit aus und ist durch die systematische Vermeidung des Ausdrucks aggressiver Affekte gekennzeichnet. Damit in den Innenbeziehungen die Aggressionsfreiheit gewährleistet ist, bedarf es der Möglichkeit, die nicht passenden (nicht erlaubten) Gefühle zu externalisieren. Alle potenziellen Feinde (Nicht-Xingu-Indios und Weiße) gehören *nicht* zum Kreis derer, die in die friedlichen Umgangsregeln einbezogen sind. Wenn überhaupt, dann können negative Affekte an sie adressiert werden. Die Tötung von Hexen *(witches)* ermöglicht auf hoch ritualisierte Weise das Ausleben von Aggressionen an einem zum Nichtxingu definierten Xingu. Die Hexen gewinnen eine paradoxe Funktion: Sie repräsentieren das Fremde im Vertrauten, sie sind unter den Insidern die Outsider und unter denen, die dazugehören, diejenigen, die nicht dazugehören. Auf diese Weise wird die ständige Bedrohung durch die „bösen" Feinde von außen zum Disziplinierungsmittel innen. Die Ausgrenzung und Tötung der Sündenböcke hilft, die internen Kommunikationsregeln zu stabilisieren, und hat somit eine friedenserhaltende Wirkung. Das mag zwar komisch klingen, ist aber, unter funktionellen Gesichtspunkten betrachtet, nicht ohne Logik.

Zwischen den einzelnen Xinguanos bzw. Xingu-Dörfern sind nur freundliche oder – im schlimmsten Fall – weder freundliche

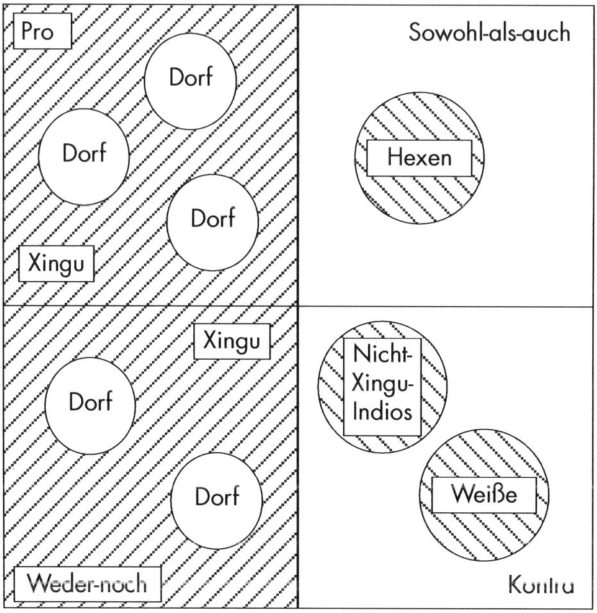

Abb. 5

noch feindliche Interaktionen erlaubt. Es gibt also höchstens schwache Konflikte.*

* Auch hier lässt sich eine Parallele zu einem idealtypischen familiären Kommunikationsmuster feststellen, dem so genannten „psychosomatischen Muster". Es kann bei Familien mit einer psychosomatischen Symptombildung beobachtet werden (Simon 1988, 1990, 1995, 1998). Bei diesem Muster ist ebenfalls nur der Ausdruck positiver Gefühle erlaubt. Die Werte der familiären Kultur sind auf Zusammenhalt, Nähe und Altruismus gerichtet. Liebe deinen Nächsten mehr als dich selbst – und wenn du es nicht tust, so zeig es zumindest nicht! Beim psychosomatischen Muster führt diese Verleugnung und Vermeidung interpersoneller Konflikte dazu, dass einige der dafür talentierten Mitglieder somatische Symptome entwickeln.

3. Oszillation zwischen Krieg und Frieden bei den Tsembaga

a) Die Unterscheidung der Geister

Ein drittes Muster, in dem es zum zyklischen Wechsel zwischen klar gegeneinander abgegrenzten Friedens- und Kriegszeiten kommt, lässt sich am Beispiel der Tsembaga in Neuguinea studieren. Bei ihnen kommt es zu einem in Rituale eingebundenen regelmäßigen Wechsel zwischen Krieg und Frieden alle zehn bis zwanzig Jahre. Sie können als Beispiel für ein Muster mit zwei sich abwechselnden Zustandsformen, zwischen denen oszilliert wird, dienen. Sie erscheinen besonders interessant, weil Beobachtungen verfügbar sind, die nicht allein die Beziehung zwischen den kämpfenden Parteien in den Fokus der Aufmerksamkeit rücken, sondern die komplexen Wechselbeziehungen zwischen ökologischen, ökonomischen und sozialen Faktoren.[25] Die identifizierten Faktoren erstrecken sich auf die Ertragskraft des Bodens, die Zunahme der Zahl der gezüchteten Schweine, die Beziehung zu den Ahnen u. Ä.

Die Tsembaga sind ein Maring sprechender Stamm in Neuguinea, der etwa 200 Personen umfasst. Ihr Gebiet ist im Osten von einer anderen Maring-Gruppe begrenzt, den Tuguma. Zu ihnen bestehen freundschaftliche Beziehungen. Im Westen leben die Kundagai, ebenfalls eine Maring-Gruppe. Mit ihnen ist es in den letzten 50 Jahren viermal zum Krieg gekommen.

Im Weltbild der Maring gibt es zwei Typen von Geistern: die des *High Ground* (die *Red Spirits* und *Smoke Woman*) und die des *Low Ground* (*Spirits of Rot* und *Koipa Mangiang*). Die Geister des *High Ground* sind heiß, trocken, hart, stark, und sie neigen dazu, ärgerlich zu werden. Sie sind assoziiert mit Männern, den hohen Talwänden, dem Oberkörper. Es sind die Geister des Krieges und seiner Rituale und Tabus.

Die Geister des *Low Ground* sind kalt, weich, feucht, und sie sind assoziiert mit Frauen, dem Talboden, dem Unterleib, der Fruchtbarkeit, Schweinen und dem Tod (als Teil des Zyklus von Geburt und Wachstum). Es sind die Geister des nicht kriegsbedingten Todes, die Geister der Fruchtbarkeit und ihrer Rituale und Tabus.

In der Beziehung zwischen diesen beiden Typen von Geistern wird von den Maring selbst vermittelt. Diese Vermittlung wird durch Rituale vollzogen, aber auch durch die materielle Regulation des Ökosystems.[26]

b) Der Zyklus von Krieg und Waffenstillstand

„Wenn Krieg begonnen wird, ist es notwendig, die beiden Gruppen von Geistern und alles, was mit ihnen assoziiert ist, so weit wie möglich zu trennen, und die Gemeinschaft mit den *Red Spirits*, d. h. den Männern, zu identifizieren. In einem elaborierten Ritual werden ‚Kampfsteine' an den Zentralpfosten des Ritualhauses gehängt. Heiß und kalt, trocken und feucht werden durch ein Tabu des Sexualverkehrs zwischen Männern und Frauen und das Verbot, dass Männer Nahrung zu sich nehmen, die von Frauen zubereitet ist, getrennt."[27]

Das Kämpfen kann Wochen dauern, es führt im Allgemeinen nicht zur Niederlage der einen oder anderen Seite, und es führt auch nicht zur Eroberung von Territorium. Es endet, wenn die Parteien sich darüber einigen, dass es genug Tote und Verwundete für den Augenblick gebe. Es gibt klare rituelle Regeln für das Kämpfen, die eine deeskalierende Wirkung haben. So muss das Kampffeld von beiden Parteien vorbereitet werden, die Kämpfe werden für Rituale unterbrochen, sobald jemand verwundet oder getötet wurde. Bei Regen wird nicht gekämpft. Ein ganz wichtiger Faktor, der die Schwere der Kämpfe begrenzt, besteht in der Regel, dass den Kämpfern vorgeschrieben ist, am Morgen gesalzenes Schweinefleisch zu essen, und ihnen verboten ist, tagsüber zu trinken. Durch das Anwachsen des Durstes verlieren die Kämpfe am Nachmittag zwangsläufig an Intensität.

Dies ist aus systemtheoretischer Sicht eine geniale Methode, die biologischen Umwelten zu nutzen, um auf der sozialen Ebene Limitierungen der Interaktionsmöglichkeiten einzuführen und abzusichern. Die Programmierung des Durstes dient zur Begrenzung der täglichen, d. h. kurzfristigen kriegerischen Aktivitäten. Langfristig haben Tabus eine analoge Wirkung. Als Beispiel kann hier das Verbot des Geschlechtsverkehrs und des Essens von Speisen, die von Frauen zubereitet sind, betrachtet werden. Wenn Männer kochen, reduziert das offenbar (wen wundert's?) die Kampfkraft.

Das Ende des Krieges wird durch das Pflanzen eines „heiligen Strauchs", genannt *rumbim* (was immer das sein und heißen mag) markiert: „Es bezeichnet einen digitalen Entweder-oder-Wechsel von einem Kriegszustand zu einem Waffenstillstandszustand. Gleichzeitig mit anderen Tabus werden die gegen den Sexualverkehr und das von Frauen gekochte Essen aufgehoben."[28] Im

Anschluss an das Pflanzen des heiligen Strauchs folgt das massenhafte Schlachten von adoleszenten und erwachsenen Schweinen, als Anerkennung für die Hilfe der Geister im Krieg. Die Geister sollen, so sagt man, die Geister der Schweine verzehren, während die Lebenden die Schweine verzehren – eine wichtige Quelle hochwertigen Eiweißes bei einer ansonsten eher vegetarischen Ernährung.[29]

Doch dieses Opfer der Schweine reicht nicht aus, um den Verpflichtungen den Geistern gegenüber gerecht zu werden. Es bleiben vielfältige Tabus erhalten, die so lange gelten, wie die Schweinepopulation braucht, um erneut so weit heranzuwachsen, dass die Verpflichtungen den Vorfahren gegenüber erfüllt werden können. Dann beginnt der Zyklus erneut.

c) Das Ende des Friedens

Der Waffenstillstand kann von sechs bis zu zwanzig Jahren dauern. Um wieder auf ihre ursprüngliche Größe zu wachsen, braucht die Schweineherde, wie Rapaport berichtet, mindestens zehn Jahre. Da die Schweine in erster Linie mit den Früchten des Gartenbaus – außer mit Abfall – ernährt werden und ein erwachsenes Schwein etwa so viel verzehrt wie ein erwachsener Mensch, verbrauchen sie einen beträchtlichen Teil der erwirtschafteten Früchte. Der Gartenbau liegt in den Händen der Frauen, und sie beginnen irgendwann zu klagen, sie seien überarbeitet. Hinzu kommt, dass die Schweine sich immer mehr in fremden Gärten bedienen. Noch bevor der Boden erschöpft ist, sind es die Besitzer der Schweine, angesichts des Ärgers und der Arbeit, die sie bereiten.

Die Beziehung zwischen den Männern ist bei den Tsembaga egalitär. Es gibt keine konstitutierte Autorität. Man vermeidet Treffen, um Konfrontationen und Konflikten aus dem Wege zu gehen, und die Idee, über irgendeine Entscheidung abzustimmen, ist unbekannt. Die Entscheidung, jetzt seien da „mehr“ statt „weniger“ Schweine, und es seien genug Schweine, um den Vorfahren zu opfern und die symbolische Schuld ihnen gegenüber abzutragen, wird im Konsens gefällt. Ein kompliziertes Arrangement von Ritualen eröffnet den nächsten Schritt innerhalb des Zyklus.[30]

Die Tsembaga pflanzen rituell Grenzpfosten an den Grenzen ihres Territoriums, und gewisse Tabus werden gelockert. Innerhalb eines Monats wird rituell der Rumbim-Baum, der am Ende des vorigen Krieges gepflanzt wurde, entwurzelt. Während dieses Rituals wird eine Anzahl von Schweinen geschlachtet, wodurch die symbolischen Schulden beglichen werden.

Die Geister des Hohen und Niedrigen, die lange getrennt waren, werden nun wieder durch ein das ganze Jahr dauerndes Schweinefestival vereinigt. Es bildet den Höhepunkt des ganzen rituellen Zyklus. Freundschaftlich verbundene Gruppen werden dazu eingeladen, Tänze aufgeführt, potenzielle Ehepartner taxiert. Alle weiteren Tabus zwischen den Tsembaga und ihren Freunden werden nach etwa sechs weiteren Monaten aufgehoben, und interne Streitigkeiten werden beendet. *Smoke Woman* und *Koipa Mangiang* werden angerufen, und ihre gemeinsame Anwesenheit besiegelt die Reintegration des Universums. Es wird großzügig Schweinefleisch verteilt, und man durchbricht alle rituellen Schranken und tanzt miteinander.

„Keine Restriktionen trennen nun die Tsembaga von ihren Verbündeten, und die symbolischen Schulden bei den Lebenden und Toten sind zurückbezahlt. Der geheiligte Waffenstillstand ist beendet und, wenn es die australische Regierung nicht in den späten 1950er Jahren verboten hätte, wären die Tsembaga und ihre Verbündeten wieder frei, erneut den Krieg zu erklären."[31]

d) Kommunikationsmuster

Überlebenseinheiten

Bei den Tsembaga scheinen nicht die Beziehungen zu anderen, benachbarten sozialen Einheiten für Krieg und Frieden ausschlaggebend zu sein, sondern die internen Beziehungen. Ihr Gleichgewicht oder Ungleichgewicht entscheidet darüber, welche der beiden strikt voneinander getrennten Spielregeln anzuwenden ist. Und es scheint bei den Kriegen der Maring auch nicht um Überleben oder Nichtüberleben zu gehen, sondern um die Bewahrung des Status quo. Wenn überhaupt in Bezug auf soziale Einheiten von der Bedrohung des Überlebens gesprochen werden kann, so sind es eher die Schweine, die um dieselben Ressourcen konkurrieren, die das Überleben der Tsembaga bedrohen. Wenn dies durch das Wachstum der Schweinpopulation geschieht, bedarf es eines das Wachstum limitierenden oder kompensierenden Schachzuges. Die Außenbeziehung zu den Geistern wird genutzt, um intern die Legitimation zum Schlachten der Schweine zu haben: das Rückzahlen der Schuld, die ihnen gegenüber im Laufe des vorigen Krieges entstanden ist. Ist dies geschehen, so könnte eigentlich nach all den

Feierlichkeiten zur feindlichen Tagesordnung übergegangen werden, wäre da nicht die Notwendigkeit, irgendwann später wieder Schweine schlachten zu müssen. Um dies legitimerweise tun zu können, müssen die Tsembaga erneut in die Schuld der Geister geraten, und dies ist am besten möglich, wenn man – aus welchem Grund auch immer – wieder einen Krieg mit den Nachbarn beginnt.

Als innerhalb der Tsembaga unterscheidbare Einheiten, die zwar nicht Krieg miteinander führen, aber für Frieden oder Krieg zeitlich getrennt verantwortlich scheinen, lassen sich auf der einen Seite (Frieden) die Geister des *Low Ground*, Schweine und Frauen als Einheit betrachten, auf der anderen Seite (Krieg) die Geister des *High Ground* und die Männer. In Friedenszeiten scheint eher die Frauen-„Partei" die Interaktion des Alltagslebens zu bestimmen, in Kriegszeiten die Männer-„Partei".

Zeitliche Organisation

Der Wechsel von Krieg und Waffenstillstand (Friede ist wahrscheinlich ein nicht ganz passender Ausdruck, da auch die kampflose Zeit im Blick auf den in absehbarer Zukunft bevorstehenden Krieg gelebt wird) zeigt eine eindeutige Entweder-oder-Unterscheidung zwischen widersprüchlichen Interaktionsformen. Wird nicht gekämpft, so scheinen auch bei den Tsembaga, ähnlich wie bei den Xingu, aggressive Konfrontationen und Auseinandersetzungen eher vermieden und durch Tabus verboten zu werden. Zumindest gilt dies für die internen Beziehungen. Der Entstehung von Unterschieden im Status und dem Wettbewerb darum wird aus dem Wege gegangen. Die Verantwortung für Entscheidungen wird nicht Personen, Rollen oder Prozeduren zugeschrieben, sondern höheren Mächten (dem Wachstum der Schweinepopulation usw.), und wenn sie sich nicht vermeiden lassen, so werden sie im Konsens gefällt. Auf diese Weise werden vielfältige Konfliktmöglichkeiten von vornherein unwahrscheinlich gemacht. Es wird – so lässt sich vermuten – nur die positive, beziehungsstiftende Seite individueller und kollektiver Ambivalenzen gelebt und kommunikativ in Szene gesetzt. Die andere, negative, aggressive wird – in sehr zivilisierter und geordneter Weise – in den Phasen des Krieges gelebt (allerdings auch nur von den Männern und in Bezug auf einen Außenfeind, die Kundagai). Wir haben es also mit zwei unterschiedlichen, zeitlich voneinander getrennten (d. h. diachron geordneten) Kontexten zu tun, in denen unterschiedliche Regeln der Interaktion praktiziert werden. Im Kriegsfall kommt es intern zu einer Isolation der Männer, die Kommunikation und der Kontakt mit den Frauen wird reduziert. Machtbeziehungen und die Auseinandersetzungen darum werden generell externalisiert, sei es, dass den Geistern die Macht zugeschrieben wird, sei es, dass mit den Nachbarn gekämpft wird.

Steuerungsmechanismen

Die Zahl der Schweine erscheint als kriegsauslösende Variable, durch die alle anderen Ereignisse miteinander verknüpft werden. Während die Zahl der Schweine im Frieden steigt, handelt es sich um eine positive Rückkopplung, einen eskalierenden Mechanismus. Das Töten der Schweine reduziert Abweichungen von einem dauerhaften, lebbaren, dynamischen Gleichgewichtszustand.

Das Maring-Tsembaga-System zeigt eine Oszillation zwischen einer Wachstums- und einer Reduktionsphase. Die Pflanzung des heiligen Rumbim-Baums führt auf der Zeichenebene ein digitales Signal ein, das für einen diskontinuierlichen Wandel steht. Das Wachstum des heiligen Strauchs wie das der Schweinepopulation hingegen erfolgt kontinuierlich. Sie liefern analoge Zeichen, für deren Sinnzuweisung ein gewisser Interpretationsspielraum besteht. Auf diese Weise sind zwei Formen der Kreation von Information (analog/digital) und damit der Regelung der Kommunikation miteinander kombiniert. Der Wechsel zwischen Krieg und Frieden erfolgt nach dem Entweder-oder-Muster, die Zeiten, die beide Phasen dauern, sind hingegen von biologischen Faktoren abhängig und damit auch von deren Gleichgewichtsmechanismen. Erschöpfung der Tragkraft des Bodens, Durst, sexuelle Enthaltsamkeit usw. werden als Umweltfaktoren zur Begrenzung der Möglichkeiten der Kommunikation und Interaktion nutzbar gemacht. Sie schaffen biologische Notwendigkeiten, die sozial nur schwer ignoriert werden können.

Die Zyklen helfen nicht nur, die physische Umwelt zu erhalten, den Überschuss an Fleisch zu verteilen, Protein gerade dann zur Verfügung zu stellen, wenn es benötigt wird, sondern sie begrenzen auch die Kriegführung auf ein das Überleben der regionalen Population nicht gefährdendes Maß.

Kriegsbedingte Veränderungen

Durch den Krieg scheint es auf der Ebene der Beziehung zwischen den kämpfenden Parteien (Sieger/Besiegte) zu keinen wesentlichen Veränderungen zu kommen. Auch im Blick auf die Territorialität ist die Kriegführung neutral in ihrer Wirkung. „Wenn, was manchmal vorkommt, eine Gruppe von ihrem Territorium vertrieben wird und sie bei ihren Verbündeten lebt, dann gilt ihr Land als von ihren Geistern bewohnt, und es wird nicht von den Siegern besetzt, bis nicht klar ist, dass die anderen nicht zurückkommen werden."[32]

Auf diese Weise werden gelegentliche Unterschiede der Bevölkerungsdichte ausgeglichen. Die Wirkung des Krieges bzw. des Zyklus von Frieden und Krieg dürfte also eher im Erhalt eines Status quo zwischen den Parteien zu sehen sein. Die entscheidenden Veränderungen betreffen die Schweine, sie sind – wenn man das so nennen will – die eigentlichen „Verlierer", ihnen gilt der Krieg – und er erscheint als hoch funktionell.

„Das System bewahrt die Maring direkt vor möglichem Parasitismus oder Wettbewerb um die Ressourcen durch die Schweine, und zusammen mit den Gartenbaupraktiken schützt es die örtliche Umwelt. Sexuelle Tabus begrenzen das Bevölkerungswachstum. Die vielen auf das Essen bezogenen Tabus, das Verspeisen verschiedener Tiere zu unterschiedlichen Zeiten betreffend, bewahren die Fauna des Gebietes. Das Ritualsystem mildert die Schwere der Kriegführung und ermöglicht den Austausch von Waren und Heiraten zwischen den unterschiedlichen Maring-Gruppen."[33]

Die Wurzel dieses stabilen Systems, das so – falls es keine Einmischung von außen durch die australische Regierung gegeben hätte – im Prinzip ewig hätte Bestand haben können, bildet nach Ansicht von Antony Wilden eine Doppelbindung:

„Wenn du in den Krieg gezogen bist, dann musst du den Vorfahren deine Verpflichtungen zurückzahlen.

Wenn du den Vorfahren deine Verpflichtungen zurückgezahlt hast, dann musst du in den Krieg ziehen."[34]

Soziale Oszillationsmuster lassen sich eigentlich immer durch derartige Handlungsanweisungen erklären. Entscheidend ist dabei, wie lang die zeitlichen Intervalle sind, die erlauben und/oder fordern, die eine oder andere Seite der doppelten Bindung zu leben. Die Kombination von sozialen Entscheidungsprozessen (Krieg/Nichtkrieg) mit biologischen Wachsstumsprozessen scheint hier für die nötige zeitliche Entzerrung zu sorgen, die es erlaubt, beide Seiten nach dem Entweder-oder-Muster getrennt zu leben.

e) Tetralemma

Das Muster der Konfliktorganisation bei den Tsembaga nutzt Zeit, um Widersprüche und Ambivalenzen aufzulösen. In Friedenszeiten scheinen sie ein den Xingu sehr ähliches Muster zu leben: Aggressionen treten aufgrund von Tabus in der Kommunikation nicht offen in Erscheinung, man meidet Konflikte und Situationen, die dazu führen könnten. Die Frauen und ihre landwirtschaftliche Arbeit, die eher auf geduldiges Wachstum bauen als auf gewalttätige Experimente, bestimmen das Alltagsleben. Die Männer behindern dies nicht, scheinen aber auch bei der notwendigen Landarbeit eher im Hintergrund zu bleiben.

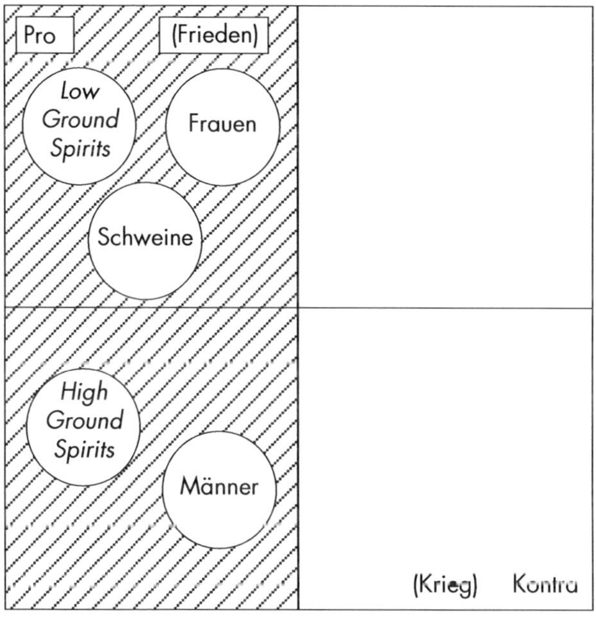

Abb. 6 Kontext 1: Frieden

In Kriegszeiten kommt es zur Änderung in der Position (und wohl auch Identität) der Männer. Es wird eine strikte Trennung von den Frauen vollzogen. Aus den Männern werden Krieger, die nicht nur kein normales Leben mehr führen können, sondern es riskieren. Die bislang geltenden und das friedliche Zusammenleben sichernden Tabus werden aufgehoben, aggressives Verhalten ist nun erlaubt. Es wird aber, dank der Trennung von den Frauen, nicht innerhalb des Stammes ausagiert, sondern in der Beziehung zu den Kundagai, den (erb)feindlichen Nachbarn.

Wir haben es mit einer langsamen Oszillation (10- bis 20-Jahre-Frequenz) zwischen zwei sich ausschließenden Interaktions- und Kommunikationsformen bzw. zwei unterschiedlichen (wenn auch nicht logisch unvereinbaren) Identitäten der Männer zu tun.*

4. Fidschi, Xingu, Tsembaga – Einige Unterschiede und Gemeinsamkeiten

Dass Isolation nicht zwangsläufig zur Entwicklung einer friedlichen Gesellschaftsform führt, zeigt das Beispiel Fidschi. Hier wurde ganz offensichtlich das Gegenmodell zur Kultur der Xingu realisiert. Die Ambivalenz zwischen Liebe und Hass, um das Thema einmal mit diesen etwas grobkörnigen Begriffen zu umschreiben, wurde auf Fidschi kommunikativ wie (wahrscheinlich) intrapsychisch zugunsten der aggressiven Seite der Unterscheidung aufgelöst. Gewalt war, sowohl gruppeninternen als auch -extern, ein wichtiges Instrument der Konfliktlösung. Man mag darüber spekulieren, was mit der anderen, der positiven Seite der Ambivalenz geschehen sein mag. Vermutlich wurde das „Gute" hier nach außen projiziert, in eine Welt außerhalb des grausamen Inselalltags.

* Eine Parallele zu idealtypischen Kommunikationsmustern in Familien besteht in diesem Fall zum so genannten „manisch-depressiven Muster". Eines seiner Charakteristika ist, dass über lange Zeit ein Muster gelebt wird, in dem wie beim psychosomatischen Muster nur die Äußerung positiver Gefühle erlaubt zu sein scheint. Altruismus ist hoch bewertet, und Konflikte werden vermieden, so weit es geht. Selbstkontrolle ist ein hoher Wert. Dieser Kommunikationsstil, der hier nur ansatzweise skizziert ist, wechselt zyklisch mit einem entgegengesetzten Stil. Die Selbstkontrolle wird aufgegeben, alle Hemmungen werden abgeworfen, auch egoistische, aggressive und sexuelle Gefühle, die sonst eher tabuisiert sind, werden ausgedrückt usw. (vgl. Simon 1988, 1990, 1995, 1998).

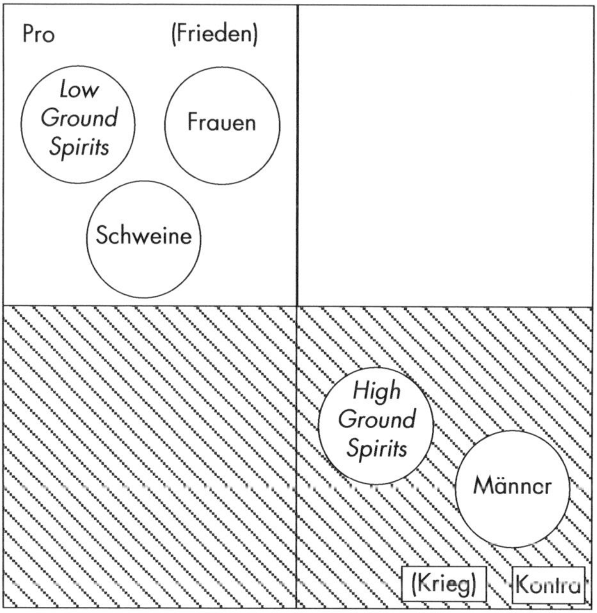

Abb. 7 Kontext 2: Krieg

Die Gegenüberstellung von Fidschi, Xingu und Tsembaga rückt noch einen anderen Aspekt in den Fokus der Aufmerksamkeit, der eines näheren Studiums bedarf. Auf Fidschi führte die Symmetrie der Beziehungen, sei es innerhalb der Chiefdoms, sei es zwischen den Chiefdoms, zum Ausbruch von Gewalt. Einer Gewalt, die erst endete, wenn klar und eindeutig war, wer der Sieger war. Auf diese Weise entstanden zum einen die hierarchisch geordneten Mehr-Dorf-Einheiten, zum anderen die hierarchisch geordneten internen Strukturen der Chiefdoms. Krieg, so kann man zusammenfassen, war die Folge von Symmetrie, Asymmetrie war die Grundlage des Friedens (der allerdings nur unter ständiger Drohung mit Gewalt aufrechterhalten werden konnte). Bei den Xinguanos haben wir dagegen eine Situation, wo die sorgfältige und durch alle möglichen Rituale abgesicherte Aufrechterhaltung der Symmetrie die Voraussetzung des Friedens ist. Die Entstehung von sozialen Unterschieden wird eher entmutigt. Allerdings ist auch hier der Friede nicht ohne Machtstrukturen möglich, nur werden die Macht und die Drohung mit Gewalt nach außen projiziert. Beiden Systemen gemeinsam ist, dass ihr Denken – wenn man den referierten Berichten Glauben schenken darf – sich geradezu zwanghaft mit Gewalt beschäftigt.

Die Tsembaga schließlich können auch unter dem Symmetrieaspekt betrachtet werden. Allerdings, so scheint es, sorgt der Zyklus von Krieg und Waffenstillstand hier eher dafür, dass die Balance zwischen ihnen und den verfeindeten Nachbarn, aber auch das Gleichgewicht zwischen den mithilfe der gegebenen Ressourcen ernährbaren Schweinen und den von den Früchten desselben Bodens lebenden Menschen erhalten bleibt. Krieg dient dabei nicht der Expansion der einen Partei auf Kosten der anderen.

Die drei dargestellten Muster sollen hier nicht bewertet werden. Dazu sind sie wahrscheinlich auch nur zu skizzenhaft erfasst worden. Eines lässt sich aber sicher feststellen: Das Leben auf Fidschi und bei den Tsembaga war spannender – ganz im Sinne jenes chinesischen Fluches, bei dem jemand verwünscht wird, in „spannenden Zeiten zu leben".

III. Krieg als Ausnahmezustand mit eindeutigem Anfang und Ende

1. Der trinitarische Krieg

Bis zum Zweiten Weltkrieg einschließlich wurde in Europa für mehr als zwei Jahrhunderte eine Kriegsform praktiziert, die bis heute noch weitgehend unser Bild vom Krieg bestimmt. Die miteinander kämpfenden Kriegsparteien oder Überlebenseinheiten waren Staaten oder Nationen. Sie konnten sich zu Allianzen zusammenschließen und auf diese Weise größere Einheiten bilden. Es war eine Form des Krieges, die relativ strengen Regeln unterworfen war. Sie sorgten dafür, dass zwischen Krieg und Frieden eindeutig unterschieden werden konnte. Kriege wurden erklärt und als Ausnahmezustand definiert. Es waren so genannte „trinitarische Kriege“, die auf der staatsinternen Unterscheidung zwischen Regierung, Volk und Armee beruhten.[1] Kombattanten waren von Nichtkombattanten unterschieden, und damit war auch die legitimierte und die nicht legitimierte Anwendung von Gewalt in der Außenbeziehung zwischen den feindlichen Parteien definiert. Der Staat hatte das Gewaltmonopol, sowohl in der Innen- wie der Außenbeziehung.

Die Trennung zwischen Kombattanten und Nichtkombattanten fand ihren Niederschlag in deutlichen Zeichen und Symbolen. Soldaten waren an ihren Uniformen zu erkennen, und zu welcher Seite sie gehörten, war dadurch ebenfalls ohne nähere Kenntnis der Person äußerlich sichtbar. Mit der Unterscheidung der Krieger wurde die Kriegführung zur Profession einer bestimmten Bevölkerungsgruppe, während die anderen so tun konnten, als ginge sie das alles gar nichts an (zumindest theoretisch).

Solch ein Unterscheidungsschema kann auf der zwischenstaatlichen Ebene nur funktionieren, wenn ein gemeinsamer Moralkodex akzeptiert ist, der Ehrlichkeit voraussetzt und Täuschung negativ bewertet und bestraft. Kombattanten sind daher durch bestimmte im Kriegs- und Völkerrecht festgelegte Spielregeln in ihrer Freiheit beschränkt und, wenn sie sich an diese Regeln halten, geschützt (falls diese Regeln tatsächlich praktiziert werden). Dass solch ein Moralkodex entstehen konnte, dürfte seine Erklärung in der Beziehung der Regierenden zueinander finden. In der Blütezeit des trinitarischen Krieges war Europa von Kaisern, Königen und Fürsten beherrscht, deren Beziehungen aufgrund der Heiratspolitik (Tu, felix Austria, nube!) häufig eine familiäre und persönliche Tönung hatten. Die Einhaltung bestimmter Regeln der Fairness konnten so über einen gemeinsamen Ehrenkodex etabliert und stabilisiert werden.

Beim trinitarischen Krieg entscheidet die Regierung über den Einsatz des Militärs. Er ist ein Mittel zum Zweck, die Fortsetzung der Politik mit anderen Mitteln. Mit den Worten des preußischen Kriegstheoretikers von Clausewitz, der diese Auffassung wohl am entschiedensten vertreten hat: „Gewalt, d. h. die physische Gewalt (denn eine moralische gibt es außer dem Begriffe des Staates und Gesetzes nicht) ist also *das Mittel;* dem Feinde unseren Willen aufzudringen, *der Zweck.*“[2]

Zumindest ist das die Theorie. Dass Kriege aus weit weniger rationalen und berechenbaren Gründen ausbrechen, beweist der Blick auf tatsächlich ausgefochtene Kriege. Das im Folgenden untersuchte Beispiel ist der Erste Weltkrieg.

2. Der Erste Weltkrieg

a) Die Bildung von Blöcken

Die beiden Weltkriege des 20. Jahrhunderts können als Fortsetzung einer Gleichgewichtspolitik unter rivalisierenden Staaten betrachtet werden. Sie nahm ihren Anfang bereits einige Jahrhunderte vorher. In den Konflikten von 1567 bis 1609 und 1618 bis 1648 wurde der Macht des Hauses Habsburg eine Grenze gesetzt, und in der Epoche von 1689 bis 1714 sowie 1793 bis 1815 wurde verhindert, dass die Übermacht Frankreichs zu groß wurde. „In allen diesen Fällen – ebenso wie in den Jahren 1914–18 und 1939–45 – zog eine Staatenkoalition zu Felde gegen den Mächtigen des Tages, der im Begriffe schien, eine europäische Hegemonie aufzurichten.“[3]

Der Wettbewerb um die Rolle des Mächtigen der Zeit lief lange Jahre vor Kriegsausbruch. Die Literatur, die sich mit den historischen Bedingungen dieses Krieges befasst, ist umfassend und unübersehbar. Daher soll hier nur kurz skizziert werden, wie unmittelbar vor Beginn des Krieges die machtpolitische Konstellation war und wie die Muster der Allianzen und Koalitionen unter der Perspektive des Gleichgewichtserhalts oder -verlustes zu beurteilen waren.

Die sich gegenüberstehenden Blöcke lassen sich folgendermaßen beschreiben: Auf der einen Seite stehen Deutschland und Österreich-Ungarn, die in „Nibelungentreue" fest verbunden sind. Deutschland rivalisiert mit Frankreich und England, es hat Großmachtambitionen und strebt nach einem „Platz an der Sonne" kolonialer Macht. Deutschland und Frankreich, die „Erbfeinde", sind miteinander in einem Rüstungswettlauf und verstärken ihre Heere, und für England wird Deutschland zum Rivalen, weil es eine expansive Flottenpolitik umsetzt. Österreich hat als Vielvölkerstaat interne Schwierigkeiten mit den immer stärker werdenden Autonomiebestrebungen der Tschechen und Slaven. Will man diese Konstellation durch eine Formel charakterisieren, so kann man sagen, dass Österreich-Ungarn am Erhalt des Status quo interessiert ist und Veränderungen befürchten muss, während Deutschland den Status quo verändern will und Veränderungen erhofft. Es will sie aktiv erzwingen durch Aufrüstung und Demonstrationen der Stärke. Dazu fühlt es sich aufgrund seiner wirtschaftlichen Kraft berechtigt.

Auf der anderen Seite stehen in den Tagen und Wochen vor Kriegsbeginn Serbien und Russland als festes Bündnis. Seit 1908 befindet sich die Balkanregion in einer Dauerkrise. Mit dem Verfall der Macht des Osmanischen Reiches kommt es zur Gründung neuer Nationalstaaten, deren Grenzen aufgrund der Mischungsverhältnisse auf dem Balkan nicht klar entlang ethnischen, religiösen und kulturellen Trennlinien verlaufen. Folge sind dauerhafte Unruhen, in die auch die Großmächte aufgrund unterschiedlicher Bündnisverpflichtungen verwickelt sind. 1912 kommt es zum Ersten Balkankrieg, bei dem die vier Bündnispartner des Balkanbundes (Serbien, Bulgarien, Griechenland und Montenegro) der Türkei den Krieg erklären. Die Türken erleiden eine Niederlage, doch der Streit um die Verteilung des Gewinns entzweit die Bündnispartner. Serbien beansprucht den Zugang zur Adria und wird in diesem Ansinnen von

Russland gestärkt. Italien widersetzt sich. Österreich-Ungarn will dem serbischen Machtzuwachs entgegentreten und stellt sich aufseiten Bulgariens. Russland stützt Serbien als seinen einzigen Verbündeten auf dem Balkan. Bulgarien greift schließlich Serbien an, es kommt 1913 zum Zweiten Balkankrieg. Rumänien, Griechenland und Montenegro intervenieren zugunsten Serbiens, Österreich-Ungarn droht aufseiten Bulgariens einzugreifen, wird aber von Italien und Deutschland davon abgehalten. Im Frieden von Bukarest (August 1913) verliert Bulgarien große Territorien, ohne dass Serbien sein Kriegsziel, den Zugang zur Adria, verwirklichen kann. Die Machtfrage bleibt, nach dem Niedergang des Osmanischen Reiches, ungeklärt. Der Balkan bleibt das „Pulverfass Europas". Er konnte es werden, weil sich in ihm ein Raum eröffnete, der die Großmächte dazu veranlasste, entweder selbst zu versuchen, ihren Einflussbereich zu erweitern, oder aber zu befürchten, dass eine der rivalisierenden Mächte es täte.

Zusammenfassend lässt sich feststellen, dass die geopolitische Lage zu Beginn des Ersten Weltkrieges von der Möglichkeit, die Gleichgewichtsverhältnisse der Macht in Europa zu verändern, bestimmt war. Die Möglichkeit ließ Veränderungswünsche auf der Seite der Nationen wachsen, die sich zu kurz gekommen fühlten, und Veränderungsbefürchtungen bei denen, die ihre legitimen und tradierten Rechte in Gefahr sahen. Als der österreichische Thronfolger Erzherzog Franz Ferdinand mit seiner Gemahlin am 28.6.1914 von dem bosnischen Studenten Princip in Sarajewo erschossen wurde, nahm eine Dynamik ihren Lauf, die schließlich zum Weltkrieg führte. Rückblickend betrachtet – so scheint es –, hätte er verhindert werden können, wenn die verantwortlichen Akteure anders agiert hätten.

b) Der Kriegsausbruch – Wirklichkeitskonstruktionen und Kommunikation der Regierenden

Die weltpolitische Lage, wie sie im vorigen Abschnitt – zugegebenermaßen sehr oberflächlich – skizziert worden ist, bildete den Kontext für die Entscheidungen, die schließlich zum Krieg führten. Bei einem trinitarischen Krieg, in dem organisierte Staaten miteinander kämpfen, vollziehen die Armeen Entscheidungen, die von den Regierungen beschlossen worden sind. Das Volk (Zivilisten) hat keinen direkten Einfluss auf diese Entscheidungsbildung und ist eher in der Zuschauerrolle. So scheint es berechtigt, die

Kommunikation zwischen den Regierenden, d. h. den konkreten Personen, näher nach Mustern zu untersuchen, die für den Kriegsausbruch verantwortlich gemacht werden können. Dies ist nur möglich, wenn der Blick auf die Wirklichkeitskonstruktionen der Beteiligten, ihre Unterscheidungsschemata, Werte, Ideen und Erklärungsmodelle geworfen wird. Da der Zugang zu intrapsychischen Prozessen direkt nur zur jeweils eigenen Psyche offen ist, bleibt allein die Möglichkeit, die Denk- und Handlungsmuster der Akteure aus ihren überlieferten Äußerungen, d. h. ihrem Beitrag zur Kommunikation, abzuleiten.

Die Dramaturgie des Geschehens und die Aktionen der Protagonisten lassen sich in etwa folgendermaßen skizzieren.[4]

Kaiser Wilhelm II. (Deutschland)

Er war auf seiner Jacht in der Kieler Bucht, als er von der Ermordung Franz Ferdinands und seiner Frau hörte. Er hatte eine relativ enge persönliche Beziehung zu beiden und hatte sie unmittelbar zuvor besucht. Er war geschockt und glaubte, dass das Attentat eine Bedrohung für das Prinzip der Monarchie darstelle.

Seine Einstellung gegenüber den Serben war negativ, er hielt sie für „Banditen" und „Mörder"[5]. Er wollte, dass sie bestraft werden, und glaubte, die zivilisierte Welt sei auf seiner Seite. Aus diesem Grunde versicherte er Österreich am 5. Juli 1914 seiner vollständigen und unbedingten Unterstützung bei dem Wunsch, Serbien für die Ermordung des Thronfolgers zu bestrafen („Blankovollmacht"). Er nahm sich dadurch die Entscheidungsfreiheit und legte das Schicksal seines Landes in die Hände anderer. Das Versprechen des Bündnisses wurde so wichtiger als alle inhaltlichen Erwägungen. Vor allem aber riskierte er damit auch die Feindschaft zu Russland. Bevor er erneut auf eine Kreuzfahrt am nächsten Tag ging, äußerte er sein Vertrauen, dass Franz Joseph nicht wegen des Erzherzogs und wegen Serbien einen Krieg beginnen werde. Er hatte aber nicht die geringste Vorstellung davon, was die Österreicher tatsächlich tun würden.[6]

Außerdem dachte er, die Russen hatten dieselbe Wertehierarchie und Weltsicht wie er hinsichtlich der bedrohten Monarchie. Er rechnete in dieser Hinsicht mit ihrer Loyalität und hielt es für unwahrscheinlich, dass Russland wirklich Serbien unterstützen würde.

Die Einschätzung, dass Wilhelm den Krieg wollte, ist nach Ansicht des Historikers J. Stoessinger nicht aufrechtzuerhalten. Vielmehr sei ihm mangelnde Urteilskraft vorzuwerfen und die Tatsache, dass er aus persönlichen Gründen („Nibelungentreue") seine Entscheidungsfreiheit dem senilen und überlebten Regime in Österreich überantwortete, ohne Rücksicht darauf, was dies für Deutschland und Europa bedeutete.[7]

Diese – im Rückblick als mangelhaft eingeschätzte – Urteilskraft hat ihre Wurzeln in charakteristischen Leitunterscheidungen, die offenbar das Weltbild Wilhelms strukturieren. Auf der Sachebene interpretiert er die Geschehnisse als *der Monarchie* entweder nützend oder schadend. *Loyalität* ist generell ein hoher Wert für ihn, sowohl was die Personen betrifft (Franz Ferdinand) als auch die Allianzbeziehungen (Österreich). Verbunden ist dies mit einer schlichten Gut-böse-Unterscheidung, wobei Österreich den Part des Guten zugeschrieben erhält, während Serbien dann fast zwangsläufig nur die Rolle des Bösen bleibt. In seiner Wertehierarchie steht die Monarchie über ethnischen Bindungen, Treue auf der persönlichen Ebene ist wichtiger als politische Taktik und Strategie. Seine Ziele sind kurzfristig: Die Serben sollen bestraft werden, um die bedrohte monarchische Ordnung wiederherzustellen. Die Freund-Feind-Unterscheidungen erfolgen offenbar ambivalenzfrei nach einem Alles-oder-nichts-Schema.

Kaiser Franz-Joseph (Österreich-Ungarn)

Ein alter Mann, dessen Amtszeit schon ewige Zeiten währt. Die Kriege, die er in der Vergangenheit geführt hatte, führten alle zu Niederlagen und zum Verlust von Territorium. Auf familiärer Ebene starben „alle um ihn herum": Seine Frau war ermordet worden, sein Sohn tragisch ums Leben gekommen, und nun war auch noch sein Neffe und Thronfolger in Sarajewo das Opfer eines Attentats geworden. Er ist sicher nicht kriegslüstern, sondern will in Frieden sterben. Schon aus körperlichen Gründen ist er mit seinen Kräften am Ende. Was die Beziehung zu Serbien und dessen Bestrafung betrifft, so sieht er die Gefahr eines russischen Angriffs. Der Unterstützung durch die Deutschen ist er sich zunächst nicht sicher. Als er von Wilhelm die Blankovollmacht erhält, lehnt er trotzdem zunächst die Mobilmachung ab.[8]

Graf Leopold von Berchtold
(Außenminister von Österreich-Ungarn)

Als österreichisch-ungarischer Außenminister stellt er das Ultimatum gegenüber Serbien – wahrscheinlich ohne Wissen des immer schwächer werdenden Kaisers. Berchtold gilt als einer der denkbar inkompetentesten Personen, die je in Krisenzeiten Verantwortung getragen haben. Er ist zunächst unentschlossen, wie auf das Attentat zu reagieren sei. Erst als der deutsche Kaiser seine Blankovollmacht gibt, schwenkt er auf die Linie ein, die Gelegenheit zu nutzen, um das Serbienproblem ein für alle Mal zu lösen. Er stellt ein unannehmbares Ultimatum, um dann legitimiert zu sein, militärisch Fakten zu schaffen. Dabei geht er davon aus, Russland werde nicht intervenieren. Er nutzt die deutsche Vollmacht viel weitgehender aus, als sie gemeint war, und lässt so Deutschland für die Großmachtwünsche Österreichs bezahlen.[9] Er formuliert (wahrscheinlich allein) das Ultimatum an Serbien, das der Kaiser nicht einmal persönlich zu sehen fordert.

Deutschland ist mit einem Fait accompli konfrontiert. Das Ultimatum fordert die Auflösung der serbischen nationalistischen Partei, die Entlassung militärischer Schlüsselfiguren, die Verhaftung bestimmter Politiker und das Recht Österreichs, diese Maßnahmen zu seiner vollen Zufriedenheit zu implementieren. Die Frist ist auf 48 Stunden angelegt.

Die Kriegserklärung an Serbien soll nur zu einem lokalen Krieg führen. Berchtold ist davon überzeugt, dass Russland sich wegen der deutschen Garantien nicht einmischen wird und der Krieg schnell zu Ende ist.

Conrad von Hötzendorff
(österreichisch-ungarischer Stabschef)

Er drängt nach der deutschen Zusicherung der Unterstützung auf Mobilmachung. Er ist gleichzeitig Chef der militaristischen Partei und will den Status Österreich-Ungarns als Großmacht erhalten. Er fürchtet die Desintegration des Habsburgerreichs. Die schnelle Antwort auf die Beleidigung durch Sarajewo scheint ihm entscheidend für den Fortbestand des Imperiums. Es geht ihm – seinen eigenen Worten nach – nicht um Rache, sondern um die Bewahrung des Prestiges und der Autorität.

Peter (Prinzregent von Serbien)

Er und seine Minister sind von der Harschheit der ultimativen Forderungen erschüttert und vermuten, dass dies nur ein Vorwand ist, um Serbien in seiner staatlichen Existenz auszulöschen. Peter kabelt an den russischen Zaren um Hilfe und appelliert an die slawische Loyalität.

In ihrer Antwort auf das Ultimatum akzeptiert die serbische Regierung die meisten Forderungen, außer denen, welche die serbische Autorität außer Kraft setzen würden. Hier bleiben die Formulierungen ausweichend. Ziel ist offenbar, einen Krieg zu verhindern.

Kaiser Wilhelm II. (Deutschland)

Seine Interpretation der serbischen Antwort auf das Ultimatum der Österreicher ist positiv. Er sieht danach eigentlich keinen Grund mehr zum Krieg, da die Serben in demütigender Weise zum Rückzug gezwungen waren. Nach der österreichischen Kriegserklärung sieht er sich aber nicht mehr in der Lage, den Krieg zu verhindern.[10]

Baron W. Giesl (österreichischer Botschafter in Serbien)

Er hat Anweisung, die diplomatischen Beziehungen abzubrechen, falls das Ultimatum nicht in allen Punkten akzeptiert wird. Er widmet sich daher nur formal dem Inhalt der Antwort auf das Ultimatum, die er in schriftlicher Form erhält, und reagiert sofort und formal. Er bricht, unmittelbar nachdem er sie erhalten hat, die diplomatischen Beziehungen ab und verlässt weniger als eine halbe Stunde später die Stadt. Er kommuniziert nach Österreich das Ergebnis im Sinne der Alles-oder-nichts-Alternative. Dabei gehen alle Differenzierungen verloren.

Hier zeigt sich (was von Historikern bislang nicht systematisch analysiert worden ist), welche Rolle die jeweils verwendeten Kommunikationsmedien spielen. Hätte der serbische Außenminister seine Antwort auf das Ultimatum nicht schriftlich gegeben oder wäre sie zumindest mündlich kommentiert worden, so wäre sie wohl anders interpretiert worden.

Am 28. Juli 1914 erklärt Österreich-Ungarn Serbien den Krieg.

Kaiser Wilhelm II. (Deutschland)

Nach der österreichischen Kriegserklärung gerät Wilhelm in Panik, angesichts der im Nachhinein vorhersehbaren Folgen seiner Blankovollmacht. Er versucht nun, die persönliche Beziehung zu Zar Nikolaus II. zu nutzen und vermittelnd einzugreifen. Er schickt Telegramme an ihn.[11] Allerdings interpretiert er den bereits fünf Tage vorher (am 25. Juli 1914) auf russischer Seite veranlassten Mobilisierungsbeschluss als Betrug, als Trick, um einen Vorsprung zu gewinnen.

Am Nachmittag des 30. Juli gerät er in einen Zustand, den man wohl als paranoid bezeichnen kann. Auslöser war ein Telegramm von Lord Edward Gray, dem britischen Außenminister, der warnte, dass es zu einer Katastrophe führen werde, wenn es zum Krieg komme. Wilhelm deutet dies als eine Angriffsankündigung. England kombiniert seiner Meinung nach Drohung mit Bluff. Er fühlt sich umzingelt und unterstellt den Briten, ihn von den Österreichern abspalten zu wollen. Er sieht sie als Kopf einer Verschwörung, während sie – ihrer Selbstbeschreibung nach – versuchen, einen Krieg zu verhindern.[12] Jetzt gehören auch Großbritannien und Frankreich zu denen, die Deutschland vernichten wollen. Er will ihnen nun allen die Maske vom Gesicht reißen, damit die ganze Welt die Wahrheit sehe. Dies ist die Basis für seine Entscheidung zum Erstschlag.

Die Furcht vor einem Zwei-Fronten-Krieg führt zunächst zu der Idee, Frankreich durch Abtretung des Elsass ruhig, d. h. neutral zu stellen, wodurch auch England neutral bleiben könnte.[13] Dies scheitert an der mangelnden Flexibilität der Militärs, speziell des „jungen" Moltke (als Unterscheidung zum „alten" Moltke, seinem Onkel – der „junge" ist allerdings auch schon 66 Jahre alt), der Schwierigkeiten hat, überhaupt Entscheidungen zu treffen oder gar einmal getroffene Entscheidungen zu ändern. Man will bzw. „kann" die zehn Jahre alten Fahrpläne (z. B. der Eisenbahn) für einen Krieg gegen Frankreich nicht ändern. Ein letzter Beschwichtigungsversuch Wilhelms besteht in einem Telegramm an King George, dass er im Falle der Neutralität von England und Frankreich die Truppen woandershin schicken werde.

General von Moltke (deutscher Generalstabschef)

Der Neffe des großen („alten") Moltke, der 1870/71 den Krieg gegen Frankreich gewonnen hatte, stand immer im Schatten seines Onkels. Er gilt als entscheidungsschwach und ambivalent. Ihm kommt eine zentrale Rolle zu, da er Deutschland in einen Zwei-Fronten-Krieg mit Frankreich und England auf der einen Seite, Russland auf der anderen führt. Dies hätte verhindert werden können.

Es ist seine deutsche Ordentlichkeit, die das Umwerfen der Pläne und einen Angriff auf Russland verhindert. Dabei gibt es natürlich auch einen ausgearbeiteten Plan für solch einen Angriff.[14] Der Kaiser als Oberbefehlshaber lässt sich, wie die politischen Entscheidungsträger auf der gegnerischen Seite, vom vermeintlichen Sachverstand der Militärs blenden. Letztlich entscheidet Moltke über die Politik, d. h. die Neutralität Frankreichs und Englands.

Zar Nikolaus II. (Russland)

Eine nette und besorgte Person, soweit es um persönliche Beziehungen geht. Er ist eher fatalistisch, was politische Angelegenheiten betrifft.[15] Seine Ziele erschöpfen sich im Erhalt der Monarchie und des Reiches, das ihm von seinem Vater vererbt worden ist. Der Hof hat den Kontakt mit der Bevölkerung verloren, die Zarenfamilie ist von Attentätern bedroht, die Zarin unter den Einfluss Rasputins geraten.

Nikolaus sieht den Konflikt am Balkan gemäß der Unterscheidung *slawisch* versus *nichtslawisch* sowie *stark* versus *schwach* (= Österreich-Ungarn versus Serbien).

Nach der österreichischen Kriegserklärung steigt der Druck auf ihn, nicht nur seitens proserbischer Demonstranten auf den Straßen Petersburgs, sondern auch seitens seiner Minister. Er versucht zunächst, die Beziehung zu Wilhelm II. zur Schlichtung zu nutzen. Nach der ursprünglichen Generalmobilisierung trifft das erste Telegramm von Wilhelm II. ein. Daraufhin wird der Beschluss auf Teilmobilisierung zurückgenommen. Allerdings wird der Zar von den Generalen und dem Außenminister hintergangen: Die Rücknahme wird (der militärischen Logik entsprechend) nicht umgesetzt.[16] Da die Mobilisierung aufrechterhalten bleibt, scheitert Wilhelms Versuch der Mediation: Er fühlt sich betrogen.[17]

Sergei Sazonov (russischer Außenminister)

Er wird als hoch emotionaler Mensch beschrieben, dessen Patriotismus an Chauvinismus grenzt.[18] Die Ehre Russlands ist für ihn von zentraler Bedeutung.

Auf die Nachricht vom österreichischen Ultimatum reagiert er mit der Bemerkung: „C'est la guerre européenne."[19] Er sieht im Ultimatum einen Vorwand, um Serbien anzugreifen. Die Argumente der Österreicher, hier müsse eine Verschwörung gegen die Monarchie als Staatsform gemeinsam bekämpft werden, treffen bei ihm auf taube Ohren. Er ist fest überzeugt von seiner Interpretation, und er ist zum Krieg entschlossen.

Er spielt eine für den Kriegsausbruch entscheidende Rolle, da er dazu beiträgt, dass die deutschen Vermittlungsbemühungen nicht erfolgreich werden können. Die vom Zar angeordnete Rücknahme der Generalmobilmachung wird nicht umgesetzt, weil die Militärs die Sorge haben, zeitlich in Nachteil zu geraten.

Wladimir Sukhomlinov (russischer Kriegsminister)

Ein lebenslustiger Mensch in den Sechzigern, der nicht so gerne arbeitet und angeblich auch Probleme mit der Wahrhaftigkeit hat. Er überlässt die Arbeit seinen Untergebenen und kümmert sich um seine 32 Jahre jüngere Frau.[20] Er hat wenig Ahnung von moderner Kriegführung und ist stolz, innerhalb von 25 Jahren kein Buch zum Thema gelesen zu haben. Er glaubt immer noch an die Überlegenheit von Bajonetten.

Auch er ist der Meinung, das Ultimatum sei nur ein Vorwand, Serbien anzugreifen. „Nur wer die Kanonen geladen hat, stellt solch ein Ultimatum."[21] Für ihn bedeutet der Krieg Österreich-Ungarns gegen Serbien den Krieg Österreich-Ungarns gegen Russland und folglich den Krieg Russlands gegen Deutschland. Dieser Logik folgend, sorgt er für die Mobilisierung. Sie soll Österreich abschrecken, Russland anzugreifen, und den Konflikt lokal begrenzen (was dann die gegenteilige Wirkung hat).

Von nun an überstürzen sich die Ereignisse, und sie folgen der Maschinenlogik der Bündnisstruktur: Am 1. August 1914 erklärt Deutschland Russland den Krieg, Frankreich erklärt, es werde gemäß seinen Interessen handeln; Großbritannien stellt ein Ultimatum an Deutschland, die Neutralität Belgiens zu respektieren, und erklärt den Schutz von Frankreichs Küste (2. August); am 3. August erklärt daraufhin Deutschland auch Frankreich den Krieg, und deutsche Truppen marschieren in Belgien ein. Serbien erklärt Deutschland den Krieg (6. August), Österreich-Ungarn Russland (6. August), Frankreich Österreich-Ungarn (11. August) und Großbritannien Österreich-Ungarn (12. August).

Zusammenfassend lässt sich feststellen, dass alle Beteiligten davon ausgingen, Krieg sei *unvermeidlich*. Es wurden keine Alternativen gesehen, angesichts der jeweils zugrunde gelegten Vorannahmen. Die Entscheidungsträger sahen sich selbst als Opfer, die Verantwortung lag entweder bei den anderen oder bei Gott, dem Schicksal etc.

c) Tetralemma

Auch die Verschiebung des Machtgleichgewichts am Vorabend des Ersten Weltkriegs lässt sich mithilfe des Tetralemma-Schemas darstellen. In der Zeit unmittelbar nach dem 28. Juni 1914, als Erzherzog Franz-Ferdinand und sein Frau in Sarajewo erschossen worden waren, gab es zunächst nur einen lokal begrenzten Konflikt zwischen Österreich-Ungarn und Serbien.

Für Deutschland, England und Frankreich bestand zu diesem Zeitpunkt keine Notwendigkeit, Position zu beziehen. Auch Russland konnte zunächst als unentschieden betrachtet werden, da das Attentat als Bedrohung der Monarchie gewertet werden konnte, sodass auch Russland an einer eventuellen Strafaktion ein Interesse hätte haben können. Es gab also zunächst keinerlei Grund, kriegerische Auseinandersetzung zwischen diesen Nationen zu erwarten.

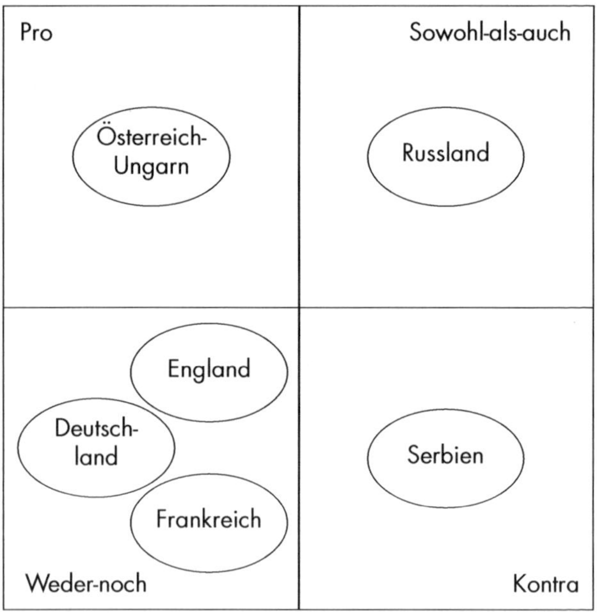

Abb. 8

Die Erfolgsaussichten Österreich-Ungarns bei einer Strafaktion gegen Serbien hingen davon ab, wie Russland sich positionierte. Wenn es aufseiten Serbiens eingriff, dann war Österreich-Ungarn nicht mehr in der überlegenen Stellung. Deswegen war eine der Voraussetzungen für solch eine Strafaktion, dass Deutschland sich aufseiten Österreich-Ungarns stellte. Allerdings bestand dann die Gefahr, dass England und Frankreich sich aufseiten Russlands stellten.

Durch den „Blankoscheck" des deutschen Kaisers an den österreichischen Kaiser wurde aus dem bis dahin regionalen Konflikt ein europäischer Konflikt. Aus russischer Sicht drohte nun eine Veränderung der europäischen Landkarte durch die Beendigung der serbischen Autonomie. Durch die russische Parteinahme für Serbien wurde aus dem – wie von Österreich-Ungarn suggeriert – innerstaatlichen Problem (Monarchie/Revolution) ein zwischenstaatlicher Konflikt (Abb. 9).

Angesichts der Allianzenlage blieb nun auch England und Frankreich keine andere Wahl, als in den Krieg einzutreten, zumal ihnen

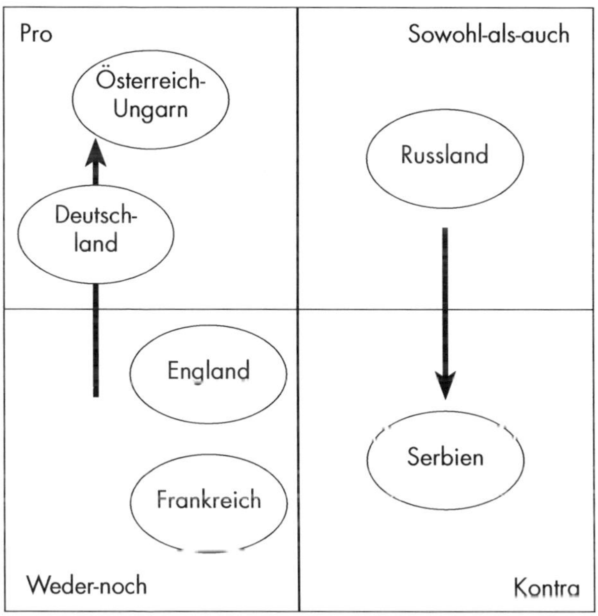

Abb. 9

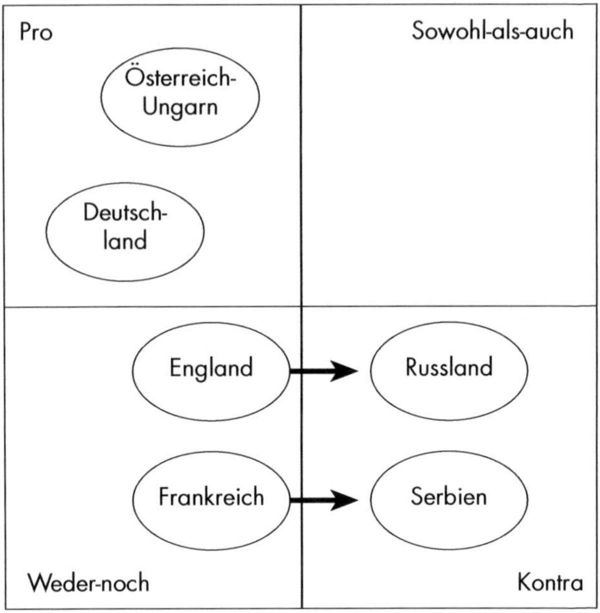

Abb. 10

von Deutschland der Krieg erklärt wurde. Alle Neutralitätsmodelle und Vermittlungsversuche waren gescheitert (Abb. 10).

Aus einem Konflikt, der entsprechend unterschiedlichen Deutungsschemata auch unterschiedliche Koalitionen und Allianzen ermöglicht hätte, wurde eine bipolare Situation mit klaren Freund-Feind-Frontlinien. Es gibt nur noch zwei Parteien und keine neutrale Position. Hier zeigt sich die Eigendynamik von Kriegen, die stets mit der Tendenz verbunden ist, eine bipolare Situation zu schaffen (Abb. 11).

3. Kriegsursache: Inkompetenz der Führer oder machtpolitische Konstellation?

Nimmt man den Ersten Weltkrieg als Beispiel für das Zusammenspiel politischer und psychologischer Bedingungen des Krieges, so kann aus systemtheoretischer Perspektive festgestellt werden, dass beide Systemtypen (das soziale/politische und das psychische) für-

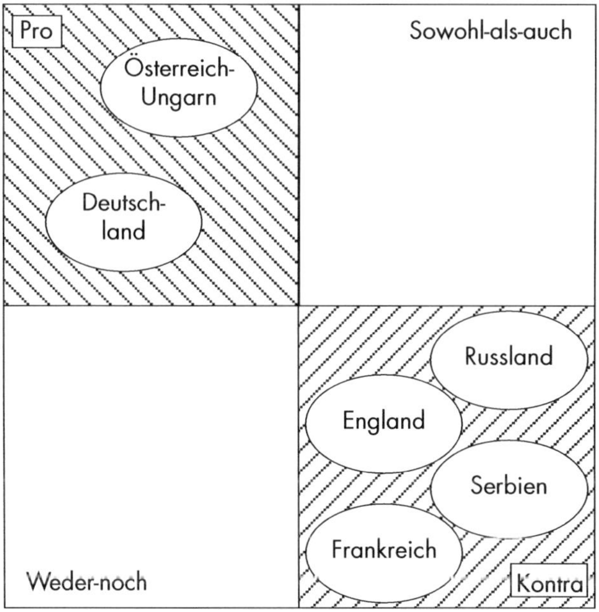

Abb. 11

einander als Umwelten zu betrachten sind. Das heißt aber, dass beide in keiner geradlinigen Ursache-Wirkungs-Beziehung zueinander stehen. Man kann Kriege in diesem Sinne daher nie allein auf die (wie auch immer gestalteten) psychischen Prozesse von vermeintlichen Entscheidern zurückführen. Sie liefern nur die Rahmenbedingungen der sozialen Produktion von Entscheidungen, d. h., sie bestimmen die Möglichkeit oder Unmöglichkeit der Entstehung bestimmter Entscheidungen in der Kommunikation. Und umgekehrt, auch Kommunikationsprozesse bestimmen nicht in einem geradlinig-kausalen Sinn das Erleben und die Wirklichkeitskonstruktionen der politisch Verantwortlichen, sondern definieren nur das, was möglich oder unmöglich ist.

Daher lässt sich der Auffassung der meisten Historiker, die im Entstehen der zwei Machtblöcke die Ursache für den Ersten Weltkrieg sehen, nicht ohne weiteres zustimmen. Diese zwei Blöcke und die geopolitische Situation mit ihrem labilen machtpolitischen Gleichgewicht in Europa lieferten sicher die Vorraussetzung dafür, dass es überhaupt zum Krieg kommen konnte, ja, sie machten einen Krieg sicher auch wahrscheinlich. Das heißt aber nicht, dass er unabdingbar war, vor allem aber nicht, dass er diesen Verlauf nehmen musste. Systemtheoretisch gesehen, begrenzten diese politischen Bedingungen nur den Möglichkeitsraum für die Entscheidungen der Politiker.

Insofern ist Stoessinger zuzustimmen, wenn er den Entscheidungsträgern einen großen Teil der Verantwortung für das Ausbrechen des Krieges zuschreibt. Nach seiner Ansicht waren sie keine „bösen" Menschen, sondern hatten Angst und verstrickten sich in Selbsttäuschung. Sie fällten ihre Entscheidungen nicht nach den Fakten, sondern nach ihren Befürchtungen und Hoffnungen. Dabei zeigten sie keinerlei Empathie in Bezug auf die Situation der anderen. Ihre Entscheidungen waren Folge ihrer Fehlwahrnehmung und -einschätzung, nicht ihres bösen Willens.[22]

Die Aspekte der Wirklichkeitskonstruktionen der Staatsmänner und Militärs, die entscheidend für den Verlauf der Geschichte bzw. den Kriegsausbruch waren, fasst Stoessinger in folgenden Dimensionen zusammen: „(1) Die Selbstwahrnehmung eines Führers, (2) seine Wahrnehmung seines Gegners, (3) seine Wahrnehmung der Absichten seines Gegners, (4) seine Wahrnehmung der Macht und Fähigkeiten seines Gegners und (5) seine Fähigkeit zur Empathie mit seinem Gegner."[23]

Alle Beteiligten litten unter einer mehr oder weniger großen Verzerrung ihres Selbstbildes. Sie neigten dazu, sich als ehrenhaft, tugendhaft und rein zu sehen. Den Gegner hingegen sahen sie als diabolisch.

Am besten lässt sich dies an den Verantwortlichen von Österreich-Ungarn illustrieren: Sie sahen in ihrem Land die Bastion der europäischen Zivilisation und glaubten, eine unnachgiebige Haltung Serbien gegenüber würde Russland abschrecken. Doch nicht nur Serbien, sondern auch Russland bewertete dies als Aggression. In ihrem Bestreben, ihr Prestige und ihre Macht aufrechtzuerhalten, verloren sie ihr Umfeld aus dem Blick. Sie ignorierten die Reaktionen Deutschlands und der potenziellen Feinde England und Frankreich. In ihrem Bestreben, Österreich-Ungarn als stark zu erhalten, haben sie es in den Abgrund geführt.

Für alle Beteiligten galt, dass sie vom Gegner immer das Schlimmste erwarteten. Das kann besonders über die Paranoia des deutschen

Kaisers gesagt werden. Zu Beginn der Krise tendierten beide Seiten dazu, die eigenen Kräfte zu überschätzen und die der anderen zu unterschätzen.

Zu Kriegsbeginn erachtete jeder der Führer seine eigenen Entscheidungsoptionen als stärker eingeschränkt denn die der anderen. Auf keiner Seite gab es Zeichen der Fähigkeit zur Einfühlung in den Gegner.[24] Weder wurde von den Österreichern gesehen, dass die Forderungen an die Serben von diesen als nackte Aggression erlebt werden mussten, noch wurde gesehen, dass Krieg für die Russen die einzige Alternative zu einer nicht zu ertragenden Demütigung sein würde. Und für Wilhelm II. mit seinen Stimmungsschwankungen zwischen Selbstüberschätzung und Verfolgungswahn war jede Empathie unmöglich. Auf der anderen Seite hatte die russische Angst vor Deutschland und die Verachtung von Österreich-Ungarn einen ähnlichen Effekt. Die Beteiligten waren unfähig zur Perspektivenübernahme, blind gegenüber Beziehungsmustern und nicht beabsichtigten Nebenwirkungen der eigenen Aktionen. Bezogen auf ihre Motivation, ist nicht klar, ob sie aus der Hoffnung zu gewinnen oder der Angst zu verlieren heraus handelten. Sie schienen zwischen beidem zu oszillieren.

Dennoch erscheint es nicht angemessen, im Charakter der politisch Verantwortlichen die Schuld für den Ausbruch des Krieges zu sehen. Wenn von Historikern geklagt wird, die Regierenden seien erschütternd mittelmäßig und verantwortungsscheu gewesen, und dem Charakter eines jeden Führers, Diplomaten oder Generals attestiert wird, er sei „durch Arroganz, Dummheit, Sorglosigkeit oder Schwäche" deformiert,[25] so ist dies sicher eine zu simplifizierende und zu psychologisierende Erklärung. Sie wird der komplexen Wechselbeziehung zwischen kommunikativer und psychischer Dynamik nicht gerecht. Denn man muss immer davon ausgehen, dass die vermeintlich so stabilen „Charaktere" und „Persönlichkeiten" der Führer immer auch Folge der Kommunikationsstrukturen sind, die die relevante Umwelt ihres psychischen Funktionierens darstellen. Verantwortungsscheu und Mittelmäßigkeit werden in Organisationen durch spezifische Kommunikationsstrukturen geschaffen.

Aus systemtheoretischer Perspektive scheint es insgesamt weder ganz treffend noch ganz falsch, die Kriegsschuld den Entscheidern als Personen oder der Zwei-Blöcke-Konstellation zuzuschreiben: Beides musste zusammenkommen, um zu gerade diesem Ergebnis zu führen. Dabei zeigt sich, dass Kleinigkeiten den Lauf der Geschichte entscheidend beeinflussen können. Hätte der deutsche Kaiser, zum Beispiel, Erfolg gehabt, als in Russland die Generalmobilmachung drohte und er versuchte, die Österreicher zur Mäßigung zu bringen, dann würde heute wahrscheinlich diese Allianz als Voraussetzung der Friedenssicherung gesehen werden. Er scheiterte. Es kam zur Kriegserklärung gegenüber Russland sowie dem Einmarsch in Belgien. Gemeinschaftlich wurde eine Situation kreiert, in der jeder sich als reagierend statt als agierend erlebte.

Der Zeitfaktor bei der Entscheidungsfindung scheint dabei eine wichtige Rolle gespielt zu haben. Das Militär übte auf allen Seiten einen erheblichen Entscheidungsdruck auf die Politiker aus. Der militärischen Logik entsprechend gilt: Wer zuerst zuschlägt, hat strategische und taktische Vorteile. Deswegen wurden nicht nur Entscheidungen unter Zeitdruck vollzogen, sondern das jeweilige Zeitmanagement wurde gegenseitig misstrauisch beobachtet. So kam Tempo und Angst vor Zeitverlust in die Kommunikation, die sorgfältige Reflexion der eigenen Optionen und Handlungsalternativen blieb auf der Strecke. In diesem Zusammenhang ist auch die von allen Beteiligten geteilte Kurzfristigkeitsillusion zu sehen: Alle Verantwortlichen gingen davon aus, dass der Krieg nur eine relativ kurze Angelegenheit werden würde. Der deutsche Kaiser glaubte (oder äußerte sich zumindest in diesem Sinne im August 1914), im Herbst seien die Soldaten wieder zu Hause, und die Mitglieder der zaristischen Garde überlegten, ob sie ihre Prachtuniformen zwecks Einmarsch in Berlin mit ins Feld nehmen sollten.[26]

IV. Krieg mit schleichendem Beginn

1. Rebellen, Guerillas und Freiheitskämpfer – Der *Low Intensity Conflict*

Neben den ordentlichen Kriegen, deren Anfang und Ende man im Kalender vermerken und gegebenenfalls feiern kann, gibt es auch Kriege, die nicht offiziell für eröffnet erklärt werden. Sie folgen nicht dem Modell des trinitarischen Krieges und halten sich nicht an internationale Konventionen und Regeln. Es sind im Allgemeinen nicht Staaten, die miteinander im Konflikt liegen, sondern Staaten – bzw. ihre Repräsentanten – und irgendwelche Gruppen, die nicht in die gutbürgerlichen Kategorien des Militärs passen. Sie werden dementsprechend von ihren Gegnern, den Vertretern des Staates, meist als Terroristen, Räuber oder Banditen gekennzeichnet und kriminalisiert, denn sie unterwerfen sich nicht dem Gewaltmonopol des Staates. Sie selbst definieren sich dagegen im Allgemeinen als Freiheitskämpfer, Revolutionäre oder Untergrundarmee. Ihr Widerstand ist gegen eine Regierung oder ein Regierungssystem gerichtet, und sie versuchen, die politischen Verhältnisse mit Gewalt zu verändern. Von außen stehenden, eher neutralen Beobachtern werden sie gerne Partisanen, Guerillas oder Rebellen genannt.

Wenn wir nach den miteinander Krieg führenden Überlebenseinheiten fragen, so finden wir hier im Vergleich zum trinitarischen Krieg einen wesentlichen Unterschied: Es entstehen Konfliktparteien innerhalb größerer Einheiten. Einzelne Subgruppen innerhalb eines Staates kämpfen gegen andere Subgruppen oder gegen den Staat selbst bzw. seine Repräsentanten.

In der Zeit seit 1945 ist der staatsinterne Konflikt zur vorherrschenden Form des Krieges geworden. Von 1945 bis 1990 gab es insgesamt weltweit etwa 160 bewaffnete Konflikte, die dieser Kategorie zugerechnet werden können.[1] Die Frequenz solcher Kriege hat seit 1990 nicht abgenommen. Es ist ein Kriegstyp, den der bereits als Schöpfer des Begriffes trinitarischer Krieg zitierte Historiker Martin van Creveld als *Low Intensity Conflict* bezeichnet.[2]

Seine Merkmale sind:

a) Er bricht vorwiegend in den weniger entwickelten Teilen der Welt aus.
b) Auf der einen Seite kämpfen Nichtsoldaten, d. h. Zivilisten, Guerillas, Terroristen, Frauen, Kinder, auf der anderen reguläre Truppen.
c) Es werden keine High-Tech-Waffen eingesetzt, sondern einfache, leicht zu bedienende und zu transportierende Waffen. Es sind höchst blutige Auseinandersetzungen (siehe z. B. die Kämpfe zwischen Hindus und Moslems in Indien 1947–1949, den nigerianischen Bürgerkrieg, die Kämpfe der Tamilen in Sri Lanka).

In dieser Art Krieg sind die Kolonialmächte bezwungen worden. Es waren weder konventionelle Kriege noch Atomkriege. Keiner der europäischen Kolonialstaaten hat sein Kolonialreich erhalten können, sie sind alle den Befreiungsbewegungen unterlegen. Erklären lässt sich dies systemtheoretisch durch die Unmöglichkeit, derartige Gegner zu kontrollieren. Sie bilden keine kompakte, „grobkörnige" Einheit wie ein Staat mit einem räumlich abgrenzbaren Territorium und klaren Grenz- und Frontlinien. Auch weisen sie im Allgemeinen keine bürokratische Organisationsstruktur mit klar vorgegebenen Prozeduren und fest gekoppelten Rollen und Funktionen auf. Stattdessen bestehen sie aus einer Unzahl „feinkörniger" Einheiten, die netzwerkartig organisiert und nur lose gekoppelt sind. Die Mongolen konnten noch das chinesische Kaiserreich „feindlich übernehmen", indem sie sich zu chinesischen Kaisern machten. Wo kleine, autonome Einheiten agieren, kann durch die Unterwerfung von Hierarchen kein Krieg gewonnen werden und keine Widerstandsbewegung mundtot gemacht oder zur Aufgabe gezwungen werden. Es gibt niemanden, der eine Kapitulationsurkunde unterschreiben oder der die weiße Fahne aufziehen könnte. Viele, unkoordiniert oder nur lose miteinander abgestimmt agierende Splittergruppen haben der traditionellen Staatsmacht gegenüber de facto eine Gemeinsamkeit: Sie haben ein Vetorecht gegenüber dem Frieden. Eine kleine „terroristische" Gruppe kann daher den

Staat unverhältnismäßig beschäftigt halten und zu unangemessenen Eskalationsschritten verführen. Wenn das aber der Fall ist, dann steigt im Allgemeinen die Unterstützung der Gruppe bei der Bevölkerung, sodass die Kämpfer „wie die Fische im Wasser" in der Normalbevölkerung untertauchen können.

Die Befehlsstrukturen moderner Armeen wurden für konventionelle trinitarische Kriege entwickelt, in denen der Feind sich an dieselben Operations- und Organisationsprinzipien hielt. Wenn solch eine Armee – etwa als Vertreter eines Staates – auf eine lose gekoppelte Rebellenarmee stößt, dann hat sie wenig Siegchancen. Dies konnte am Beispiel des Vietnamkrieges ausführlich studiert werden. „In Vietnam benötigte die US Air Force angeblich volle 24 Stunden Vorlaufzeit, um geplante Missionen auf die zur Verfügung stehende Munition maßzuschneidern."[3] Um es noch einmal zu betonen: Nicht die Munition wurde auf die Mission zugeschneidert, sondern umgekehrt. Dies zeigt, dass in High-Tech-Armeen die Technik eine so wichtige Rolle übernommen hat, dass sie die Entscheidungen bis hin zu Taktik und Strategie bestimmt. Außerdem ist der Serviceaufwand für sie unverhältnismäßig groß. Die amerikanischen Truppen waren dem Vietkong zwar zahlenmäßig überlegen, doch waren ihre Leute nicht alle mit Kämpfen beschäftigt. Drei Viertel aller Truppen hatten Aufgaben, die sie nur mittelbar am Kampfgeschehen teilnehmen ließen. Hinzu kam ihre mangelnde Mobilität. Die Guerilla-Trupps waren so wie ein „Schwarm Moskitos" organisiert im Vergleich zu den US-Truppen, die einem großen und schweren „Raubtier" glichen.

Die Machtbeziehungen haben sich seit dem Zweiten Weltkrieg umgekehrt. Die Befreiungsbewegungen halten sich nicht mehr an die traditionellen Unterscheidungen zwischen Kombattanten und Nichtkombattanten, an die Genfer Konvention und die quasisportlichen Spielregeln konventioneller Kriegführung. Amerikanische Diplomaten werden genauso wie deutsche Touristen (Mutter Wallert) als Geiseln genommen, um manchmal politische, manchmal finanzielle Gegenleistungen für ihre Freilassung zu erpressen. Es geht nicht mehr darum, wer die besseren Waffen hat, sondern darum, wem welcher moralische, politische, religiöse, ökonomische (usw.) Wert wie viel bedeutet. Außerdem relativiert sich bei solch einer Art der Kriegführung die Stärke. Wenn man mit einfachen und billigen Mitteln die teuersten High-Tech-Waffen außer Kraft setzen kann, dann geht die Gleichung *Finanzielle Ressourcen = Macht* nicht mehr auf. Außerdem sind die heutigen Waffen für einen Krieg zwischen Staaten als Kriegsteilnehmern entwickelt worden und daher nicht für die Bekämpfung von „feinkörnigen", im Inneren des eigenen Landes operierenden Einheiten geeignet.

Das Zusammenprallen traditioneller, dem Muster des trinitarischen Krieges folgender Vorstellungen von Kriegführung mit den Methoden des *Low Intensity Conflict* kann wohl nirgends besser untersucht werden als am Beispiel des Vietnamkrieges.

2. Der Vietnamkrieg

a) Das Paradox der Dominotheorie

Inzwischen sind Jahrzehnte vergangen, seit die Amerikaner Vietnam fluchtartig verlassen haben. Historiker, Journalisten, Politiker und Wissenschaftler der unterschiedlichsten Fachrichtungen hatten genug Zeit, diese für die USA demütigende Niederlage in unzähligen Studien zu analysieren. Die Suche nach angemessenen Erklärungen rückte immer wieder die handelnden Akteure ins Blickfeld. Sie seien zu unwissend gewesen, nicht erfahren im Umgang mit Asiaten, zu schlecht informiert usw. ist ein Schluss, der immer wieder gezogen wird. Dieser Auffassung widerspricht die Historikerin Barbara Tuchman entschieden:

„Unwissenheit war bei dem Engagement Amerikas in Vietnam, an dem nacheinander fünf Präsidenten festhielten, kein ausschlaggebender Faktor, obwohl sie später als Entschuldigung herhalten mußte ... Alle Bedingungen und Gründe, die ein Gelingen ausschlossen, wurden in diesem und jenem Stadium der dreißigjährigen amerikanischen Verwicklung erkannt oder vorausgesehen. Die Intervention war kein Unternehmen, das mit jedem Schritt tiefer in einen unvermuteten Sumpf geraten wäre. Zu keinem Zeitpunkt waren sich Politiker über die Risiken, Widerstände und Fehlentwicklungen im unklaren ... Die Torheit bestand nicht darin, daß man ein Ziel in Unkenntnis der Hindernisse verfolgte, sondern darin, daß man an diesem Ziel festhielt, obwohl sich die Anzeichen dafür mehrten, daß es unerreichbar war und daß das, was man statt dessen erreichte, dem Interesse Amerikas nicht entsprach, sondern der amerikanischen Gesellschaft, dem Ansehen Amerikas in der Welt und seiner Machtstellung Schaden zufügte."[4]

Aber wenn man die „Torheit der Regierenden" feststellt – immerhin von fünf amerikanischen Präsidenten –, so mag das zwar als Bewertung ausreichen, es ist aber sicher keine Erklärung für deren Verhalten.

Wie konnte es zu dieser in ihren Auswirkungen tragischen Torheit kommen? Die These, die hier vertreten werden soll, lautet, dass diese fünf Präsidenten samt der Mehrzahl ihrer Berater und großer Teile der Öffentlichkeit in einer epistemologischen Falle gefangen waren, die mit dem Namen „Dominotheorie" in die Geschichtsbücher eingegangen ist. Es war eine Wirklichkeitskonstruktion, die in unauflösbare Dilemmata und Paradoxien führte. Die Entscheider sahen sich vor für sie unannehmbare Handlungsalternativen gestellt und versuchten, das Problem dadurch zu lösen, dass sie mehr von dem machten, was bis dahin schon nicht funktioniert hatte. Es war eine dieser „Mehr-desselben-Lösungen"[5], die stets zu Eskalationen führen.

Basis der Dominotheorie war ein Weltbild, das die dem Krieg zwischen Staaten zugrunde liegenden Vorannahmen noch verstärkte, indem es die Welt nicht nur in sich feindlich gegenüberstehende Nationen aufteilte, sondern in zwei antagonistische Blöcke: Ost und West, den „Weltkommunismus" und die so genannte „Freie Welt". Dies wurde nach dem Zweiten Weltkrieg immer mehr zur Leitunterscheidung, mit deren Hilfe die Regierenden der westlichen Welt (und wahrscheinlich auch der östlichen) die Geschehnisse ordneten. Das, was in Vietnam geschah, ließ sich aber in unterschiedliche Deutungsrahmen stellen. Je nachdem, welchen man wählte, änderte sich die Einschätzung der militärischen Aktivitäten der Vietnamesen.

Sah man – wie die Vietnamesen es taten – in ihrem Kampf einen Freiheitskampf gegen westliche Kolonialmächte, so gab es keinen Unterschied zwischen den Zielen der Franzosen und Amerikaner: Es ging um die Unterdrückung und Kolonialisierung bzw. die Befreiung Vietnams.

Legte man die am Ost-West-Konflikt orientierte Sicht der amerikanischen Regierungen zugrunde, so handelte es sich ebenfalls um einen Freiheitskampf. Allerdings waren nun die Amerikaner die Repräsentanten der Freiheit, und die vietnamesischen Kämpfer waren

Agenten der Unterdrückung, da sie nach diesem Interpretationsraster für den Sieg des Weltkommunismus kämpften.

In ihren Werten, dem Ziel, Freiheit und Autonomie zu gewährleisten, waren sich die Kontrahenten im Prinzip eigentlich einig. Allerdings beanspruchte jede Seite für sich die Definitionsmacht darüber, was *wirklich* Freiheit ist. Diese kontradiktorischen Unterscheidungs- und Bewertungsschemata lieferten die epistemologische Grundlage für die mit der Dominotheorie verbundenen Dilemmata.

Wie Robert S. MacNamara, Verteidigungsminister unter Kennedy und Johnson, in seinem 1995 erschienen autobiografischen Buch *In Retrospect* schreibt, war die Dominotheorie Kennedy bereits von seinem Vorgänger Eisenhower als Grundlage der Analyse der gesamtpolitischen Lage vermittelt worden: Wenn Vietnam an die Kommunisten falle, dann falle ganz Südostasien (von Indonesien bis hin zu – möglicherweise – Indien). Insofern erschien es auf jeden Fall geboten, alle erdenklichen Kräfte aufzubieten, um den Fall des Dominosteins Vietnam zu verhindern. Die Konsequenzen seines Falls seien für die ganze freie Welt unkalkulierbar, so hatte Eisenhower im April 1954 vorhergesagt.[6]

Eisenhower hatte natürlich Recht mit der Feststellung, dass die Folgen unkalkulierbar seien. Allerdings handelte seine Regierung und ebenso die seiner Nachfolger so, als ob sie kalkulierbar wären, d. h., als ob es quasi naturgesetzlich zur Übernahme Südostasiens durch *die* Kommunisten kommen würde, falls Südvietnam (1954) von dem Vietminh übernommen würde.

Die handelnde Einheit wurde auf der Gegenseite von „den" Kommunisten gebildet. Legte man solch eine Unterscheidung (*die* Kommunisten/*die* Nicht- oder Antikommunisten) zugrunde, so war kein Raum für Differenzierungen zwischen Russen, Chinesen, Koreanern und Vietnamesen. Ihnen allen wurde durch das Etikett Kommunist eine einheitliche Identität zugeschrieben. Ob das aus der Innenperspektive der Betroffenen auch nur das Geringste mit ihrer Selbstdefinition zu tun hatte, wurde nicht weiter überprüft. Die Vorannahmen wurde daher auch nicht infrage gestellt.

Kennedy übernahm die Dominometapher oder zumindest ein ähnliches Bild. „Vietnam repräsentiert den Eckpfeiler der Freien Welt in Südostasien", sagte er in einer weit verbreiteten Rede 1956 (also noch bevor er zum Präsidenten gewählt wurde). Er machte das Vietnam-Problem bzw. Vietnam zur Familienangelegenheit, indem er hinzufügte: „Es ist unser Kind, wir können es nicht aufgeben, wir können seine Bedürfnisse nicht ignorieren."[7] Dieser Metaphorik entsprechend, entwickelte sich eine doppelbindende Beziehung zwischen den USA und Vietnam, vergleichbar einer Eltern-Kind-Beziehung, bei der die Eltern von ihren Kindern fordern, sich autonom, spontan und aus eigenem Antrieb so zu verhalten, wie die Eltern es sich wünschen und für richtig halten.

Denn Kennedy war klar, dass Vietnam nur von den Vietnamesen selbst gehalten werden konnte. Wenn aber der Dominotheorie gemäß die Sicherheit der USA und der gesamten westlichen Welt davon abhing, Südvietnam gegen die Kommunisten zu verteidigen, auf der anderen Seite aber nur die Vietnamesen dies tun konnten, so war die US-Regierung selbst in einer Doppelbindung gefangen. Sie stand vor einer nicht annehmbaren Alternative des Typs: „Verdammt, wenn du es machst – verdammt, wenn du es nicht machst!"

Wenn sie (1) Vietnam sich selbst überließ und es tatsächlich als autonom akzeptierte, dann hätte sie ihren Vorannahmen entsprechend den Fall des Dominosteins riskiert. Wenn sie aber (2) in Vietnam intervenierte und es nicht als autonom behandelte, dann riskierte sie, dass sie, wie die Franzosen, Adressat eines antikolonialen Freiheitskampfes würde und der Dominostein schließlich ebenfalls fiele.

Logisch war diese Situation unentscheidbar. Man konnte zwar Szenarien entwerfen, die ein Abwägen von materiellen und immateriellen Kosten und Nutzen der einen oder der anderen Alternative ermöglichten, die Notwendigkeit, eine Wahl zu treffen, blieb. Statt sich nun in dieser Situation für die eine oder die andere Alternative zu entscheiden und das damit in jedem Fall verbundene Risiko, den „Verlust" Vietnams für die „Freie Welt", auf sich zu nehmen, suchten die verschiedenen US-Regierungen – über alle Parteigrenzen hinweg – einen dritten Weg aus diesem Dilemma. Er versprach ihnen (bzw. sie versprachen sich) den Nutzen, ohne den Preis dafür zahlen zu müssen: Sie versuchten zu intervenieren, ohne zu intervenieren – ein folgenschwerer Irrtum, wie sich herausstellen sollte.

Da dies nur schwer *tatsächlich* möglich ist, wurde der Öffentlichkeit gegenüber, aber wahrscheinlich auch in der Selbstbeschreibung eine Wirklichkeitskonstruktion verwendet, durch die Interventionen zu Nichtinterventionen umgedeutet wurden. So kam es zu einer widersprüchlichen und oft paradoxen Kommunikation: Auf der Handlungsebene wurden die interventiven Maßnahmen immer weiter verstärkt, und auf der Propagandaebene wurde ihre Existenz bzw. ihre Bedeutung geleugnet oder ins Gegenteil verkehrt. Sie wurden im Sinne der Stärkung der vietnamesischen (besser: südvietnamesischen) Autonomie präsentiert.

Wenn verschiedene Historiker die Entscheidungen auf Wahrnehmungsverzerrungen der Politiker zurückführen,[8] so klingt dies nach einer auf die Individuen bezogenen psychologischen Erklärung. Dasselbe gilt für die Bewertung dieser Individuen als Toren oder ihrer Handlungen als Torheiten.[9] Viel plausibler ist es, die Auswirkungen einer doppelbindenden, d. h. logisch nicht entscheidbare Handlungsalternativen anbietenden Kommunikation auf die Beteiligten zu betrachten. Es ist eine Kommunikation, die in anderen Typen sozialer Systeme, speziell in Familien, ausführlich untersucht worden ist. Auch dort ist sie häufig mit Wahrnehmungsstörungen, Verkennungen, Wahnbildungen oder der Paranoia der Teilnehmer an der Kommunikation verbunden.[10] Alles Phänomene, die man – wenn man denn will – rückblickend auch bei den damals verantwortlichen amerikanischen Politikern identifizieren kann.

b) Die (un)heimliche Eskalation

Will man die Entwicklung und die innere Logik der amerikanisch-vietnamesischen Verstrickung rekonstruieren, so muss man bis in die Zeit unmittelbar nach dem Zweiten Weltkrieg zurückblicken. Denn begonnen hat diese unheilvolle Beziehung der USA mit Vietnam bereits 1945.

Roosevelt

Während des Zweiten Weltkriegs vertrat Präsident Roosevelt die Meinung, es dürfe nicht zugelassen werden, dass Frankreich seine Kolonialherrschaft in Südostasien wiederherstellt. Seinem Außenminister Cordell Hull erklärte er, Indochina solle nicht an Frankreich zurückgehen: „Der Fall ist völlig klar. Frankreich hat das Land – dreißig Millionen Einwohner – fast hundert Jahre lang besessen, und den Menschen dort geht es heute schlechter als am Anfang."[11] Sie hätten etwas Besseres verdient. Auch Churchill gegenüber äußerte er sich in diesem Sinne.

Die Franzosen hatten während des Krieges Vietnam den Japanern kampflos überlassen und beanspruchten es nun wieder, um ihrer „zivilisatorischen" Aufgabe willen. Dass dies nicht auf die Gegenliebe der Vietnamesen stieß, bedarf keiner weiteren Betonung. Schließlich waren sie sehr freiheitsbewusst und hatten es geschafft, sich von der tausend Jahre währenden chinesischen Kolonialherrschaft zu befreien. Der Kampf gegen Kolonialmächte hatte Tradition.

Die unterschiedlichen nationalistischen Parteien und Gruppierungen Vietnams schlossen sich in der Koalition des Vietminh zusammen. Unter der Führung Ho Chi Minhs übernahmen die Kommunisten die Führung. Sie kämpften gegen die Japaner und wurden dabei vom amerikanischen Geheimdienst OSS *(Office of Strategic Services)*, der Vorläuferorganisation der CIA, unterstützt. Mit dem Ende des Zweiten Weltkriegs gingen die Sympathien der Amerikaner für die vietnamesischen Befreiungsbemühungen angesichts der britischen Bemühungen um Wiederherstellung ihres Kolonialreichs dann verloren.[12]

Auf der Postdamer Konferenz im Juli 1945 wurde in einem Geheimabkommen zwischen den Alliierten beschlossen, dass die vietnamesischen Gebiete oberhalb des 16. Breitengrades unter chinesisches Kommando, die unterhalb unter britisches Kommando gestellt werden sollten.

Truman

Als 1945 die Feindseligkeiten zwischen Frankreich und Ho Chi Minh begannen, lagen zunächst auch die Sympathien Präsident Trumans, des Nachfolgers Roosevelts, bei den Vietnamesen. Auch er hielt die Angelegenheit, wie sein Vorgänger, für ein Kolonialkriegsproblem Frankreichs. Doch angesichts der sich anbahnenden Ost-West-Konfrontation gewannen die Beziehungen zu den Briten und Franzosen für die amerikanische Außenpolitik höhere Priorität als freiheitliche und antikolonialistische Prinzipien.

Bei einem Besuch General de Gaulles in Washington erklärte Präsident Truman im August des Jahres 1945: „In bezug auf Indochina widersetzt sich meine Regierung keinesfalls der Rückkehr der französischen Autorität und Armee."[13]

Welche Pläne die Franzosen hatten, war kein Geheimnis. General de Gaulle hatte auf der Konferenz der „Freien Franzosen" 1944 in Brazzaville programmatisch die Ziele der französischen Politik formuliert. „Die Ziele der *mission civilisatrice* … schließen jeden Gedanken an Autonomie und jede Möglichkeit einer Entwicklung außerhalb des französischen Herrschaftsverbandes aus. Das Erreichen der ‚Unabhängigkeit' in den Kolonien muß auch für die ferne Zukunft ausgeschlossen werden."[14]

Dass die Vietnamesen diese Beziehungsdefinition keineswegs akzeptierten, zeigte sich darin, dass ein Vietminh-Kongress in Hanoi eine Woche nach der Kapitulation der Japaner im August 1945 die Demokratische Republik Vietnam proklamierte. In einer vom OSS übermittelten Botschaft an die UNO kündigte Ho Chi Minh an, wenn die in der Charta versprochene Unabhängigkeit nicht gewährt werde, dann „werden wir so lange kämpfen, bis wir sie erlangt haben".[15]

Eine in dieselbe Richtung weisende Voraussage machte der letzte vietnamesische Kaiser Bao Dai in einer Botschaft an de Gaulle: „Sie würden eher verstehen, wenn Sie sehen könnten, was hier geschieht, wenn Sie diese Sehnsucht nach Unabhängigkeit spüren könnten, die die Herzen aller erfüllt und die keine Macht noch länger eindämmen kann. Auch wenn Sie kommen, um hier von neuem eine französische Verwaltung zu errichten, so wird man ihr nicht mehr gehorchen: Jedes Dorf wird ein Widerstandsnest und jeder frühere Kollaborateur ein Feind sein, und Ihre Beamten und Kolonisten werden von sich aus darum bitten, diese Atmosphäre verlassen zu dürfen, die ihnen unerträglich sein wird."[16]

All diesen Ankündigungen und Warnungen zum Trotz wurden am 12. September britische und französische Einheiten mit amerikanischen Transportern nach Saigon geflogen. Es war die erste Einmischung der Amerikaner in Vietnam.[17]

Die Wiederherstellung der kolonialen Vorkriegsverhältnisse gelang aber nicht. Im Norden behielt die provisorische Regierung Ho Chi Minhs die Macht.

Obwohl die Regierung der USA über die Einstellung der Bevölkerung informiert war, stellte sie sich auf die Seite der Franzosen. Ende 1945 lieferte sie für 165 Millionen Dollar Militärausrüstung an sie. Dass sie ihre Partei einnahm, erfolgte nicht etwa in Unkenntnis der Situation im Lande. Arthur Hale vom *US Information Service* in Hanoi berichtete im Oktober, dass die Sympathien für die Amerikaner aufgrund von Geschehnissen „wie dem kürzlich erfolgten Transport französischer Truppen auf amerikanischen Schiffen nach Saigon" geschwunden seien. Und er prophezeite, falls die Franzosen die Regierung Ho Chi Minhs besiegen sollten, „kann man mit Gewissheit annehmen, daß die Unabhängigkeitsbewegung nicht stirbt".[18] Die

Historikerin Barbara Tuchman kommentiert dies lakonisch: „Die Gewißheit war da, gleich am Anfang."[19]

Fragt man danach, wie die US-Regierung die Lage in Vietnam und in der Welt damals beschrieb, so zeigt sich schon früh der Widerspruch zwischen einer eher regionalen und einer weltpolitischen Orientierung und den eng damit verbundenen handlungsleitenden antikolonialistischen bzw. antikommunistischen Werten. Dies manifestiert sich in Äußerungen des damaligen Außenminister George Marshall. Er sah in Vietnam bzw. der französischen Herrschaft dort „die Existenz einer gefährlich altmodischen kolonialen Anschauung und Methode im Land". Aber, so formulierte er, „auf der anderen Seite ... sind wir nicht daran interessiert, ein koloniales Herrschaftssystem durch eine Ideologie und eine politische Organisation ersetzt zu sehen, die vom Kreml gelenkt werden".[20]

Die Unterscheidungen, die dieser Einschätzung zugrunde lagen, waren von dem sich abzeichnenden Ost-West-Konflikt geprägt. In den Aktivitäten des Vietminh hätten ohne große Mühen auch die Gemeinsamkeiten mit den USA auf der Ebene der antikolonialen Werte als Merkmal der Unterscheidung genutzt werden können. Und es sah, zumindest zu Roosevelts Zeiten, auch ganz so aus, als komme es zu solch einer Parteinahme. Immerhin dienten die USA lange Zeit auch der vietnamesischen Befreiungsbewegung zur Identifikation. Da Ho Chi Minh als Kommunist definiert wurde, wurden die Aktivitäten des Vietminh in einen anderen Kontext gestellt. Ihre Bedeutung wurde nicht als regional begrenzt und antikolonialistisch interpretiert, sondern weltpolitisch als Teil einer Strategie der kommunistischen Weltrevolution. Während Ho Chi Minh selbst bestritt, es gehe ihm um die Durchsetzung des Kommunismus, und seine oberste Priorität in der Erreichung der Unabhängigkeit sah, versuchten die Franzosen systematisch, die Sichtweise, er sei von Moskau gesteuert, zu verbreiten. Je nachdem, welcher dieser beiden Sichtweisen der Vorzug gegeben wurde, ergaben sich für die USA andere Parteiungen und Identifikationsmöglichkeiten, andere Unterschiede und Gemeinsamkeiten, andere Freunde und andere Feinde. Aber nicht nur auf der Beziehungsebene hing von der Art der Beschreibungen bzw. den ihnen zugrunde liegenden Unterscheidungen ab, wer mit wem „in einem Boot" saß, sondern es ging auch jeweils um andere inhaltliche Konflikte: einmal „Kommunismus" versus „Freiheit" und das andere Mal „Freiheit" versus „Kolonialismus".

Das Ganze hatte aber auch noch eine andere Wirkung: Die Annahme der Amerikaner, sie hätten es mit einer von Moskau aus gesteuerten Bewegung zu tun, führte dazu, dass Moskau tatsächlich zum Verbündeten des Vietminh wurde und ihn militärisch unterstützte. Das klassische Beispiel einer sich selbst erfüllenden Prophezeiung.

Ende 1946 war der erste (französische) Indochinakrieg in vollem Gange. Und bereits damals war klar, dass Vietnam durch militärische Gewalt einer fremden Macht nicht zu kontrollieren war. Der französische Kommandant, der die Aufgabe der Rückeroberung Indochinas hatte, formulierte dies gegenüber einem seiner politischen Berater: „Man bräuchte 500 000 Mann, um das zu schaffen, und selbst dann wäre es nicht zu machen."[21] Eine Vorhersage, die sich zwanzig Jahre später, als die USA mehr als 500 000 Soldaten nach Vietnam schickten, bestätigen sollte.

Die Alternative zu den militärischen Kontrollversuchen beschreibt Barbara Tuchman folgendermaßen: „Amerika hätte sich eine beneidenswerte Vorrangstellung unter den westlichen Nationen sichern und das Fundament seiner Sympathien in Asien festigen können, wenn es sich auf die Seite der Unabhängigkeitsbewegung gestellt und diese sogar unterstützt hätte ... Die Entscheidung für diese Alternative in Indochina hätte nicht nur Phantasie erfordert, die Regierungen nie reichlich zu Gebote steht, sondern auch die Bereitschaft, sich auf die Unterstützung eines Mannes einzulassen, der möglicherweise Kommunist war – und dies zu einer Zeit, da man den Kommunismus noch als einen festen Block ansah."[22]

Da der Kommunismus als handelnde Einheit konstruiert wurde, wurden alle Aktionen der Vietnamesen kausal dieser übergeordneten Einheit zugerechnet. Diese Einschätzung verstärkte sich nach dem Sieg Mao Tse Tungs 1948 in China. Ho Chi Minh wurde nun als Komintern-Agent gesehen, seine Aktivitäten als Teil einer übergeordneten, weltweit angewandten Strategie. Eine derartige Neudefinition hatte keinerlei Legitimation durch irgendwelche tatsächlichen Ereignisse oder Prozesse in Vietnam, sondern lediglich durch den Sieg der Kommunisten in China. Dadurch hatten sich die Landkarte und die Machtverteilung verändert.

Die Kategorien des „Kalten Krieges", die auch von der Presse und der Öffentlichkeit übernommen wurden, sorgten dafür, dass der nationale Charakter der Ziele des Vietminh nicht angemessen ins Bewusstsein trat. So wurde aus dem Kolonialkrieg der Franzosen die Verteidigung des freien Westens. Bemerkenswert ist aus konstruktivistischer Perspektive, welche Innen-außen-Unterscheidung damit verbunden war. Durch die Umdefinition des Vietminh zum verlängerten Arm Moskaus wurde er gewissermaßen zum Fremden im eigenen Land. Er bestand nicht mehr in erster Linie aus Vietnamesen, die gegen Kolonialherren kämpften, sondern aus Kolonialisten, die gegen Freiheitskämpfer antraten. „Stück für Stück verschwanden die Ambiguitäten. Nationalistische Rebellen wurden stetig mit der kommunistischen Bedrohung vermengt.“[23]

Truman, dessen Beurteilung sich in der dargestellten Weise verändert hatte, stellte den Franzosen finanzielle Mittel zur Verfügung. Die USA zahlten bereits 1953, als Truman das Amt verließ, etwa ein Drittel der Kosten des französischen Indochinakrieges.

Eisenhower

1952 kam die Regierung Eisenhower an die Macht, die innenpolitisch unter starkem Druck der äußersten Rechten stand. Außenminister wurde John Foster Dulles, „seinem ganzen Wesen nach ein Extremist des Kalten Krieges, ein Trommler mit einem Hang zur Kraftmeierei, der ganz bewußt eine kämpferische Haltung einnahm, weil er überzeugt war, so müsse Außenpolitik betrieben werden … Was ihn antrieb, war eine Leidenschaft, die Vorgänge unter Kontrolle zu bringen.“[24]

Das Weltbild von Dulles war von Einkreisungsbefürchtungen bestimmt. Er warf die unterschiedlichen Länder Ostasiens in einen Topf, machte keinen Unterschied zwischen den Partisanen auf den Philippinen, dem Vietminh und den Machthabern in Peking.

Die Unterstützung der Amerikaner für die Franzosen verstärkte sich. Bis zu deren Niederlage in Dien Bien Phu 1954 hatten die Amerikaner seit 1946 Zahlungen in Höhe von 2 Milliarden Dollar geleistet. Sie übernahmen 80 Prozent der französischen Kriegsausgaben. All dies geschah wider besseres Wissen. Denn in zahllosen Strategiepapieren und in Mahnungen an die Franzosen war immer wieder die Forderung erhoben worden, die Unabhängigkeit Vietnams müsse „beschleunigt“ werden, und „sie müsse echt“ sein.[25]

Hier bahnte sich bereits die Paradoxie an, in der sich die amerikanische Vietnampolitik während der nächsten anderthalb Jahrzehnte verwickeln sollte. Es wurde einerseits ein unabhängiges und freies Vietnam gefordert, und gleichzeitig wurde – aus Angst vor der Ausbreitung des Kommunismus – alles getan, um zu verhindern, dass Vietnam sich frei und unabhängig seine Staatsform wählte. Es wurde also immer wieder die Botschaft gegeben: Ihr, die Vietnamesen, sollt euch frei und unabhängig entscheiden, aber gefälligst so, wie wir es für richtig halten. Denn wir definieren, was frei und unabhängig ist.

Mit den Worten Barbara Tuchmans: „Nachdem sie Indochina als Hauptziel einer planmäßigen kommunistischen Aggression erfunden und in jedem Strategiepapier und jeder öffentlichen Verlautbarung wiederholt hatten, seine Bewahrung vor dem Kommunismus sei von entscheidender Bedeutung für die amerikanische Sicherheit, saßen die Vereinigten Staaten in der Falle ihrer eigenen Propaganda. Die überzogene Rhetorik des Kalten Krieges hatte ihre Urheber verhext. Die Administration glaubte oder hatte sich unter Anleitung von Dulles selbst überzeugt, es sei zwingend geboten, dem Vordringen des kommunistischen Kraken in Südostasien Einhalt zu gebieten."[26]

All dies geschah vor dem Hintergrund des McCarthyismus, der Hexenjagd des Senatsausschusses zur Untersuchung „unamerikanischer Umtriebe" und der allgemeinen Kommunistenhatz, die in den unterschiedlichen Bereichen des gesellschaftlichen Lebens, vor allem in Kultur und Wissenschaften, zur Beendigung so manch vielversprechender Karriere beigetragen hat.

Die Metapher von den fallenden Dominosteinen und die danach benannte „Theorie" geht auf eine Pressekonferenz Präsident Eisenhowers am 7. April 1954 zurück. Seine Auffassung von der nahezu naturgesetzlichen Zwangsläufigkeit des kommunistischen Sieges beim Fall Vietnams stieß außerhalb der USA auf berechtigte Skepsis. Eisenhower schreibt dazu in seinen Memoiren: „Unsere Hauptaufgabe bestand darin, der Welt klarzumachen, dass dieser Krieg in Südostasien ein Teilstück kommunistischer Aggression darstellte mit dem Ziel, sich das ganze Gebiet zu unterwerfen … Es galt, sowohl den Amerikanern als auch den Bewohnern der drei assoziierten Staaten Indochinas die wahre Bedeutung dieses Krieges ins Bewusstsein zu bringen."[27]

1954 zahlten die USA bereits mehr als die Hälfte der Kosten (eine Mrd. US-$) des französischen Indochinakrieges.

Die Genfer Indochinakonferenz 1954 markierte das Ende des französischen Engagements und den Beginn der amerikanischen

Verwicklungen in Vietnam. Es wurde vereinbart, die Feindseligkeiten einzustellen und drei unabhängige Staaten zu gründen: Vietnam, Laos und Kambodscha. Für Vietnam wurde eine Demarkationslinie entlang dem 17. Breitengrad beschlossen; im Norden sollte sich der Vietminh gruppieren, im Süden die Truppen der französischen Union. Diese Linie sollte lediglich eine militärische Bedeutung haben, bis die politische Vereinigung Vietnams durch allgemeine Wahlen nach zwei Jahren durchgeführt wäre. Als neutrale Kontrolleure dieser Wahlen sollte eine Kommission, bestehend aus Kanada, Indien und Polen, dienen.

Die Franzosen konnten so relativ ehrenvoll abziehen. Für den Vietminh, der zu der Zeit bereits drei Viertel des Landes unter Kontrolle hatte, war die Vereinbarung akzeptabel, da man sicher war, 1956 bei den Wahlen zu gewinnen und die Macht im ganzen, dann vereinten Land zu übernehmen, „... die Sicherheit eines militärischen Sieges wurde lediglich durch die Sicherheit eines politischen Sieges ersetzt“[28].

US-Außenminister Dulles zog, zumindest in öffentlichen Bekundungen, aus dieser Konferenz die Lehre, „daß der Widerstand gegen den Kommunismus die Unterstützung der Bevölkerung benötigt ... und daß die Menschen das Gefühl haben müssen, ihre eigenen nationalen Institutionen zu verteidigen“[29]. Dies kommentiert Barbara Tuchman aus der Perspektive der Historikerin, die aus der Distanz von dreißig Jahren den weiteren Verlauf der Ereignisse analysiert, lakonisch: „Das war in der Tat die Lehre, und man hätte sie nicht besser formulieren können, aber wie der Gang der Ereignisse zeigen sollte, blieb es bei der Formulierung – gelernt hatte man nichts.“[30]

Auch die öffentlichen Bekundungen von Außenminister Dulles dürften damals schon Ausdruck der Doppelbindung gewesen sein, in die sich die Amerikaner aufgrund ihrer Interpretation des Konfliktes nach dem Ost-West-Schema gebracht hatten. Sie unterzeichneten den Genfer Vertrag nie. Eisenhower wollte am Vorabend von Neuwahlen nicht sein Image als Friedensstifter gefährden, wollte aber auch kein weiteres Territorium an „die“ Kommunisten verlieren (was er durch eine Wahl in Vietnam getan hätte). So wurde die SEATO, der Südostasiatische Verteidigungspakt, gegründet, um die Ergebnisse der Genfer Konferenz außer Kraft zu setzen. Südvietnam wurde als eigenständige Republik ausgerufen, und das neue

Staatsoberhaupt Ngu Dinh Diem erklärte, die Republik Vietnam habe das Genfer Abkommen nicht unterzeichnet, daher sehe er sich nicht an die Vereinbarung, Wahlen durchzuführen, gebunden. Die SEATO garantierte nun die „Freiheit" ihres Mitglieds Südvietnam. Damit wurde ein formaler Rahmen geschaffen, der es erlaubte, alle künftigen vietnamesischen Nord-Süd-Auseinandersetzungen im Sinne eines trinitarischen Krieges zwischen Staaten (falsch) zu interpretieren.

Konfrontiert mit der Einsicht, dass die Wiedervereinigung auf diesem Wege nicht möglich war, verstärkte der Norden seine Guerillaaktivitäten im Süden. Ho Chi Minh fuhr nach Peking und Moskau, wo er mit beiden Regierungen Freundschaftsverträge abschloss.

Die USA unterstützten Diem mit so genannten „Beratern". 1960 hatten etwa 1000 Personen diesen Status.

Kennedy

In den 1000 Tagen seiner Präsidentschaft verstärkte Kennedy das Engagement in Vietnam. Die USA wurden mit dem unpopulären Diem identifiziert, die Zahl der „Berater" wurde weiter verstärkt, und auch die Nutzung von Napalm und anderen gegen Personen gerichteten Waffen wurde begrenzt autorisiert.

Kennedy hatte Zweifel an der Sinnhaftigkeit des amerikanischen Engagements, was sich in vielen Statements zeigte, für die die folgenden beispielhaft sind: Eine Politik, die „an den aus dem Land selbst erwachsenen nationalistischen Zielsetzungen vorbeigeht oder sich gegen sie richtet", ist „von vornherein zum Scheitern verurteilt",[31] und an anderer Stelle: „... es ist ihr Krieg; sie sind es, die ihn gewinnen oder verlieren müssen",[32] und schließlich: „Wenn er je zu einem Krieg des weißen Mannes wird, werden wir ihn genauso verlieren wie vor einem Jahrzehnt die Franzosen."[33]

Er ließ sich aber von den Militärs, die in der ganzen Angelegenheit kein politisches, sondern nur ein militärisches Problem sahen, beeinflussen, sodass das Engagement immer stärker wurde. 1963 waren bereits 17 000 amerikanische „Berater" in Vietnam.

Eine seiner ersten Maßnahmen war die Einrichtung der *Special Forces*, um in Südvietnam die Guerillas zu bekämpfen. Wieder eine typische Mehr-desselben-Maßnahme, da auch schon die Franzosen mit derartigen Versuchen gescheitert waren.[34]

In der Beziehung zwischen Präsident Diem, der durch die Unterstützung der Amerikaner an die Macht gekommen war, und seinen Förderern entwickelte sich nun eine Dynamik, die gar nicht so selten zu beobachten ist: Der vermeintlich Schwache bestimmt die Handlungen des Starken. Barbara Tuchman beschreibt dies in ihrer brillanten Analyse folgendermaßen: Diem „übte die widersinnige Macht des Schwächeren aus: Je mehr er in Bedrängnis geriet, desto mehr Hilfe forderte – und bekam er. In einem Abhängigkeitsverhältnis vermag der Schützling seinen Beschützer stets zu kontrollieren, indem er damit droht zusammenzubrechen."[35]

Mit Kennedy kam Robert MacNamara als Verteidigungsminister. Da er sowohl unter Kennedy als auch unter Johnson dieses Amt innehatte, spielte er eine Schlüsselrolle bei der Eskalation des Konfliktes. Und er spielt jetzt, im Rückblick, eine besondere Rolle bei der Analyse der einzelnen Eskalationsschritte, da er sich in seinem autobiografischen Buch *In Retrospect* (1995) sehr nüchtern und distanziert mit seiner eigenen Beteiligung an den zentralen Entscheidungsprozessen auseinander setzt und sich von ihnen – in bemerkenswert schonungsloser Weise – distanziert. Er liefert in seinem Buch einen einzigartigen Einblick in die Innenperspektive der Verantwortlichen.

MacNamara war bis dahin Präsident der *Ford Motor Company*. Sein Spezialgebiet war das Management anhand statistischer Kontrollgrößen. „Sein Gebiet war das Quantifizierbare",[36] und man konnte ihn als den „Hohepriester des rationalen Managements" charakterisieren.[37] Dass er mit seinem Ansatz grandios gescheitert ist, kann wohl auch als Beleg des Scheiterns seines Managementansatzes betrachtet werden. „Obwohl man von ihm sagte, er sei so ernst und aufrichtig wie ein alttestamentarischer Prophet, hatte er doch auch jene Rücksichtslosigkeit, die ununterbrochener Erfolg hervorbringt, und sein Genie für Statistik ließ wenig Raum für die Berücksichtigung menschlicher Variablen und keinen für das Unvorhersehbare. Sein Vertrauen in die Rationalität des ‚Materials' war unerschütterlich und vollständig ... Es war diese Gabe absoluter Selbstsicherheit, die zwei Präsidenten in der Ansicht bestärkte, er sei unersetzbar, und die MacNamara zu einem Eckpfeiler des Krieges machte."[38] Doch mit dieser auf Kennzahlen gerichteten Rationalität waren charakteristische – kriegsentscheidende – blinde Flecken verbunden: „Eines allerdings blieb unberücksichtigt – die Gegenseite. Krieg ist

Polarität. Was ist, wenn die andere Seite auf die Druck ausübende Botschaft gar nicht rational reagiert? Sinn für den Faktor Mensch war nicht MacNamaras Stärke, und die Möglichkeit, daß die Menschheit sich nicht rational verhält, war zu abwegig und störend, als daß er sie in seine Analyse einprogrammiert hätte."[39] Oder, so kann ergänzt werden, dass sie andere Rationalitätskriterien zugrunde legt als die westlichen Manager von Automobilkonzernen.

Ein Aspekt dieser „blinden" Selbstsicherheit der Regierung Kennedy war ihre Selbstbeschreibung als „anders" denn die Franzosen. Als der CBS-Korrespondent David Schoenbrun Präsident Kennedy mit der Aussichtslosigkeit des Krieges zu konfrontieren versuchte und dabei auf die ungeheuren personellen Verluste der Franzosen hinwies, erwiderte der Präsident: „Nun ja, Mr. Schoenbrun, das waren die Franzosen. Die kämpften für eine Kolonie, für eine schlechte Sache. Wir kämpfen für die Freiheit, um sie von den Kommunisten, von China zu befreien, für ihre Unabhängigkeit."[40]

Es war Kennedy offensichtlich nicht klar, dass aus vietnamesischer Perspektive kein Unterschied zwischen Franzosen und Amerikanern und ihren – imperialistischen und kolonialistischen – Zielen bestand. Beides waren westliche Mächte, die von Vietnam und den Vietnamesen Unterwerfung forderten. Und es war ihm offenbar auch nicht klar, dass für die durchschnittlichen Vietnamesen der Vietminh und die Nordvietnamesen in erster Linie Landsleute, d. h. Vietnamesen, und nicht Kommunisten waren. In den vietnamesischen und amerikanischen Unterscheidungsschemata wurden Gleichheit und Unterschiedlichkeit, Identität und Differenz, innen und außen aufgrund verschiedener Merkmale zugewiesen.

Ein Beispiel für eine Innen-außen-Unterscheidung, deren Grenze der 17. Breitengrad, die Demarkationslinie zwischen Nord- und Südvietnam, bildete, lieferte Außenminister Rusk, als er in einer öffentlichen Rede 1961 von einer „äußeren Aggression" sprach, die über „internationale Grenzen hinweg" erfolge.[41] Dabei war im Abkommen von Genf, in dem diese Grenze festgelegt worden war, ausdrücklich betont, dass es sich um eine provisorische Demarkationslinie handle. Durch die ständige Wiederholung solch eines Sprachgebrauchs entstand auch in weiten Teilen der Weltöffentlichkeit der Eindruck, es handle sich bei den Kämpfen in Vietnam um einen internationalen Konflikt zwischen den Südvietnamesen (als den eigentlichen Vietnamesen) und einer fremden Macht (Chinas bzw. als Drahtziehers dahinter: der Sowjetunion).

Die Amerikaner hatten, so lässt sich bis hierher zusammenfassen, nicht realisiert, dass sie es nicht wie in Korea mit einem traditionellen Krieg zwischen konventionellen Armeen zu tun hatten, in dem Grenzen überschritten und Territorien besetzt wurden, mit sichtbaren Fronten und einer eindeutigen Zuordnung „beherrschter" Gebiete zu den jeweiligen Kontrahenten. Die Vietminh schwammen „wie der Fisch im Wasser", d. h., es gab keine klaren Merkmale der Unterscheidung zwischen Kämpfern und Zivilisten, Freundes- und Feindesland. Der Gegner war nicht sichtbar und greifbar, er trug keine Uniformen und verschanzte sich nicht in Schützengräben. Das Territorium als beherrschter Raum hatte ausgedient, an seine Stelle waren die Köpfe und Herzen, d. h. die psychischen Systeme, der Bewohner des Territoriums getreten.

Johnson

„Ich kann nicht raus. Ich kann nicht aufhören mit dem, was ich erreicht habe. Also, was zum Teufel kann ich tun?"[42] Dies ist der Kommentar, den Präsident Johnson seiner Frau gab, bevor er 1965 die massive Aussendung von Truppen nach Vietnam anordnete. „Mit Vollzug dieses Schrittes verwickelte er die Vereinigten Staaten tief und bewusst in einen Krieg, den er nicht gewinnen konnte, von dem er aber auch fühlte, dass er es sich nicht leisten konnte zu verlieren", so resümiert Stoessinger.[43]

Er verweist damit auf ein weiteres, zentrales Problem des amerikanischen Engagements in Vietnam: die negative Definition des Kriegsziels. Verteidigungsminister MacNamara hatte den festen Glauben, dass jede Aufgabe gelöst werden kann, wenn man über die erforderlichen finanziellen und technischen Mittel und die korrekte Analyse der relevanten Faktoren verfügt. Außerdem meinte er, wie die vereinigten Stabschefs, dass eine Militärintervention einer klaren Zielsetzung bedürfe. Das Problem war nur, dass man sich auf ein unterscheidungslogisch höchst problematisches Ziel festlegte: „... den Verlust Südvietnams an den Kommunismus zu verhindern."[44]

Solch negative Zieldefinitionen werfen generell die Schwierigkeit auf, dass es keine positiv beobachtbaren und interpersonell objektivierbaren Merkmale der Unterscheidung für das Erreichen des Ziels gibt. Denn woran ließe sich mit Sicherheit feststellen, dass Vietnam frei vom Kommunismus ist (oder womöglich gar frei von der Gefahr des Kommunismus)? Bei einem positiv definierten Ziel eines Krieges (wie anderer therapeutischer, d. h. auf Veränderung gerichteter Maßnahmen) gibt es ein Ziel, über dessen Erreichen zwischen unterschiedlichen Beobachtern anhand der für sie wahrnehmbaren Merkmale der Unterscheidung relativ einfach ein Konsens herstellbar ist. Man macht sich auf den Weg nach Paris und stellt durch Besteigen des Eiffelturms (positives Merkmal der Unterscheidung für das Erreichen des Ziels) fest, dass man dort wirklich angekommen ist. Und wenn man erst einmal dort angekommen ist, dann hat man sein Ziel erreicht, unabhängig davon, ob man nun vom Eiffelturm wieder heruntersteigt oder nicht. Ganz anders ist es bei negativen Zielen. Hier hat man es mit einem oder mehreren negativen Merkmalen der Unterscheidung zu tun. Es mag zwar konkret beobachtbare Merkmale für den Kommunismus geben, aber deren Abwesenheit sichert nicht dagegen, dass sie im nächsten Moment nicht doch auftauchen werden.

Hinzu kommt, dass die Aufrechterhaltung solch eines Zustandes, der frei von den Merkmalen des Kommunismus ist (wie immer man sich solch einen Zustand vorstellen mag), möglicherweise eben nicht ohne die Aufrechterhaltung weiterer militärischer Aktivitäten zu gewährleisten ist. Es gibt nur im Falle des Scheiterns einen anhand von konkreten Merkmalen beobachtbaren Unterschied zum jeweils gegenwärtigen Status quo. Das Erreichen des negativen Ziels wird befürchtet, deshalb bemüht man sich, es zu verhindern. Ein positiv definiertes Ziel wird im Allgemeinen gewünscht und angestrebt. Es gibt Merkmale für den Erfolg und nicht nur für das Scheitern. Wo es aber keine Merkmale für das Erreichen des Ziels der jeweiligen Aktivitäten gibt, da gibt es auch keine Möglichkeit festzustellen, wann es angebracht ist, das jeweilige Engagement zu beenden.

In einem Papier von John McNaughton, Assistant Secretary of State, werden die amerikanischen Ziele mit folgenden Prioritäten angegeben:

70 Prozent: Vermeidung einer Demütigung der USA; 20 Prozent: südvietnamesisches Territorium davor bewahren, in chinesische Hände zu fallen; 10 Prozent: der Bevölkerung Südvietnams ein besseres, freieres Leben ermöglichen.[45]

Nur der letzte Punkt wurde in der Öffentlichkeit thematisiert.

Um diese negativ definierten Ziele, deren Nichtüberprüfbarkeit unreflektiert blieb, zu erreichen, unterzog man Nordvietnam der Flächenbombardierung. Da die Ursache für die Kämpfe im Süden im Norden gesucht wurde, dachte man, man könnte mit der Bombardierung des Nordens die Kämpfe im Süden beenden.[46] Einwände gegen diese Sichtweise wurden zur Seite geschoben. Im Laufe der Zeit verstärkte sich der Prozess des Ausschlusses abweichender Meinungen. Mit den Worten Stoessingers: „Das Weiße Haus wurde immer mehr zur Festung. Zweifler wurden als Feinde und schließlich als Verräter betrachtet. Nur uneingeschränkte und keine Fragen stellende Loyalität war für den Präsidenten akzeptabel."[47]

Einer der Helfer Johnsons während der 60er-Jahre, Richard N. Goodwin, publizierte seine Memoiren und meinte, Johnson sei klinisch paranoid gewesen. Unter dem Druck des Krieges wurde er zunehmend von irrationalen Ängsten vor Verschwörung beherrscht. Goodwin war so besorgt, dass er bereits 1965 mehrere Psychiater konsultierte und schließlich begann, gegen Johnson zu arbeiten.[48]

Auch wenn man derartige diagnostische Übungen – nicht nur in Bezug auf amerikanische Präsidenten – kritisch und skeptisch betrachten muss, so liegt es doch nahe, sich ein wenig mit den Motivationen des Präsidenten zu beschäftigen. Schließlich kann sein Seelenleben als eine nicht zu vernachlässigende Umwelt der Kommunikation innerhalb der US-Regierung betrachtet werden. Es hatte zwangsläufig großen Einfluss auf ihre Entscheidungen.

Für Johnson war der Krieg zu einer Frage der persönlichen Ehre und Rache geworden. Dies zeigt seine Bemerkung nach der Bombardierung am 4. August 1964: „I didn't just screw Ho Chi Minh; I cut his pecker off."[49] Auch sein Kommentar zur Frage eines Bombenstopps spricht nicht gerade für emotionale Distanz und rationales Kalkül: „Ich werde euch sagen, was bei einem Bombenstopp passiert: Ich stoppe, und Ho Chi Minh schiebt mir seine Lkws in den Arsch. Das ist euer Bombenstopp."[50]

Solche Formulierungen laden natürlich zu vielfältigen psychoanalytischen Interpretationen ein, und sie sind sicher nicht gänzlich von der Hand zu weisen. Dennoch scheint die Frage der Ehre bzw. der befürchteten Demütigung – beides mehr Aspekte der Kommunikations- als der Psychodynamik – für seine Entscheidungen von größerer Bedeutung.

Die Grundlage präsidialer Entscheidungen war von der Inhalts- auf die Beziehungsebene gekippt. Wahrscheinlich hatte dies schon lange vorher unter anderen Präsidenten stattgefunden, aber bei keinem Präsidenten war es so deutlich. Es geht in diesem Krieg nicht mehr um die Rettung der Welt vor dem Kommunismus (ein zweifellos mythisches Ziel), sondern um das Gewinnen und Verlieren an sich. Dabei hat sich allerdings das Ziel mit der Zeit vom Gewinnen zum Nichtverlieren verschoben. Es ist ein Ziel, das leichter als das Gewinnen zu erreichen ist, allerdings um den Preis, dass es nicht erlaubt, den Kampf zu beenden.

Dass die Entscheidungen, die so getroffen werden, nicht unbedingt die rationalsten sind, scheint die Erfahrung zu lehren. Das galt auch für die Annahme, man könne einen Gegner zur Aufgabe bomben. So erreichte im Jahr 1966 die Menge der von den Amerikanern abgeworfenen Bomben die Größenordnung von 500 000 Tonnen. Das ist mehr, als im ganzen Zweiten Weltkrieg gegen Japan eingesetzt wurde. Doch die Vietnamesen gaben nicht nach oder gar auf, da sie nicht – wie von den Amerikanern erhofft – nüchterne Kosten-Nutzen-Kalkulationen unternahmen. „Hanoi reagierte nicht rational, sondern menschlich, mit Zorn und Trotz – so wie die Briten auf die deutschen Luftangriffe gegen London reagiert hatten und ohne Zweifel auch die Amerikaner reagiert hätten, wenn sie bombardiert worden wären.“[51] Aber selbst, wenn man eine ökonomische Kalkulation zugrunde legt, so zeigt sich, dass derjenige, der bombardiert, das schlechtere Geschäft macht. Eine CIA-Studie über die Bombenangriffe, „die kaltherzig alle Größen in Dollarwerten angab, förderte die Tatsache zutage, dass die Vereinigten Staaten 9,60 Dollar aufwenden mußten, um Nordvietnam einen Schaden von 1 Dollar zuzufügen.“[52]

Hinzu kamen die motivationalen Kosten: Die Bombardierungen führten zu einer internen Einigung unter der vietnamesischen Bevölkerung. Wohl keine kriegerische Maßnahme ist in der Lage, die Bewohner eines Landes in dem Maße hinter ihrer Führung zu vereinen wie solch ein Massenbombardement. Jedermann kann sein vitales Interesse und die Bedrohung seines eigenen Überlebens direkt und unmittelbar erleben.

Auf der Seite der Amerikaner war hingegen eine Demotivation zu beobachten. Der Krieg sorgte für die Spaltung des Landes. Man konnte sich nicht mit dem Kriegsziel identifizieren, da es nur fiktiv und wenig konkret war. Außerdem verführte die Tatsache, dass hier ein Goliath gegen einen David kämpfte, nur wenige dazu, sich für diesen Krieg zu engagieren.

Als Präsident Johnson nicht länger die Augen davor verschließen konnte, dass er keine Chance auf Wiederwahl hatte, verzichtete er auf eine erneute Kandidatur und verkündete im März 1968 einen Bombenstopp.

Nixon

Gemeinsam mit Außenminister Kissinger entwickelte Präsident Nixon das Ziel der Vietnamisierung des Krieges. Es sollte eine überlebensfähige antikommunistische Regierung etabliert werden, um den USA den Ausstieg zu ermöglichen. Auch Nixon wollte nicht als Verlierer in die Geschichte eingehen.

Der Abzug amerikanischer Truppen begann im Juni 1969, als ihre Zahl von 541 500 Mann um 25 000 reduziert wurde. Mit der Verringerung der amerikanischen Bodentruppen wurden die nordvietnamesischen Erfolge am Boden stärker. Die USA reagierten mit verstärkten Bombardierungen unter Einschluss von Kambodscha, Laos und Nordvietnam.

Im Mai 1970 verkündete Nixon das Ende der großflächigen Bombardierungen. Der Senat beschloss, künftige militärische Operationen in Kambodscha bedürften seiner Zustimmung. Die Zahl der amerikanischen Truppen betrug 400 000 Mann. 1971 wurde in Paris weiterverhandelt, während in Vietnam weitergekämpft wurde. Ende 1971 waren weitere 200 000 Soldaten nach Hause zurückgekehrt. 1972 besuchte Nixon China, und kurz darauf startete Nordvietnam eine massive Offensive. Im April und Mai 1972 beschloss die Nixon-Regierung einen neuen Eskalationsschritt: Hanoi und Haiphong wurden bombardiert und die Häfen vermint. Nixon fuhr nach Moskau, Nordvietnam war nun diplomatisch isoliert.

Nach einem Patt in den Pariser Verhandlungen und einem schweren Bombardement von Hanoi, das weltweit zu einem Aufschrei führte, wurden 1973 die Verhandlungen wieder aufgenommen und am 23. Januar 1973 der Waffenstillstand unterschrieben. In Paris wurde letztlich nur das erneut beschlossen und vereinbart, was schon im Genfer Vertrag von 1954 stand. 1975 brach der letzte Widerstand der südvietnamesischen Armee zusammen. Der US-Kongress gewährte dem neuen Präsident Gerald Ford keine weiteren finanziellen Mittel zur Unterstützung Südvietnams und Kambodschas. Die letzten Amerikaner verließen Saigon, das ab nun Ho Chi Minh City hieß.

Die Bilanz dieser schleichenden Eskalation lässt sich an den Zahlen der US-Berater bzw. Soldaten und der amerikanischen Gefallenen ablesen:

November 1963:	16 300 US-Berater, 78 Amerikaner gefallen.
Jahreswende 1964/1965:	23 300 US-Berater, 225 Amerikaner gefallen.
Juli 1965:	81 400 US-Soldaten, 509 Amerikaner gefallen.
Dezember 1965:	184 300 US-Soldaten, 1 594 Amerikaner gefallen
Dezember 1967:	485 600 US-Soldaten, 15 979 Amerikaner gefallen.
Januar 1973:	543 400 US-Soldaten, 58 191 Amerikaner gefallen.[53]

c) Tetralemma

Dass eine bipolare Weltsicht für die Entstehung kriegerischer Aktivitäten verantwortlich zu machen ist, lässt sich am Beispiel des Vietnamkrieges illustrieren. Im Blick auf die politische Situation zu Ende des Zweiten Weltkrieges in Indochina hatten die Vereinigten Staaten von Amerika zu Roosevelts Zeiten zunächst starke Sympathien für die vietnamesischen Unabhängigkeitsbestrebungen. Potenziell hätte sich hier sogar eine antikolonialistische Allianz zwischen den USA und Vietnam bilden können (Abb. 12).

Erst als sich in Europa der Ost-West-Konflikt zuspitzte, änderte sich die Deutung der asiatischen Lage. Sie wurde nicht mehr entsprechend lokalen oder regionalen Interessen interpretiert, sondern in einen weltpolitischen Kontext gestellt. Es wurde ein aus einem anderen (europäischen) Rahmen stammendes Deutungsschema auf asiatische Vorgänge übertragen. Die Welt wurde ideell in Ost und West geteilt, was für Vietnam zur Folge hatte, dass es in Nord und Süd geteilt wurde (Abb. 13).

Da es nicht allein bei der bipolaren (Fehl-)Deutung blieb, sondern sie zur Grundlage militärischer Aktionen wurde (Steigerung der US-Berater/Truppen usw.), polarisierte sich die Situation. Vietnam, das für 1000 Jahre unter chinesischer Kolonialherrschaft ge-

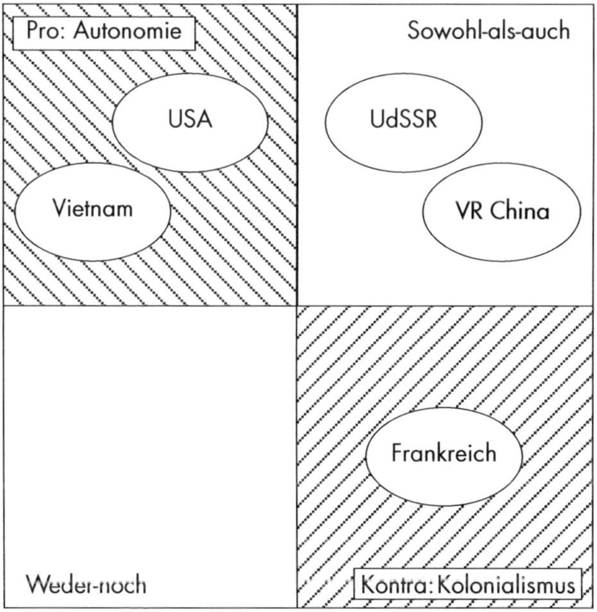

Abb. 12 Ausgangssituation zur Zeit der französischen Kolonialherrschaft über Indochina. Aus vietnamesischer Perspektive waren die Amerikaner aufseiten der Unabhängikeit und daher potenzielle Verbündete. Ihre Sichtweise war von der Autonomie-Kolonialismus-Unterscheidung geprägt.

standen hatte, näherte sich trotz aller gegen China gerichteter antikolonialistischer Emotionen an die VR China an. Aus westlicher Perspektive ließ sich die Unterstützung durch die Ostblockstaaten im Sinne einer Welteroberungsstrategie des Kommunismus interpretieren. Und umgekehrt ließ sich aus vietnamesischer Perspektive die Aktivität der USA als Fortsetzung des westlichen Kolonialismus und Imperialismus verstehen. Es entstand eine der Situationen, bei der jeder der Beteiligten, wenn er seinen eigenen Prämissen bezüglich der Welt entsprechend handelt, die Prämissen seiner Gegner bestätigt, was dazu führt, dass diese ihrerseits ihren nunmehr ebenfalls bestätigten Prämissen entsprechend handeln usw. Ein zirkulärer Prozess, der systematisch zur Bestätigung von Selbst- und Fremdbeschreibungen führt und es sehr unwahrscheinlich macht, dass diese in der Kommunikation falsifiziert werden.

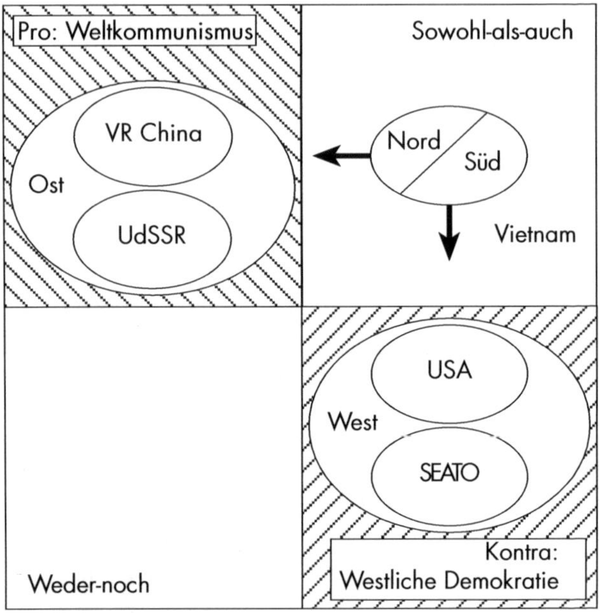

Abb. 13 Die amerikanische Perspektive zu Zeiten der Dominotheorie folgte der Leitunterscheidung Ost/West bzw. „Weltkommunismus"/„Westliche Demokratie". Dieser Unterscheidung folgend, wurde Vietnam geteilt, sodass – mit zunehmendem militärischem Engagement der USA – tatsächlich zwei feindliche Blöcke entstanden. Das Einnehmen einer neutralen Position war kaum mehr möglich.

Aus der Außenperspektive betrachtet, lässt sich feststellen, dass der Konflikt nun eine paradoxe Gestalt angenommen hat. Je mehr die Amerikaner, die das westliche Wirtschafts- und Gesellschaftssystem mit Autonomie identifizieren, für die Autonomie der Vietnamesen kämpfen, desto mehr kämpfen die Vietnamesen für ihre Autonomie (= Freiheit vom amerikanischen Imperialismus). Und je mehr die Vietnamesen gegen die Abhängigkeit von Fremden kämpfen, desto mehr kämpfen die Amerikaner gegen die Abhängigkeit der Vietnamesen von Fremden (= den sowjetischen Imperialisten) (Abb. 14). Auf den beiden Seiten der Unterscheidung finden sich die identischen Begriffe und Vorstellungen. Wer die Autonomie der Vietnamesen um der Autonomie der Vietnamesen willen beschränkt, verstrickt sich zwangsläufig in diese Paradoxie. Wenn er gewinnt,

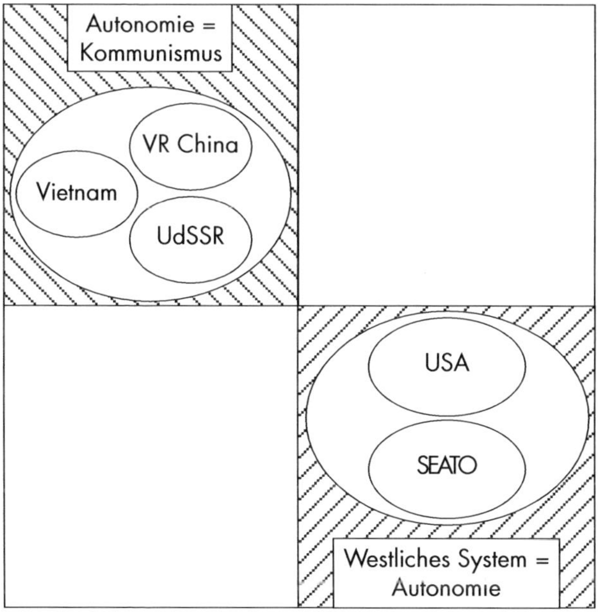

Abb. 14 Verfeindete Parteien zur Zeit der Johnson-Regierung. Es sind nun dem Ost-West-Schema entsprechend Koalitionen zwischen Blöcken entstanden, die mit den ursprünglichen inhaltlichen Zielen der Beteiligten wenig zu tun haben. Auf der Handlungsebene kommt es zur Identifizierung von Autonomie mit Kommunismus auf der einen Seite und Autonomie mit westlichem Wirtschafts- und Gesellschaftssystem auf der anderen Seite. Was in der Selbstbeschreibung der beteiligten Parteien Merkmal der Autonomie ist, ist in der Fremdbeschreibung Zeichen der Abhängigkeit (US-Imperialismus oder Weltkommunismus). Die vier Felder werden hier nicht im Sinne der logischen Positionen des Tetralemmas bezeichnet, da auf den beiden Seiten der Unterscheidung (Pro/Kontra) nicht mehr widersprüchliche Merkmale im Sinne der zweiwertigen Logik zu finden sind. Da letzten Endes die Selbstbeschreibung Vietnams darüber entscheidet, was unter Autonomie zu verstehen ist, wird die Spaltung aufgehoben.

verliert er. Doch dieser Paradoxie waren sich die Amerikaner, d. h. zumindest die Verantwortlichen in der Regierung, nicht bewusst oder aber – schlimmer noch –, wenn sie sich ihrer bewusst waren, reagierten sie nicht angemessen.

3. Muster der Entscheidungsprozesse – Die Innenperspektive eines Beteiligten

Versucht man zu rekonstruieren, wie die Entscheidungen der amerikanischen Regierungen zustande kamen, so kommt man nicht an Robert MacNamaras autobiografischen Einschätzungen[54] vorbei. Er setzt sich im Abstand eines Vierteljahrhunderts kritisch mit den Entscheidungen, die er als Verteidigungsminister maßgeblich mitgestaltete, auseinander. Aus zeitlichem und emotionalem Abstand geht er mit sich und seinen damaligen Kollegen ins Gericht und distanziert sich von vielen der gemeinsam getroffenen Entscheidungen. Sein Buch ist ein historisches Dokument, das in atemberaubend desillusionierender Weise den Blick in das Intimleben zweier US-Regierungen (Kennedy/Johnson) öffnet.

Erstaunlich ist dabei ein Phänomen, das man am treffendsten wohl als Ergebnis einer Gruppentrance erklären kann. So änderten Minister ihre Meinung, vergaßen alles, was sie über Vietnam wussten, und verengten den Fokus ihrer Aufmerksamkeit auf allein die Phänomene, die der Prämisse einer Bedrohung der „Freien Welt" durch den „Weltkommunismus" gerecht wurden.

Am 11. November 1961 schickten beispielsweise der damalige Außenminister Dean Rusk und Verteidigungsminister MacNamara ein gemeinsames Memorandum an den Präsidenten, in dem sie davon abrieten, Kampftruppen nach Vietnam zu senden. Sie betonten darin das Dilemma der Dominotheorie: „Wenn es starke südvietnamesische Bemühungen gibt, dürften [US-Kampftruppen] nicht benötigt werden; wenn es sie nicht gibt, dann können US-Truppen ihre Mission nicht inmitten einer apathischen oder feindseligen Bevölkerung zu einem Erfolg führen."[55]

Im Rückblick auf die damaligen Sitzungen mit Kennedy im Weißen Haus und beim Studium der Protokolle kommt MacNamara zu dem Schluss, dass die gemeinsamen Analysen in keiner Weise angemessen waren: „Wir versäumten, die fünf grundlegendsten Fragen zu stellen: War es wahr, dass der Fall Südvietnams den Fall ganz Südostasiens auslösen würde? Wäre dies eine gravierende Bedrohung für die Sicherheit des Westens? Welche Art von Krieg – ein konventioneller oder ein Guerillakrieg – würde sich entwikkeln? Konnten wir gewinnen, wenn US-Truppen an der Seite der

Südvietnamesen kämpften? Sollten wir nicht die Antwort zu all diesen Fragen kennen, bevor wir über die Entsendung von Truppen entscheiden?"[56]

Er kommentiert selbst, es sei aus heutiger Sicht unverständlich und unglaublich, dass sie sich diesen Fragen nicht gestellt hätten.

Den Beteiligten war nach MacNamaras Einschätzung relativ früh klar, dass der Krieg nicht zu gewinnen war: Die südvietnamesische Regierung hatte keinen hinreichenden Rückhalt in der eigenen Bevölkerung (vor allem nach dem von den USA forcierten Sturz von Diem, der noch eine gewisse Legitimität für sich in Anspruch nehmen konnte); und rein militärisch war klar, dass es eines Kräfteverhältnisses von 10 : 1 bedurft hätte, um eine Guerillatruppe aufzureiben. Dennoch wurde eskaliert und nicht der Rückzug aus Vietnam beschlossen. Die Dominotheorie wurde nicht einmal aufgegeben, als sich in Indonesien erwies, dass kommunistische Umsturzversuche keine realistische Chance haben.

Analysiert man die von MacNamara dargestellte Dynamik der Entscheidungsprozesse innerhalb der Kennedy- wie auch der Johnson-Regierung, so zeigt sich, dass ein grundlegender Fehler begangen wurde, der prinzipiell Entscheidungsprozesse gefährlich macht: Es wurden keine *überprüfbaren* Ziele für die eigenen Aktionen festgelegt. Unmittelbare Folge dieses Versäumnisses war, dass sich die Sinnhaftigkeit der getroffenen Entscheidungen und Maßnahmen nicht feststellen ließ. „Das Monitoring des Fortschritts, was ich immer noch für eines der fundamentalen Prinzipien guten Managements halte, wurde ganz jämmerlich in Vietnam gehandhabt … Unsicher darüber, wie sie die Resultate eines Krieges ohne Schlachtlinien bewerten sollten, versuchten die Militärs, die Fortschritte mit quantitativen Messgrößen zu erfassen wie der Zahl gefallener Feinde (woraus die zu zweifelhaftem Ruhm gelangten *body counts* wurden), der erbeuteten Waffen, der Gefangenen, der geflogenen Missionen und so weiter. Später erst kamen wir drauf, dass viele dieser Maßgrößen irreführend oder falsch waren."[57]

Es gab auch keine Zeitlimits für die US-Aktivitäten. Insgesamt zeigten sich bei der Diskussion über den Zeitpunkt des Abzugs der amerikanischen Berater zwei Fraktionen: Die eine meinte, man sollte so lange in Vietnam bleiben, bis die Vietnamesen selbst die Fähigkeit besäßen, sich zu verteidigen.[58] (Ein gutes Beispiel für eine Zieldefinition ohne positives Merkmal der Unterscheidung, das von mehreren Beobachtern beobachtet werden kann.) Die zweite Fraktion wollte ein Zeitlimit setzen. Der Konflikt zwischen beiden Fraktionen wurde nie ausführlich diskutiert und nicht entschieden.[59] Auch diese Form der Konfliktvermeidung und Nichtentscheidung dürfte einer der wesentlichen Faktoren für die Eskalationsdynamik gewesen sein.

Die Entscheider waren in einer Art Trance, die ihnen verwehrte, Alternativen zu sehen und zu diskutieren. „Die mangelnde Flexibilität unserer Ziele, kombiniert mit der Tatsache, dass wir nicht ehrlich untersucht hatten, was im Kern auf dem Spiel stand und wichtig für uns war, ließ uns gejagt und überlastet dastehen, mit einer Landkarte in der Hand, die nur eine Straße zeigte. Eifrig, in Gang zu kommen, hielten wir nie an, um vollständig zu erkunden, ob es da nicht andere Routen zu unserem Ziel gäbe."[60]

Ein weiteres Beispiel für die mangelnde Zieldefinition illustriert folgende Episode. Am 1. Juni 1964 fand in Honolulu eine Konferenz statt, in deren Folge die Joint Chiefs (mit Ausnahme des Vorsitzenden) ein Memorandum für MacNamara verfassten. Sie brachten ihre Meinung zum Ausdruck, dass bei der Konferenz kein „militärisch valides Ziel für Südostasien" definiert worden sei und dass auch keine militärischen Schritte, um dieses Ziel zu erreichen, beschlossen worden seien. Sie schlugen zwei mögliche Ziele vor: entweder den Willen und die Fähigkeit des Nordens zu brechen oder aber die Unterstützung für den Süden abzubrechen. Für beide Ziele legten sie keine Planung vor.[61]

Auch hier haben wir es wieder mit negativ definierten Zielen zu tun, und es gibt kein objektivierbares Merkmal der Unterscheidung für das Erreichen des Ziels. Daher sind diese Vorschläge wohl nur als Ausdruck eines diffusen Kontrollbedürfnisses zu verstehen – wobei etwas kontrolliert werden soll, was nicht kontrollierbar ist.

Was an MacNamaras Rückblick am meisten beeindruckt, ist, dass es immer wieder zu Konflikten bei der Analyse der Lage und hinsichtlich der vorgeschlagenen Maßnahmen unter den Verantwortlichen kam. Diese Konflikte wurden aber nie ausgefochten oder in ihren unterschiedlichen Optionen zu Ende gedacht. Sie wurden unter den Teppich des Weißen Hauses gekehrt, was zu einer in sich inkonsistenten und undurchdachten, „amateurhaften" Politik und Diplomatie führte.

Im Herbst 1967 lieferte beispielsweise der damalige CIA-Chef Richard Helms eine geheime Studie an Präsident Johnson, in der die schlimmsten anzunehmenden Schäden für den Fall einer Niederlage hochgerechnet wurden. Es zeigte sich, dass diese Schäden begrenzt und durchaus tolerierbar wären, falls man den Krieg zu diesem Zeitpunkt durch einen Rückzug beendet hätte. Johnson nutzte diese Erkenntnis nicht, ja, er machte sie nicht einmal seinen Beratern bekannt. Er hätte die Angst vor dem Verlieren, die alle Entscheidungen leitete, und damit die Notwendigkeit zu eskalieren reduziert.

Alle Verhandlungsvorschläge wurden immer wieder dadurch ad absurdum geführt, dass Johnson Sorge hatte, eine Pause im Bombardement könne als Zeichen der Schwäche ausgelegt werden. Spätere Verhandlungschancen wurden dadurch sabotiert, dass Bombardierungen – bedingt durch schlechten internen Informationsfluss – verstärkt wurden, als die Vietnamesen auf Zeichen amerikanischer Gesprächsbereitschaft warteten.[62]

Johnson hatte keine Hoffnung, zu gewinnen, aber die Sorge, das Gesicht zu verlieren. „Und ich sehe nicht … dass wir irgendeinen … Plan für einen militärischen oder diplomatischen Sieg haben … Ich glaube nicht, dass wir da rauskommen mit unserem Vertrag, so wie er ist, und mit allem, was wir gesagt haben, und ich denke, es würde nur zu unserem Gesichtsverlust in der Welt führen, und es schaudert mich, daran zu denken, was man sagen würde."[63]

Ein von MacNamara angegebener Faktor für den Dilettantismus der Vietnampolitik war die Überflutung mit Aufgaben und Problemen (der Israel-Ägypten-Konflikt mit dem Sechstagekrieg 1967, Rassenkrawalle im Inneren usw.). Insgesamt kann man – immer unter Verwendung des von MacNamara gelieferten Materials – feststellen, dass die Kombination aus pragmatischem Schwimmen und mangelnder Reflexion der Situation, der eigenen Optionen, vor allem aber der eigenen Entscheidungsprämissen und -prozesse schleichend in die Katastrophe führte.

Ein weiterer aus der Außenperspektive deutlich werdender Faktor für das Scheitern oder, besser gesagt: für die Eskalationsdynamik war die Auflösung der Kontrolle der Regierung durch den Kongress. Dadurch, dass der Präsident im Rahmen der Tonkin-Resolution am 7. August 1964 einen Blankoscheck vom Kongress erhalten hatte, konnte er sich in einen Krieg verwickeln lassen, ohne dem Kongress

Rechenschaft geben zu müssen – auch wenn dies gegen die ursprünglichen Intentionen des Kongresses bei der Verabschiedung der Resolution war.

Kriege führen generell zu Konsequenzen, die nicht vorhersehbar sind. Das macht sie auch zu einem so ungeeigneten Mittel einer zielgerichteten Politik. So führte beispielsweise die Entscheidung, den Norden zu bombardieren, dazu, dass auch Bodentruppen stationiert werden mussten, um die Airforce-Basen zu beschützen.[64]

MacNamara schreibt dazu, die Verantwortlichen hätten nicht zu täuschen versucht, sondern nur die Implikationen ihrer Entscheidungen nicht gesehen. „Hätten wir das getan, so hätten wir wohl anders entschieden.“[65]

Fast durchgängig ist festzustellen, dass die jeweiligen Hypothesen, die zur Grundlage der Entscheidungen gemacht wurden, nicht überprüft wurden. Es gab keine Debatten über die „lockeren Vorannahmen, ungefragten Fragen und dünnen Analysen“, auf denen die amerikanische Strategie in Vietnam beruhte. „Ich hatte zwanzig Jahre als Manager damit zugebracht, Probleme zu identifizieren und Organisationen zu zwingen – oft gegen ihren Willen –, tief gehend und realistisch über alternative Handlungsmöglichkeiten und ihre Konsequenzen nachzudenken. Ich zweifle, dass ich jemals vollkommen verstehen werde, warum ich das hier nicht so getan habe“, schreibt MacNamara, offensichtlich selbst entsetzt.[66]

In einem Editorial der *New York Times*, das anlässlich der Publikation seines Buches am 12. April 1995 unter dem Titel *Mr. MacNamara's War* erschien, wird ernüchtert festgestellt, es sei ein Irrtum gewesen, den Regierenden unter der Annahme, sie hätten damals ein Wissen gehabt, das weiter ging als das der Öffentlichkeit, zu vertrauen. Der Autor kommt zu der Folgerung: „Vielleicht ist der einzige Wert von *In Retrospect*, uns daran zu erinnern, niemals zu vergessen, dass dies Menschen waren, die im vollen Glanz der Hybris ihrer Macht nicht auf logisch begründete Warnungen oder ethische Appelle hörten.“[67] Wahrscheinlich kann man aus dieser Erfahrung des Vietnamkrieges eine allgemeine Regeln ableiten: Wenn die Regierenden Widerspruch nicht hören, ihn aus der Kommunikation ausschließen und nicht diskutieren, dann besteht die Gefahr, dass genau so etwas wieder passiert.

V. Der ritualisierte, zeitlich und örtlich verabredete Zweikampf

1. Das Duell als Zweipersonenkrieg

Wenn wir der Definition treu bleiben, dass Krieg eine Form der Kommunikation oder Interaktion darstellt, in der die beteiligten Akteure ihre Existenz riskieren, so können auch – abweichend vom üblichen Sprachgebrauch – gewalttätige Versuche der Konfliktlösung zwischen Individuen als Kriege bezeichnet werden.

Eine besondere Form solch eines Zweikampfes stellt das Duell dar. Es erscheint besonders geeignet, die Frage, wie Kriege ausgelöst werden, zu studieren, weil es in seinem Ablauf hoch ritualisiert ist und auch die Bedingungen, unter denen es zum Duell kommt (bzw. kam), relativ klar angegeben werden können.

Der ritualisierte Zweikampf zwischen zwei Individuen in Form des Duells wurde besonders im Europa des 18. und 19. Jahrhunderts gepflegt. Die Ähnlichkeit mit dem Krieg wurde auch von zeitgenössischen Beobachtern hervorgehoben, wenn sie, wie beispielsweise Bismarck, das Duell als Krieg im Kleinen auffassen[1] oder gar Buchtitel wählen wie *Das Duell und der gerechte Krieg zu zweien*[2].

Im Folgenden soll untersucht werden, unter welchen Bedingungen es zum Duell kam und welche Funktionen es erfüllte. Dazu empfiehlt es sich, einen Blick auf die Geschichte dieses Zweikampfes – Mann gegen Mann (denn es war eine geschlechtsspezifische Angelegenheit) – zu richten.[3]

Das Duell „als verabredeter, nach bestimmten Regeln mit tödlichen Waffen ausgefochtener Ehrenzweikampf"[4] ist ein Phänomen, das seit der frühen Neuzeit zu beobachten ist. Historiker sehen im Wesentlichen drei Institutionen als seine mittelalterlichen Vorläufer: die Fehde, den gerichtlichen Zweikampf und das ritterliche Turnier.

Gemeinsame Grundlage dieser drei Kampfformen war die Überzeugung, der Wehrlose sei der Ehrlose. Kämpferische Tüchtigkeit war identisch mit Ehre. „Dabei errang man um so mehr Ehre, je mehr Ehre der Gegner, mit dem man kämpfte, besaß. Der Kampf war also in gewisser Weise ein Tausch, bei dem beide Seiten ‚gewannen'."[5]

Die Fehde

Die Fehde diente dazu, Ehrenhändel und Streitigkeiten unter Adligen auf privater, d. h. außerstaatlicher Ebene zu bereinigen. Es wurde nicht nur die Person des Gegners bekämpft, sondern mit ihm auch seine Freunde, Helfer und Untertanen. Die kämpfenden Einheiten waren nicht Individuen, sondern soziale Einheiten, die gewissermaßen als Anhang der jeweils miteinander verfeindeten Herrschaften betrachtet wurden. Ein wichtiger Aspekt auf der Beziehungsebene war die Gleichheits- oder Symmetrieforderung: „Fehdefähigkeit setzte ständische Gleichheit voraus; gegen alle anderen führten Ritter und Adel im Spätmittelalter Krieg."[6]

Es wurde also zwischen Fehde und Krieg unterschieden. Beides waren zwar Konflikte, die gewalttätig gelöst wurden, die Beziehung der kämpfenden Parteien war aber unterschiedlich kategorisiert. Im einen Fall definierten sie sich als gleich, im anderen als ungleich. Der Unterschied Fehde/Krieg war mit dem Ziehen einer Innen-außen-Grenze verbunden: Krieg führte man mit denen draußen, Fehden hatte man mit denen drinnen. Fehdefähigkeit war daher ein Merkmal des Dazugehörens, der Inklusion in eine spezifische gesellschaftliche Schicht.

Fehden gab es auch zwischen Städten, sodass Fehdefähigkeit generell als Merkmal sozialer Systeme betrachtet werden kann. Solche Fehden fanden ihr Ende mit der Verkündigung des Ewigen Landfriedens 1495.[7]

Der gerichtliche Zweikampf

Im gerichtlichen Zweikampf, der ebenfalls als Phänomen des Mittelalters betrachtet werden kann, fochten Kläger und Beklagter unter den Blicken eines Richters im buchstäblichen Sinne des Wortes ihren Rechtsstreit aus. Die Idee dabei war, dass auf diese Weise das Urteil Gottes deutlich würde. Diese Praxis wurde möglich, weil die

Erklärung für Sieg und Niederlage nicht in den individuellen körperlichen und kämpferischen Fähigkeiten der Beteiligten gesehen wurde, sondern im Wirken einer höheren Macht. Im Kampf wurde also demnach gar nicht entschieden, wer Sieger und Verlierer ist, sondern von einem nicht direkt beobachtbaren Gottesgericht wurde entschieden, wer Recht hat. Der Kampf war nur so etwas wie der Monitor oder ein Symptom für die göttliche Entscheidung. Dem Ausgang des Zweikampfes kam – dieser Erklärungslogik folgend – Recht sprechende Gewalt zu.

Eine der grundlegenden Voraussetzungen des gerichtlichen Zweikampfs war, „dass die Gegner einander ebenbürtig waren, sich als Gleiche gegenüberstanden und unter gleichen Bedingungen um ihr Recht kämpften."[8]

Man kann in dieser Form des Kampfes eine Form des Übergangs von einer auf reiner Gewalt beruhenden Konfliktlösungsmethode zu ihrer Verrechtlichung sehen. Es handelte sich – aus einer heutigen Perspektive und ohne die Vorannahme des Gottesurteils betrachtet – um eine Verfahrensweise, die es wahrscheinlich machte, dass der Stärkere oder Geschicktere oder Glücklichere gewann. Das Ergebnis wurde jedoch wie das Resultat eines Gerichtsverfahrens behandelt und bewertet. Das Recht des Stärkeren wurde praktiziert, aber als Sieg des Rechts umgedeutet. Diese Form des Zweikampfes ist seit dem 16. Jahrhundert ganz verschwunden.

Ritterliche Turniere

In etwa derselben Zeit kam es auch zu ritterlichen Turnieren. Sie waren seit etwa dem 12. Jahrhundert Bestandteil der höfischen Kultur. Ursprünglich eine Form der Einweisung und Übung für den ritterlichen Nachwuchs, entwickelte sich das Turnier immer mehr zu einem Ort der Selbstdarstellung des Rittertums. Sie „kreiste um den Begriff der ritterlichen Ehre. Sie war an einen umfangreichen Tugendkatalog gebunden, in dem Treue, Tapferkeit, Minnedienst und Affektkontrolle eine große Rolle spielten".[9] Es ging bei diesen nach strengen Regeln ablaufenden Kämpfen nicht darum, den Gegner zu verletzen, sondern um die Überwältigung im Kampf. Anders als bei der Fehde, war die Voraussetzung für das Turnier nicht Feindschaft, sondern die Beteiligten respektierten und achteten sich. Es ging allein um die Ehre – allerdings nicht im Sinne eines Nullsummenspiels, da der Unterlegene seine Ehre nicht verlor, obwohl der Sieger seine Ehre vermehrte.

Das Duell

Seit dem 16. Jahrhundert bürgerte sich in Spanien, Frankreich, Italien und nach dem Dreißigjährigen Krieg zunehmend auch in Deutschland das Duell als Zweikampfform ein. Mit der Formalisierung des Gerichtsverfahrens war der offizielle Zweikampf zur Klärung von Rechtsfragen verschwunden. Erhalten blieb aber eine der wichtigsten seiner Regeln, was die Beziehung der Gegner betrifft: die Voraussetzung ihrer Gleichheit und Ebenbürtigkeit. Je mehr es um Konflikte ging, die die Ehre der Beteiligten betraf, umso wichtiger wurde die Bedingung der Gleichheit. Da Ehre zu der Zeit immer als Standesehre verstanden wurde, konnten nur Personen des gleichen Standes miteinander um ihre Ehre streiten. Das Duell war eine Möglichkeit, private Konflikte unter Angehörigen desselben sozialen Subsystems zu bewältigen. Sie teilten dieselben Werte und Ehrvorstellungen, und das Duellieren belegte die Zugehörigkeit zu diesem Stand. Insofern kann eine der zentralen gesellschaftlichen Wirkungen des Zweikampfes in ihrer ständischen Inklusions- und Exklusionsfunktion gesehen werden: „Ebenso wie das Duell einen Stand ‚nach außen' abschloß, vereinheitlichte es ihn ‚nach innen'."[10] Wer beispielsweise eine Ehrverletzung nicht mit einer Duellforderung beantwortete, riskierte die Ausgrenzung wegen persönlicher Feigheit. Die Möglichkeit, gefordert zu werden, erhöhte die Wahrscheinlichkeit, dass unter den Standesgenossen ein konventioneller Umgangsstil eingehalten wurde, in dem man sich gegenseitig formal Achtung und Respekt erwies (unabhängig davon, was man über den anderen dachte oder welche Gefühle man ihm gegenüber hegte). Wer nicht als ebenbürtig angesehen wurde, der konnte gar nicht beleidigen. Er wurde nicht zum Duell gefordert, was die Anerkennung einer symmetrischen Beziehung impliziert hätte, sondern er wurde „gezüchtigt"; und die Beziehung zwischen dem, der züchtigt, und dem, der gezüchtigt wird, ist asymmetrisch.

Auslöser eines Duells war im Allgemeinen eine Beleidigung oder Kränkung, was immer das im Einzelnen gewesen sein mochte. Die Abgrenzung zwischen Duell und „Prügelei", „Balgerei" und anderen „Raufhändeln" war nicht klar. Die Gegner verwendeten allerdings tödliche Waffen, sodass das Todesrisiko stets gegeben war. Dies vor allem, weil der Kampf auf beiden Seiten im Allgemeinen affektiv hoch aufgeladen war. Es kam, zum Beispiel in Frankreich, zu einer Entregelung des Duells und seiner „Verwandlung in einen mörderischen, rachedurstigen Nahkampf ... Der Kampf wurde offensiv geführt; sein Ziel war der Tod, zumindest aber die Verwundung des Gegners."[11]

3. Die Ritualisierung des Duells

Im 18. und 19. Jahrhundert wurde das Duell in seinem Ablauf immer weiter formalisiert. Dies hatte vor allem Folgen für den Umgang mit Affekten. Die Reglementierung ließ dem Ausdruck oder spontanen Ausagieren der Affekte keinen Raum. Dazu trug nicht nur die weitgehende Verwendung von Schusswaffen bei, die den körperlichen Kontakt zwischen den Kontrahenten unnötig machte, sondern auch noch die Einführung anderer Regeln, die allesamt die Distanzierung der Kontrahenten voneinander und von ihren Affekten erhöhten. Dieser emotionale Abstand wurde durch räumliche, zeitliche und kommunikative Distanzierung von der Auslösung des Konfliktes erreicht. Das Duell fand zeitversetzt zum Zeitpunkt seines Anlasses statt, an einem anderen Ort, außerhalb des Raums und der Zeit der Alltagsinteraktion (z. B. im Morgengrauen auf einer einsamen Waldlichtung). Es war eine kontrollierende Öffentlichkeit vorhanden, die es wahrscheinlicher machte, dass die Regeln eingehalten wurden. Und es fand bis dahin keine oder kaum mehr direkte Kommunikation zwischen den Kontrahenten statt. Die Sekundanten fungierten als Vermittler und Medium.

Auch Bedeutung und Ziel des Duells veränderten sich. „Zwar mußte auch der Duellant des 18. Jahrhunderts physische Bravour zur Schau stellen, um nicht in der Achtung seiner Standesgenossen zu sinken. Zugleich aber benutzte er das Duell nicht dazu, seine Ehre zu vermehren oder neue Ehre zu gewinnen, indem er über seinen Gegner triumphierte. Es ging ihm nicht um ein Mehr oder Weniger an Ehre, sondern um Ehre überhaupt. Nicht der Sieg über den anderen, sondern das Opfer des eigenen Lebens befand über die Ehrenhaftigkeit eines Duellanten. Mut und Tapferkeit nahmen eine eher passivische Färbung an; ihre Zielrichtung war nicht aggressiv und expansiv, sondern defensiv und konservativ. Sie dienten nicht dazu, den Gegner zu züchtigen, sondern die eigene Person vor Mißachtung zu schützen. Nicht der Ausgang des Kampfes entschied denn auch darüber, ob die Duellanten Ehrenmänner waren, der Anerkennung ihrer sozialen Umwelt würdig, sondern das Faktum des Kampfes selber, der gleichsam läuternde, kathartische Wirkungen zeitigte."[12]

Das Ziel des Duells war also die Teilnahme am Duell. Es war ein Akt, der die Zugehörigkeit zu einem speziellen Stand symbolisierte. Dadurch gewann es eine Bedeutung, die der von Initiationsriten analog war. Nur dass es sich nicht um die Aufnahme in einen bestimmten Stand und Status handelte, sondern um das Verhindern des Statusverlustes. Während Initiationsriten für die Grenzüberschreitung von außen nach innen sorgen,[13] verhinderte das Duell, d. h. das Akzeptieren der Forderung, die Grenzüberschreitung von innen nach außen. Beide Rituale liefern den Beweis der Zugehörigkeit.

Im 19. Jahrhundert war die Praxis des Duellierens nicht allein im Adel und beim Militär üblich, sondern auch im Bürgertum. Mit zunehmender Entwicklung hin zu einer funktionell differenzierten Gesellschaftsform kam es zur Aufspaltung der Person in unterschiedliche Teilidentitäten, je nachdem, in welchem Kontext sie ihre Rolle(n) spielte. Im Duell bot sich die Gelegenheit, sein „ganzes Sein zur Wahrung der seelischen Integrität"[14] einzusetzen. In der Bedrohung der Existenz wird der Gegensatz zwischen den verschiedenen kontextabhängigen Teilidentitäten aufgehoben.

Der Einzelne entscheidet selbst, wann ihm jemand zu nahe getreten ist und ihn verletzt hat. Mit der Duellforderung wird eine Situation in zweierlei Hinsicht in ihrer Komplexität reduziert: Aus einem möglicherweise hoch differenzierten Netz von Akteuren, die an einem Konflikt beteiligt sein können, wird eine klare Zweipersonensituation. Wer sonst noch beteiligt ist oder von den Folgen betroffen sein könnte (z. B. die Familien der Kontrahenten), wird ausgeblendet; und aus einer kontobuchartigen Bilanzierung der Beziehung wird eine Alles-oder-nichts-Wette auf Leben und Tod.

In der Form, in der das Duell vom 18. bis hin ins frühe 20. Jahrhundert praktiziert wurde, hat die Einhaltung eines stark ritualisierten Ablaufs eine zentrale Bedeutung. Durch ihn wurde die Zivilisierung der Gewaltanwendung gewährleistet. Hier erweist sich auch eine Analogie zwischen Duell und Krieg in seiner trinitarischen Form. In beiden Fällen wird die Anwendung von Gewalt in einer Gesellschaft, in der sie ansonsten als illegitim definiert ist, erlaubt. Dazu gibt es formalisierte Regeln, die befolgt werden müssen, um „zu Recht" Gewalt anzuwenden. Es muss ein Kontext markiert werden, der die Anwendung alternativer Spielregeln nicht nur erlaubt, sondern vorschreibt. Es wird offiziell der Krieg erklärt, und es wird zum Duell gefordert. Im nunmehr neu definierten Kontext ist aber keineswegs alles erlaubt, sondern es herrschen ebenfalls Spielregeln, wenn auch andere (das Kriegsrecht/der Comment des Duells). Die an sich ausgegrenzte und disqualifizierte Gewalt ist so wieder eingeführt in die Normen der Gesellschaft. Dies gilt ganz allgemein für den Umgang mit Aggression und Affekten in der „satisfaktionsfähigen Gesellschaft". Den Duellanten war die Pflicht zur Selbstkontrolle auferlegt.[15]

4. Die Funktion des Duells

Vergleicht man die Funktionen des Kriegs zwischen Nationen und des Duells für die Beziehung der Kontrahenten, so erscheinen sie – zumindest was das Duell im 18. und 19. Jahrhundert betrifft – als extrem gegensätzlich.

Im Krieg geht es im Allgemeinen darum zu siegen. Zwischen Sieger und Verlierer besteht eine asymmetrische Beziehung. Solch eine Beziehung entsteht immer, wenn eine der beteiligten Parteien von einer anderen unterworfen wird. Sie wird getötet, d. h., sie beendet ihre Existenz, oder sie ordnet sich dem Sieger unter.

Beim Duell können wir auf der Beziehungsebene gerade die umgekehrte Funktion beobachten. Die Symmetrie wird durch eine Beleidigung oder Kränkung in einem Kontext, in dem die Symmetrie der Beziehung erwartet und als selbstverständlich vorausgesetzt wird, infrage gestellt. Die Asymmetrie zwischen Beleidiger und Beleidigtem schafft einen Widerspruch zur Symmetrieerwartung. Durch das Duell wird die Gleichheit unter den Kontrahenten wiederhergestellt. Die vorübergehende Asymmetrie wird rückgängig gemacht – unabhängig vom Ausgang des Duells. Es geht nicht um Siegen oder Verlieren, sondern um die Inszenierung, die symbolische Bestätigung der Gleichheit.

Da die internen Beziehungen innerhalb der „satisfaktionsfähigen Gesellschaft" auf Gleichheit beruhen, ist das Akzeptieren der Beleidigung oder die Verweigerung der Duellforderung gleichbedeutend mit dem Ausschluss aus der Gemeinschaft der Ehrenmänner. Das Duell heilt die Beleidigung oder, besser gesagt: Es symbolisiert die Revision der Ungleichheit.

Wenn man die Funktion des Duells als Aufhebung einer Asymmetrie in der Beziehung versteht, so kann eine Parallele zu einer anderen Art des Krieges gezogen werden: zum Unabhängigkeitskrieg. Auch wenn eine Kolonie sich erfolgreich gegen das Kolonialregime erhebt, wird faktisch eine Gleichheit zwischen beiden Kontrahenten hergestellt. Und als Ergebnis kann dann – beim Rückzug des Kolonialherrn – die Anerkennung als gleichberechtigter Partner stehen. Das Ende des Krieges ist dann entweder die Entstehung einer neuen, autonomen Überlebenseinheit (eines neuen Staates wie beispielsweise Algeriens nach dem Abzug der Franzosen) oder die Auflösung der Unterordnung und der Abhängigkeitsbeziehung (wie bei der Unabhängigkeit der Vereinigten Staaten von Amerika).

Auch wenn in diesem Fall Gleichheit das Ergebnis eines Krieges sein kann, so sind die Unterschiede zum Duell doch deutlich. Sie liegen vor allem in der Formalisierung des Duells, das die Anerkennung und Achtung einer Vielzahl von Werten und Normen voraussetzt, wodurch die Teilhabe an einer gemeinsamen „Wir-Identität" gesichtert ist.

5. Nichtkriegerische „Duelle"

Im heutigen Sprachgebrauch wird Duell in unterschiedlichen Wortzusammensetzungen verwendet: das Rededuell im Wahlkampf oder in der Talkshow, das Tennisduell in Wimbledon usw. Das heißt, der Begriff steht für eine Art sportlichen Wettbewerbs nach dem Muster des Nullsummenspiels, bei dem einer gewinnt und einer verliert. Ute Frevert betont den Unterschied des klassischen Duells zu solch einem Kampfverständnis: „Der Gedanke eines auf Sieg oder Niederlage codierten Wettkampfs aber war dem klassischen Duell völlig fremd. Duelle waren Ehrenzweikämpfe, in denen man nicht um ein handfestes Ergebnis stritt, sondern seine Ehre unter Beweis stellte. Es kam nicht darauf an, wer am schnellsten zog oder die kräftigsten Hiebe austeilte; wichtig war allein die Tatsache, dass sich beide Gegner einem vielleicht tödlichen Kampf stellten und auf diese Weise zu erkennen gaben, dass sie ihre ‚Ehre' höher schätzten als ihr Leben."[16]

Eine These, die in diesem Zusammenhang formuliert werden kann, lautet, dass die „Frage der Ehre" (so der Slogan, mit dem die

Boxkämpfe von Henry Maske beworben wurden) auch in anderen, weniger ritualisierten Fällen tödlicher Konflikte – zum Beispiel im Verhältnis von Staatsmännern zueinander – eine entscheidende Rolle spielt. Es gibt gute Gründe zu der Vermutung, dass Lyndon B. Johnson – glaubt man seinen Äußerungen – den Vietnamkrieg als persönlichen Kampf mit Ho Chi Minh erlebt hat. Ein Duell im hier dargestellten Sinn war es sicher nicht – auch wenn es um die Ehre, Gesichtsverlust, Image und Ähnliches gegangen sein mag.

VI. Krieg ohne Ende

1. Blutrache

In einem etwas anderen Verständnis als das Duell kann auch die Blutrache als eine Kriegsform betrachtet werden, die von formalen Prinzipien geleitet wird. Beides sind streng reglementierte Formen der Interaktion (des Tauschs von Verhaltensweisen), die eine aus dem Gleichgewicht geratene, ursprünglich einmal symmetrische Beziehung wiederherstellen oder – zumindest aus der Perspektive der Beteiligten – wiederherstellen sollen.

Es gibt allerdings gravierende Unterschiede zwischen beiden Mustern. Da ist zum einen die Ritualisierung des Duells, die eine weitgehende Abspaltung aggressiver Affekte von den aggressiven Akten wahrscheinlich macht. Man kann sich auf diese Weise kaltblütig und stilvoll töten. Man kann das Töten aber auch ganz sein lassen, da die Beziehungsbedeutung im Vollzug des Duells gewährleistet wird, nicht in seinem Resultat. Die Bedrohung der prinzipiellen Gleichheit (Symmetrie) durch die Beleidigung oder Kränkung wird rituell aufgelöst. Darüber, wann dieses Ziel erreicht ist, herrscht unter Ehrenmännern Konsens. Wenn man im Morgengrauen, tot oder lebendig, verletzt oder unversehrt, die einsame Waldlichtung verlässt, ist der Konflikt unter zivilisierten Menschen als beendet zu betrachten. Es kommt zu keiner Eskalation. Das Duell ist daher – wie der trinitarische Krieg – ein Kriegsmuster mit eindeutigem Anfang und Ende.

Wie das Beispiel Fidschi zeigt, ist eines der charakteristischen Merkmale der Blutrache, dass es keine Regel für das Ende des Krieges gibt. Ist die Rachedynamik erst einmal in Gang gesetzt, gibt es für die Beteiligten im Allgemeinen keinen legitimen Grund auszusteigen. Es stehen keine Verfahrensweisen zur Verfügung, die zur

Einigung über die Wiederherstellung der Gleichheit führen könnten. Ganz im Gegenteil: Immer wenn die eine Partei meint, sie habe eine „offene Rechnung" beglichen, wird aus der Perspektive der Gegenseite eine neue Rechnung aufgemacht. Das Spiel geht weiter, das Ende bleibt offen …

Ein weiterer Unterschied zum Duell besteht darin, dass, zumindest bei der Blutrache, mehr als nur eine Person einbezogen sein muss. Tote können sich nun einmal nicht direkt selbst rächen (wenn man mal von möglicherweise um Mitternacht erscheinenden Geistern oder anderen übersinnlichen Phänomenen absieht). Rache gibt es zwar auch zwischen Individuen, Blutrache hingegen ist ein Muster, das nur zwischen größeren sozialen Systemen (Familien, Sippen, Stämmen usw.) beobachtet werden kann.

Wie beim Duell, geht es bei der Rache im Allgemeinen, der Blutrache im Speziellen um die Wiederherstellung von Symmetrie. Sie ist ganz formal, ja, man könnte sogar sagen: mathematisch definiert und folgt konkretistisch alttestamentarischen Regeln des Tausches: Blut gegen Blut, Auge um Auge usw. Insofern kann Rache in ihrer Dynamik des Ausgleichs „offener Rechnungen" ebenfalls als Muster des Kriegs betrachtet werden, das sehr formalen, wenn auch nicht unbedingt formalisierten und bewussten Regeln folgt.

Allerdings lässt dieser auf Kontenausgleich gerichtete Rahmen viel Raum für das Ausleben aggressiver Affekte, von Hass und Wut. Es gibt keine Etikette, die bestimmt, wie man sich als zivilisierter Mensch bei der Blutrache „wohlerzogen" zu verhalten hat. Dennoch ist der Formalisierungsgrad der Regeln der Blutrache nicht zu unterschätzen. Dies zeigt sich beispielsweise darin, dass in vielen Kulturen Vergeltung nur in einer engen zeitlichen Zeitspanne erlaubt war. Auch Racheakte hatten einer impliziten Logik zu folgen, die über Legitimität oder Illegitimität des Tötens entschied. Ein Hinweis darauf mag sein, dass die meisten in der Literatur zu findenden Studien zur Blutrache von Juristen (und nicht etwa von Ethnologen) verfasst sind. Sie interpretieren sie in der Tradition der Entstehung rechtlicher Konfliktlösungsmöglichkeiten. Ein Ansatz, der eine weitere Parallele zum Duell bzw. seinen Vorformen wie etwa dem gerichtlichen Zweikampf eröffnet.

2. Blutrache als Entwicklungsstufe des Rechtssystems

Im Zusammenhang rechtsgeschichtlicher Fragestellungen wird die Blutrache als eine Stufe der Evolution unseres – um nicht zu sagen: jedes – Rechtssystems gesehen.[1]

Blutrache scheint so etwas wie eine anthropologische Konstante zu sein, die nicht von einer speziellen Kultur abhängig ist. Über diese Universalität scheint unter Rechtshistorikern Einigkeit zu bestehen. So schreibt Kohler 1885:

„Dass das Institut eines der grossartigsten und fruchtbarsten, und zugleich eines der universellsten Institute ist, welche überhaupt die Rechtsgeschichte aufweist, dass es die historische Quelle des Strafrechts bildet, wird heutzutage Niemand mehr bestreiten."[2] Und Vlavianos sagt: „… wenn ein Institut ‚universal' genannt werden darf, so ist es entschieden die Blutrache."[3]

Dass die Blutrache eine *zeitliche* Vorläuferrolle für das Strafrecht hatte, scheint ebenfalls allgemein akzeptiert. Umstritten ist hingegen die weit verbreitete Gleichsetzung oder Analogie der Funktion von Blutrache und Strafrecht. Einige Autoren sehen sogar einen Widerspruch und Konflikt zwischen Rache und Strafrecht: „Die Rache in allen ihren Erscheinungsformen stand von Anfang an in fortdauerndem Ringen mit dem die evolutionistischen Gemeinschaftsumgestaltungen begleitenden Streben zu ihrer Einschränkung. Sie war anfangs … unentbehrlich für den Schutz des Lebens gegen fremde Angriffe. Sie war für den Ausübenden ein Mittel, seine Lebensfähigkeit zu bewahren."[4]

Die Funktion der Rache war eine andere als die des Strafrechts, und die Akteure waren andere. Das Strafrecht ist nicht durch „Entwicklung" der Rache entstanden, sondern durch deren „Umwandlung".[5]

Beide haben ihre Funktion in unterschiedlichen Phasen der gesellschaftlichen Entwicklung genommen. Während das Strafrecht bzw. sein Vollzug ein Element des Rechtssystems in einer funktionell differenzierten Gesellschaft ist, gewinnt die Rache, speziell die Blutrache, ihre Regulationsfunktion in der Beziehung zwischen Untereinheiten (Familien, Stämmen etc.) einer segmentär differenzierten Gesellschaft.

Kultur- und sozialgeschichtlich entsteht sie in einer Phase der gesellschaftlichen Entwicklung, „in der die Menschen in mehr oder weniger kleinen, oft rudimentär organisierten Gruppen geschlechtsgenossenschaftlichen Charakters leben. Diese Gruppen, die meistens Abstammungsverbände sind und deren Umfang und innere Organisation nach Zeit und Ort variieren, stehen jede als ein fast abgeschlossenes Ganzes nebeneinander, das ist ohne miteinander in einer höheren Organisation verbunden zu sein, die in dieser Hinsicht eine über den Einzelnen (Gruppen und Personen) stehende Gewalt behaupten und ausüben könnte und imstande wäre, den Schutz der Rechtsgüter ihrer Angehörigen für sich allein in Anspruch zu nehmen"[6].

Erst wenn es eine Instanz gibt, die legitimiert Gewalt anwenden kann, um Gesetze und Regeln durchzusetzen, kann der Einzelne auf individuelle Gewaltanwendung zur Durchsetzung seiner Interessen verzichten. Und umgekehrt, solange es keine solch zentralisierte Gewalt gibt, gerät er auch in Versuchung, Gewalt zu ihrer Durchsetzung anzuwenden. Ob er sich nun auf der Seite des Angreifers oder Verteidigers sieht, er muss auf Gewaltanwendung gefasst sein und zu ihr fähig sein. Gibt es jedoch zuverlässige Spielregeln und das Vertrauen in ihre Durchsetzung durch die Gemeinschaft bzw. ihre Institutionen, so kann auf solch eine Form des gewalttätigen Selbstschutzes verzichtet werden.

So ist es nicht verwunderlich, dass die Rache im Innenverhältnis der Individuen größerer sozialer Einheiten viel früher ihre Bedeutung verloren hat als die davon zu unterscheidende Blutrache im Verhältnis von größeren sozialen Einheiten zueinander.[7]

Kommt es beispielsweise zum Konflikt zwischen Angehörigen unterschiedlicher Familien, so kann der Einzelne nicht im Vertrauen auf die Durchsetzung seines Rechts auf familieninterne Regeln vertrauen. Es handelt sich nicht um einen (sozial)systeminternen Konflikt, sondern, da beide repräsentativ für ihre Familie stehen, um einen Konflikt zwischen zwei sozialen Systemen.

3. Gruppensolidarität in der Beziehung zu Aussenfeinden

Bevor ein Rechtssystem den Einzelnen schützt, ist er bzw. sein Überleben an die Hilfe und Unterstützung seiner Gruppe gebunden. In diesem Zusammenhang unterscheidet sich die Blutrache von der individuellen Rache in ihrer Bedeutung. Die individuelle Rache musste intern beendet werden, da sie in Widerspruch zur Entstehung eines Rechtssystems geriet. Das galt für die Blutrache nicht: „Die Blut- oder Gruppenrache, d. h. die Rache, die die Blutsverwandten ausüben, war durch die Gruppenorganisation geboten. Sie konnte noch nicht abgeschafft werden. Die Blutrache hat lange die Abschaffung des ersteren Typs der Rache überlebt, und sie hat wenigstens als *gesellschaftlich* anerkanntes Institut überall da weiterbestanden, wo die Menschen aus den verschiedensten kulturellen Gründen in kleineren organisierten Gruppen (Familien, Sippen, Stämmen, Clans) lebten und ihre eigene Existenz mit der Existenz dieser Gruppen am engsten verbunden fühlten."[8]

Den Mitgliedern dieser Systeme war es nicht freigestellt, Rache auszuüben oder nicht. Für sie bestand die Pflicht zur Rache, die keine Rücksicht auf die Motive der Tat nahm und die Strafe auch nicht unbedingt dem Täter, sondern seiner Familie oder seinem Stamm angedeihen ließ.

Dies spricht für die These, dass es um einen Ausgleich auf der Ebene der größeren sozialen Einheit ging und nicht um Bestrafung oder Sühne für die Tat. Unter rein quantitativen Gesichtspunkten ist es egal, wer vom Stamm eines Mörders sein Leben gibt, wenn es aufseiten des Stammes bilanziert wird. Auch Mord und Totschlag folgen der Logik des Inter-Gruppen-Tausches. Es geht darum, die Macht der jeweils anderen Gruppe zu verringern, und dies ist eben am einfachsten durch Tötung ihrer Mitglieder zu erreichen, d. h. durch ihre rein quantitative Dezimierung. Man kann daher das Phänomen der Blutrache und die Regularien, denen sie unterworfen ist, im Rahmen ökonomischer Überlegungen analysieren. Es geht um Schuld(en) und ihren Ausgleich, nicht nur in einem ideellen Sinne (Strafrecht), sondern auch in einem materiellen Sinne (Schuldrecht). Dabei sind Schuldner und Gläubiger nicht Einzelne, sondern soziale Einheiten. Ihnen ist durch die Tötung eines Mitglieds ein Schaden zugefügt worden. Sie haben an Zahl und all den damit verbundenen Kompetenzen und Möglichkeiten eingebüßt. Durch die Blutrache wird die Ausgangssituation zumindest zahlenmäßig wiederhergestellt. Von Bedeutung ist dabei nicht die Beziehung von Individuen, sondern von sozialen Systemen. Die Einheit, an der Rache genommen wird, ist durch Blutsbande, d. h. Verwandtschaft (Familien, Sippe, Stamm, Clan usw.), definiert.

Die Logik, der die Blutrache als Möglichkeit, Konflikte zu entscheiden, folgt, entspricht der des Krieges zwischen Nationalstaaten. Nur dass es sich bei derartigen Kriegen um soziale Einheiten handelt, deren Mitglieder nicht mehr in einem Zusammenhang direkter Interaktion stehen. Man kennt seine Landsleute einfach nicht alle (außer vielleicht in Monaco oder San Marino und einigen der kleineren Südsee-Inselstaaten).

„Auf Grund der geschlechtsgenossenschaftlichen Rechtsgemeinschaft geraten zwei Geschlechter miteinander ins Blut, wenn irgend ein Genosse eines Geschlechtes irgend einen Genossen eines anderen Geschlechtes in einer Weise verletzt, daß der Rechtsbruch nach geschlechterrechtlicher Sitte nur durch Blut gesühnt werden kann. Es entsteht dann zwischen den beteiligten Geschlechtern ein Krieg, in welchem jeder Genosse des einen Geschlechts in gleicher Weise als Feind jedes Genossen des anderen Geschlechts erscheint, wie im Kriege zwischen zwei Staaten jeder Soldat des einen kriegführenden Teils als Feind jedes Soldaten des anderen kriegführenden Teils erscheint."[9]

Was die Mitglieder solch einer Familien-/Sippen-/Stammesorganisation miteinander verbindet, wird als „Wir-Interesse" und „Gruppenehre" beschrieben, die dazu führt, dass sich jeder Einzelne durch das gekränkt fühlt, was die Familie, die Sippe usw. kränkt.[10] Versucht man, so etwas wie eine Psychologie der Gruppen, welche Blutrache praktizieren, zu charakterisieren, so zeigen sich einige allgemeine, verbindende Faktoren: „... die übertriebene Steigerung des Ehrgefühls, die leidenschaftliche Freiheits- und Vaterlandsliebe, der bis zur Eitelkeit sich steigernde Stolz, die Verwandtschaftsliebe und die Beharrlichkeit und Tapferkeit bei der Pflichterfüllung."[11] Es sind dieselben Faktoren, die auch für andere, im Allgemeinen eher positiv bewertete Sitten verantwortlich gemacht werden können: „... die Aufrichtigkeit der Freundschaft und die stark ausgebildete Gastfreundschaft."[12] Es sind allesamt Merkmale, die für die direkte Interaktion unter Anwesenden bestimmend sind und persönliche, „familiäre" Beziehungen in den Mittelpunkt der Aufmerksamkeit stellen.

Rechtshistorisch kann die Blutrache also eher als Vorläufer des Völkerrechts als des Strafrechts betrachtet werden. Daher erscheint es auch angemessen, die Kontinuität der Entwicklung von der Blutrache zum Krieg zu betonen: „So namentlich zeigt heute der Krieg die auffallendsten Analogien zu der Blutrache. Es handelt sich sowohl hier als auch dort um Machtkonflikte zweier verschiedener Menschengruppen (Familien, Sippen, Clans, Stämme bzw. Nationen, Bürgergesamtheiten usw.), deren jede für sich das Recht in Anspruch nimmt. Hier und dort gibt es Rechtsverwirklichung aus eigener Kraft. Alle beide Erscheinungen endlich sind Ausflüsse des Mangels eines für die einzelnen Gruppen gemeinsam und über ihnen stehenden Organs, welches die zugrundeliegenden Konflikte in einer friedlichen Weise zur Lösung bringen könnte."[13]

Hier mag man auch eine Parallele zur Funktion der Mafia bzw. mafioser Strukturen sehen, die in einer Zeit und einer Gegend der Welt entstanden ist bzw. entstehen, wo keine zentralistische Staatsgewalt das Vertrauen in die Durchsetzung des Rechts sichert. Die Mafia, die sicher nicht zufällig familienartige Strukturen aufweist, nimmt ihre Schützlinge in den Zusammenhang einer Gruppe auf, in der es eine gegenseitige Unterstützungspflicht gibt. Bandenkriege sind die logische Konsequenz, wo und wann immer die Machtverhältnisse zwischen derartigen Gruppen nicht eindeutig und klar sind.[14] So kann das, was über das Institut der Blutrache gesagt wird, auch auf mafiose Strukturen übertragen werden: „Während die Gruppenorganisation (Stammes-, Sippen-, Familienorganisation usw.) das Blutracheinstitut erzeugt hat, ist dagegen die Staatsorganisation ihr Todfeind gewesen, der mit ihr in der verschiedensten Weise gekämpft und endlich den Sieg davongetragen hat."[15]

4. Regularien der Blutrache

Spielregeln für die Ausübung der Rache kann es nur dort geben, wo die beteiligten Parteien sich als Mitglieder eines übergeordneten Systems verstehen. Wenn beispielsweise Familien miteinander im Konflikt stehen, so fügen sie sich, falls sie zur selben Dorfgemeinschaft, zum selben Stamm o. Ä. gehören, gemeinsamen Regeln. Rache wird dann ein Aspekt systeminterner Interaktionsregeln, was die Wahrscheinlichkeit ihres Ersatzes durch rechtliche Regelungen erhöht. In diesem Sinne sind Begrenzungen der Blutrache als Evolutionsschritte hin zur Etablierung rechtlicher Konfliktlösungsprozeduren zu erklären. Sie zielen zum guten Teil, wie die Ritualisierungen beim Duell, darauf, den spontanen affektiven Reaktionen

Rechnung zu tragen, sie zum anderen aber in ihrer Wirkung zu begrenzen.

Zeit

Die erste Einschränkung bezieht sich auf die Zeit. Gewalttätige Rache ist nur in einer scharf umrissenen Zeitspanne erlaubt. In vielen Kulturen darf sie nur unmittelbar nach der Tat ausgeübt werden. So kann das jeweilige Opfer einer Untat Genugtuung finden, ihm wird aber die kaltblütige, eigenmächtige Vergeltung verboten. Wenn die zeitlich eng an die Tat gekoppelte Frist verstrichen ist, muss sich der Geschädigte mit einer materiellen Kompensation begnügen, dem „Blutgeld". Die Entschädigung wird auf eine andere Ebene verschoben, in der Geld als Ersatz für den konkretistischen Tausch Auge um Auge, Zahn um Zahn tritt.

Als Beispiel für solch eine Fristsetzung seien die Malaien genannt, über die Kohler in einer Arbeit aus dem Jahre 1885 (daher die originelle, nicht ganz der letzten Rechtschreibreform folgende Schreibweise) schreibt:

„Die Zeit, in welcher der Thäter der Rache unbedingt preisgegeben ist, wird verschieden normirt: 24 Stunden, 3 Tage, ein Monat nach der That – oft aber auch nur der Moment nach ihrer Verübung. Der Racheakt wird von der beleidigten Familie selbst vollzogen, oder falls sie so wünscht, durch den Executor, den ‚Hulubalang' ... Die eigenartigste Form der Todesstrafe ist das Aufessen des Opfers bei den Bataks – ein Aufessen, dem der Todesstoss vorhergeht, oder auch ein Aufessen bei lebendigem Leibe ..."[16]

Dass ein Vollstrecker ins Spiel kommt, zeigt die Möglichkeit, die Rolle des Rächers zu externalisieren und zu delegieren. Ein neutraler und außen stehender Dritter bzw. eine entsprechende Institution erhält das Recht zu strafen. Ein Schritt zur Etablierung eines Gewaltmonopols. Der mit der Strafe verbundene Kannibalismus kann unter dem Aspekt der bereits oben (Beispiel Fidschi) diskutierten Aufhebung der Innen-außen-Unterscheidung als ultimatives Zeichen der Verachtung und Demütigung interpretiert werden.

Status

„Von besonderem Einfluss sind die Rangverhältnisse. Tödtet ein Hoher einen Niedrigen, so fällt das momentane Racherecht ganz aus, und nur der Blutpreis kann gefordert werden. Tödtet aber ein Niedriger einen Höheren, so ist er umgekehrt der Blutrache unbedingt verfallen, und ein Abkaufen derselben ausgeschlossen."[17]

Dass die Logik des Tausches in einem alttestamentarischen Sinne weitgehend die Logik der Rachedynamik bestimmt, zeigt sich auch bei den Igoroten, einem philippinischen Stamm, der die Blutrache zu Kohlers Zeit noch in seiner alten Form praktizierte:

„... für einen Mann einen Mann, für eine Frau eine Frau: stets ein entsprechendes Aequivalent aus dem Hause des Mörders."[18]

Da bei ihnen die Auffassung bestand, dass der Tod eines Menschen immer auf die Einwirkung eines Dritten zurückzuführen sei, kam es fast zwangsläufig zu einer unablässigen Fortsetzung gegenseitiger Rache.

Im birmanischen Recht wurden unter dem Einfluss des Buddhismus alle Strafen, die eine verstümmelnde oder das Leben bedrohende Wirkung haben, negativ bewertet, „an Stelle des ‚Blut für Blut' soll eine Geldbusse oder eine demüthigende, die Persönlichkeit zerknirschende Bussübung treten."[19]

Hier wird das Individuum zur Rechenschaft gezogen – ein durchaus signifikanter Begriff, wenn man die Idee des Kontenausgleichs vertritt –, und an die Stelle der Verstümmelung oder der Zahlung von Blutgeld kann eine „die Persönlichkeit zerknirschende" Übung als Kompensation treten. Es wird zwar nicht mehr der ganze Mensch aufgegessen, aber doch eine Art symbolischer oder sozialer Vernichtung der Person oder zumindest eines Teils ihrer Identität gefordert. Erniedrigung und Demütigung sind Äquivalente für den Tod.

Die Fokussierung auf den Einzelnen belegt noch einmal, dass es sich hier um die Strafe im Innenverhältnis von Personen, die zur selben sozialen Einheit, derselben Familie, demselben Stamm usw. gehören, handelt. Die Verrechnung der Schuldkonten wird nicht auf der Ebene von sozialer Einheit zu sozialer Einheit, sondern von Individuum zu Individuum oder auch von sozialer Einheit zu Individuum nötig. Der Tod wäre dann die endgültige und eindeutige Form der Ausgrenzung. Die Demütigung kann als äquivalent gesehen werden, weil damit zumindest ein Statusverlust verbunden ist (Aberkennung der bürgerlichen *Ehren*rechte würde man das heute nennen: Die Rechte des gleichberechtigten Akteurs können nicht mehr in Anspruch genommen werden. Wem die Ehrenrechte genommen sind, der gehört zwar physisch noch dazu, aber kommunikativ ist er ausgegrenzt.).

Bilanzierung

Die mathematischen Prinzipien der Bilanzierung werden noch deutlicher, wenn man das islamische Recht betrachtet. Besonders klar wird die Arithmetik, wenn ein Mensch von mehreren Tätern umgebracht wurde:

„Der Verwandte des Getödteten kann nämlich nur Blut für Blut verlangen, also für den einen Getödteten wieder einen anderen, daher nicht mehr als einen. Da nun aber mehrere Thäter vorhanden sind, so wird dieser Zwiespalt so gelöst, dass der Berechtigte entweder die Blutrache an allen nimmt, dann aber der Familie eines jeden einen verhältnismäßigen Theil des Blutgeldes vergütet: wenn z. B. zwei Täter vorhanden sind und beide durch Blutrache fallen, so hat der Berechtigte einen Todten zu viel, mithin hat er einen vollen Blutpreis zurückzuerstatten, welcher je zur Hälfte unter die Familien der in Blutrache Getötdteten zu vertheilen ist. Oder der Zwiespalt wird so ausgeglichen, dass der Berechtigte nur den einen Thäter der Blutrache opfert, in welchem Falle dann die übrigen Thäter den Angehörigen des Hingerichteten eine verhältnismässige Quote des Blutgeldes zu entrichten haben, weil der Tod dieses Einen sämtlichen Thätern zugute gekommen ist; sind beispielsweise zwei Thäter vorhanden, so entrichtet der überlebende Thäter der Familie des Hingerichteten ein halbes Blutgeld."[20]

Interessant an diesen Rechenexempeln ist, dass dabei zwischen Frauen und Männern klar unterschieden wird. Frauen sind nur halb so viel wert wie Männer, was sich auch in der Rachebilanz niederschlägt. Wenn zwei Frauen einen Mann getötet haben, können sie beide ohne Zahlung von Blutgeldvergütung umgebracht werden, da der Blutpreis der Frau nur halb so hoch ist. „Und wenn ein Mann und eine Frau zusammen Jemanden getödtet haben, so würde die Blutrache an beiden Thätern ½ Blutpreis, also ½ Blutpreis zu viel repräsentiren: der Bluträcher hat daher ½ Blutpreis zu ersetzen; hier streitet man, ob dies ½ lediglich an die Verwandten des männlichen Thäters fällt oder ob es unter die Verwandten des männlichen und weiblichen Thäters zu ⅔ und ⅓ zu vertheilen ist."[21]

Die Fähigkeit, zu zählen und Bruchrechnung auszuüben, ist offenbar eine anthropologische Konstante, die weit reichende soziale Folgen hat und die Interaktionsregeln bestimmt. Allerdings sind die mathematischen Regeln nicht immer ganz konsistent durchgehalten. Wenn z. B. ein Täter zwei Personen tötet, so werden beide Taten durch seinen Tod gesühnt. Und wenn eine Frau einen Mann tötet, so gilt sein Tod durch ihren Tod ebenfalls als gerächt. Das gilt allerdings nur für die schiitische Rechtsauffassung. Es gibt im Islam aber auch konkurrierende Rechtsschulen, die eine entgegengesetzte Auffassung vertreten und Mann und Frau in solch einem Fall nicht gleichstellen. Bei mehreren Tätern lassen sie alle büßen, und beim Doppelmord verlangen sie auch doppelte Sühnung, durch den Tod des Täters und Blutgeld.

Dass die Berechtigung zur Rache und die Pflicht, ein Blutgeld zu zahlen, sehr viel mit dem gesellschaftlichen Status von Täter und Opfer zu hat, zeigt sich nicht nur bei der Mann-Frau-Differenz, sondern auch beim Umgang mit Nichtmoslems. Wer als Moslem einen Nichtmoslem tötet, unterliegt nicht der Blutrache, während im umgekehrten Fall der Täter mitsamt seinem gesamten Vermögen der Familie des Opfers überantwortet wird.

Dass zumindest eine Analogie zu ökonomischen Regeln besteht, zeigt sich im Recht auf Rache: „Bluträcher ist der Erbe, und zwar ist dabei nicht bloss die männliche Linie betheiligt, sondern auch die weibliche."[22] Übt sie ein anderer aus, so gilt dies als Verbrechen. Ist jemand ohne Verwandte, so kann die Rache vom Magistrat angeordnet werden. Hier beginnt der Übergang von einer persönlichen „Abrechnung" zu einem öffentlich sanktionierten Recht, von der personenorientierten Kommunikation zur Organisation.

„Wie man sieht, ist die Charakteristik des islamitischen Blutrechts noch Blutrache der Verwandten unter Staatshülfe und Staatscontrole, und man erkennt hier so deutlich als möglich, wie die verwandtschaftliche Blutrache in das staatliche Strafrecht übergeht; der Übergang ist im islamitischen Recht nicht völlig durchgedrungen – allein dasselbe ist bis zur Schwelle des staatlichen Alleinstrafrechts gelangt."[23]

Das Prinzip, das auch bei Körperverletzung gilt, ist das der „identischen Wiedervergeltung": Auge für Auge, Hand für Hand, Zahn für Zahn. Wenn die so „getauschten" Körperteile unterschiedlicher Größe oder Qualität sind (zum Beispiel die Genitalien eines Impotenten und die eines Zeugungsfähigen), so muss eventuell ein Aufgeld bezahlt werden.[24]

Im Christentum hat sich die Idee des alleinigen Strafrechts des Staates durchgesetzt. Es operiert mit einer Art Splitting, indem es klar trennt zwischen dem Gebot zu verzeihen und der Notwendigkeit zu sanktionieren: Jeder Einzelne soll verzeihen, Aufgabe der Obrigkeit ist es zu strafen. Durch die Einführung einer klaren Hierarchie und die Zuweisung der Straffunktion an die Obrigkeit wird es auf der Ebene der Gleichen, der Gemeindemitglieder untereinander, möglich, christlich zu verzeihen. Auf sozialer Ebene ist damit die Macht zur Durchsetzung des Rechts gesichert, während auf privater Ebene die Rachenotwendigkeit aufgehoben ist. Der Vorteil dieser Spaltung ist, dass eine Entkopplung der jeweiligen Strafmaßnahmen von persönlichen Motiven wahrscheinlich wird. „Denn die Obrigkeit übt ihr Amt nicht nach privaten Motiven aus, sondern in Erfüllung ihrer öffentlichen Aufgabe. Man vergleiche die schöne Stelle des Augustinus, Enarratio in Psalm XIV: Justitia non novit fratrem, non novit matrem, non novit patrem; veritatem novit; personam non accipit, Dominum imitatur."[25]

Mit der Entstehung von Organisationen des Rechts verliert die familienartige Kommunikation zur Lösung von Konflikten an Bedeutung. Der König oder der Staat, die Obrigkeit erhält das Gewaltmonopol, und die Dynamik der Rache, die der Logik und Mathematik des Abrechnens und Aufrechnens folgt – sei es zwischen sozialen Einheiten wie Familien und Stämmen, sei es zwischen Individuen –, findet ihr Ende.

VII. Augenblickskriege – Totschlag im Affekt

1. Fallbeispiel

Der Tag, an dem Hermann Kaiser* seine Frau mit 15 Messerstichen tötete, schien ein Tag wie jeder andere. Nach der Arbeit war Hermann in seinen Sportverein gegangen, hatte mit den Mannschaftkameraden trainiert und anschließend mit ihnen im Vereinslokal noch ein Stündchen zusammengesessen. Gemeinsam hatte man geplant, wie die Tauffeier für Hermanns Jüngsten, jetzt gerade ein paar Wochen alt, aussehen sollte. Hermann hatte nicht viel getrunken: drei Weinschorle.

Als er nach Hause kam, war seine Frau nicht da. Die vier Kinder, zwei Töchter und zwei Söhne, der Älteste zwölf Jahre alt, sahen fern oder schliefen schon. Die Ehefrau, Erika, war mit einer Freundin ausgegangen. Hermann war sauer, dass seine Frau ihn und die Kinder allein gelassen hatte, und verließ ebenfalls das Haus. Er ging zu einem Freund, bei dem er sich „ausweinte" und eine Flasche Bacardi leerte.

Er kam später als Erika nach Hause. Sie machte *ihm* Vorwürfe, dass er die Kinder allein gelassen hatte. Er machte *ihr* Vorwürfe, dass sie die Kinder allein gelassen hatte. Sie machte *ihm* Vorwürfe, betrunken zu sein. Er machte *ihr* Vorwürfe, betrunken zu sein. Beide erregten sich zunehmend und überboten sich in gegenseitigen persönlichen Abwertungen.

Schließlich machte sich Erika über Hermanns Potenz oder, besser gesagt: mangelnde Potenz lustig. Hermann entgegnete, indem er die körperlichen ästhetischen Qualitäten Erikas infrage stellte. Als Erika erklärte, sie sei „übrigens" gerade fremdgegangen, greift Hermann zum Messer.

* Alle zur Identifikation der Beteiligten führenden Daten wurden verändert.

Er selbst sagt von sich, er habe einen Fadenriss gehabt … Als er sich seiner selbst wieder bewusst geworden sei, habe er „eine blutende Frau im Arm gehabt". Sie überlebte diesen Wortwechsel nicht …

Das hier geschilderte Muster, das alle Merkmale einer im Eiltempo ablaufenden symmetrischen Eskalation aufweist, wird üblicherweise nicht mit dem Begriff Krieg bezeichnet. Wenn wir aber die zu Beginn zugrunde gelegte Definition ernst nehmen, so lassen sich solche Auseinandersetzungen ebenfalls als Kriegsmuster charakterisieren. Denn jeder der Beteiligten könnte in solch einer Dynamik das Opfer sein, zumal die Zuschreibung von Opfer- und Täterrollen nicht so eindeutig und klar ist. So erregte in einem ähnlichen Fall, in dem einer der Honoratioren in einer kleinen norddeutschen Stadt – Notar, CDU-Stadtrat, allseits bekannt, geachtet, angesehen – seine Frau mit einem Küchenmesser erstochen hatte, seine Bemerkung: „Auch das hat sie mir noch angetan!", vor Gericht und in der Öffentlichkeit große Aufmerksamkeit. Die darin zum Ausdruck kommende Selbstbeschreibung des – nach juristischen Kriterien – Täters als Opfer sorgte für ein gewisses Erstaunen.

Nur die wenigsten, die ihren Partner in solch einer Situation töten, sind sich der Gefahr bewusst. Alice Fuldauer, die in den Niederlanden etwa 200 solcher Fälle ausführlich untersucht hat, berichtet, dass die meisten ihrer Interviewpartner „noch eine Minute vor der Tat nicht geahnt" haben, „was passieren würde, wozu sie imstande sein würden".[1] Fast jeder der Täter berichtete davon, dass bei ihm „der Faden gerissen" sei. Sie haben sich als passiv reagierend erlebt, in ein Interaktionsmuster hineingezogen, über das sie keine Kontrolle hatten. Doch – aus der Außenperspektive betrachtet – entstünde solch ein Muster nicht ohne das, was er tut. Alle Beteiligten sind Täter, auch das Opfer, und alle sind Opfer, auch der Täter.

2. Ehekrieg

Obwohl derartige Interaktionsepisoden unserer Kriegsdefinition entsprechen, wird hier, eben wegen des üblicherweise abweichenden Verständnisses, der Thematik familiärer Gewalt nur vergleichsweise geringer Raum gegeben. Die Geschichte von Hermann und Erika soll vor allem deshalb als Beispiel eines kriegerischen Musters aufgeführt werden, damit der Unterschied zum formalisierten Krieg betont werden kann. Er zeigt sich im Umgang mit Gefühlen im Rahmen von Konflikten. Das bezieht sich sowohl auf Affekte wie „Liebe“ und „Bindung“ als auch auf die aggressiven Gefühle, die häufig mit Gewalttätigkeiten verbunden sind.

Die erste Frage, die sich bei solchen tragischerweise ja gar nicht so seltenen Vorkommnissen wie dem Umbringen des Partners stellt, lautet: Warum sind die beiden sich nicht aus dem Weg gegangen? Schließlich gibt es Scheidungen, niemand ist gezwungen, mit einem anderen Menschen eine Ehe, Partnerschaft oder Lebensgemeinschaft einzugehen; und wenn er sich dennoch darauf eingelassen hat, so kann er diese Entscheidung heutzutage rückgängig machen (wenn auch mit einem gewissen Aufwand, der aber, gemessen an den Scherereien, die man hat, wenn man seinen Partner umbringt, durchaus vertretbar erscheint).

Wir haben es also, wenn wir Ehekriege betrachten, mit einer Situation zu tun, in der die Partner (bzw. Gegner) über Alternativen verfügen. Es mag ja sein, dass sich ein Streit einmal und völlig unerwartet bis zur Anwendung von Gewalt aufschaukelt, aber spätestens beim zweiten Mal sollte deutlich sein, dass man in Zukunft mit dem Feuer spielt. Dass nicht die Flucht ergriffen wird, ist nur erklärbar durch die Wichtigkeit, die offenbar beide Partner dem jeweils anderen und ihrer Partnerschaft geben.

Man bringt im Allgemeinen niemanden um, den man nicht kennt oder der einem egal oder unwichtig ist. Als Besitzer eine Apotheke mag man wegen des Schlüssels zum Giftschrank für Drogenabhängige wichtig werden, als Fahrer eines Geldtransporters wegen des Schlüssels zum Laderaum usw. Die Anwendung von Gewalt hat nichts mit der Person dessen, der dabei möglicherweise auf der Strecke bleibt, zu tun. Sie gilt nicht ihm, sondern einer für den Täter „höheren Sache“ (dem Geld, den Drogen usw.). Die Anwendung von Gewalt ist instrumentell, ein Mittel zum Zweck. Und das Opfer ist einfach zur falschen Zeit am falschen Ort, bzw. es hat den falschen Job, der es eben dahin gebracht hat. Die ganze Angelegenheit ist nicht persönlich gemeint. Sie ist manchmal kühl kalkuliert, ein Verlust, der sehenden Auges in Kauf genommen wird, manchmal auch eher ein Unfall. Pech gehabt, dumm gelaufen! Gefühle sind dabei aufseiten des Täters insofern manchmal im Spiel, als er auf unvorhergesehene Ereignisse mit Angst oder Panik reagiert usw., aber sie gelten primär nicht dem Opfer, sondern der Situation. Auch der kaltblütige Mord an der Ehefrau, die das väterliche Industrieunternehmen nun endlich auf ihren liebevollen Ehemann überschrieben hat, kann dem Bereich zweckgerichteten Tötens zugeordnet werden.

Diese Formen instrumenteller Aggression sind das Thema von Samstagabendkrimis im deutschen Fernsehen, in denen biedere Polizeibeamte Finsterlingen aus der Oberschicht auf der Spur sind, oder von englischen Kriminalromanen, meist von älteren und vornehmen Damen verfasst. Die Absicht, den anderen zu töten, ist bei dieser Art geplanten Mordes einseitig, d. h., es handelt sich um keine Situation, in der beide ihre Existenz (im physischen Sinne) riskieren. Das Opfer ist arglos, der Täter wagt nicht sein eigenes Leben im Kampf mit dem anderen. Sie passen daher nicht in die in unserem Zusammenhang verwendete Kriegsdefinition. In Fällen wie denen des Kaiser-Paares scheint jedoch Symmetrie zu bestehen. Es hängt eher vom Zufall ab, wer auf der Strecke bleibt (obwohl es tatsächlich meist die Männer sind, die zur Waffe greifen). Und die Eskalation entsteht, glaubt man den noch befragbaren Überlebenden, aus der Angst zu verlieren. Der Totschlag ist der letzte Versuch, der Niederlage, der Demütigung, der Selbstaufgabe als gleichwertiger Partner zu entgehen. Und da die erlebte Alternative ist, Gewinner oder Verlierer zu sein, sich zu unterwerfen oder den anderen zu unterwerfen, zu demütigen oder gedemütigt zu werden, werden bei drohender Niederlage die Waffen gewechselt: von den spitzen Worten zu den spitzen Gegenständen. Es gibt, solange man miteinander von Angesicht zu Angesicht konfrontiert ist, für keinen der Beteiligten in seiner subjektiven Wahrnehmung und Wirklichkeitskonstruktion die Möglichkeit auszusteigen, weil dies die Distanzierung von den eigenen Affekten erfordern würde. Wenn es auch nur einem von beiden gelingt und er oder sie, beispielsweise, den Raum verlässt, das Feld räumt, sich scheiden lässt, ist das Muster unterbrochen. Die räumliche und zeitliche Distanz sorgt für das „Kühlen der Gemüter".

Wenn man nach einem extremen Gegenbild des am Beispiel der Kaisers beschriebenen Totschlagmusters sucht, so findet man es in dem bereits ausführlich diskutierten klassischen Duell. Beim Duell zielt die Ritualisierung darauf, das spontane Durchbrechen von Affekten zu verhindern. Alle Aktionen folgen einem wohl organisierten Ablaufplan mit klaren Rollenverteilungen, Vorschriften und Verboten, und es sind Dritte anwesend, die für zivilisiertes Verhalten Sorge tragen. Soziale Spielregeln werden zur Kontrolle individueller affektiver Impulse nutzbar gemacht. Der familiäre Streit zwischen Partnern findet hingegen im Rahmen eines vom Rest der Gesellschaft separierten kommunikativen Kontextes, der Familie, statt. Hier ist der Ort für „nichtgesellschaftsfähige" Intimkommunikation.[2] Kinder werden gezeugt, Notdurft wird verrichtet, persönliche Grenzen werden anders als Fremden gegenüber gezogen oder nicht respektiert. Alles, was jedes einzelne Familienmitglied betrifft, kann zum Gegenstand der Kommunikation gemacht werden. Es gibt keine oder wenig Konventionen, die festlegen, was an Gedanken oder Gefühlen zwecks Erhalt des sozialen Friedens besser nicht ausgedrückt werden sollte. Man zeigt seine Gefühle, und man orientiert sich am Erleben des anderen – im positiven wie im negativen Sinn. Nur wer den anderen im Laufe einer längeren gemeinsamen Geschichte wirklich *sehr* gut kennen gelernt hat, kennt seine Kränkbarkeiten hinreichend gut, um ihn so kränken zu können, dass er die Kontrolle verliert.

Während außerhalb der Familie im Umgang mit Fremden immer in gewissem Maße die Kontrolle der eigenen Affekte oder ihres Ausdrucks nötig ist, um nicht unangenehm aufzufallen, ist der Freiraum für abweichendes und „merkwürdiges" Verhalten innerhalb der Familie ungleich größer. Ganz generell sind die sozialen Kontrollmechanismen gegenseitiger nachbarschaftlicher Beobachtung reduziert. Wenn nun auch noch durch den Konsum größerer Mengen Alkohols auf rein körperlicher Ebene die Selbststeuerungsfähigkeit reduziert ist, wird die Impulskontrolle geringer. Die biologische Umwelt des psychischen Funktionierens ist so verändert, dass an sich Unwahrscheinliches möglich wird. Das gilt nicht nur für aggressive Impulse, sondern für alle, die von einer spezifischen körperlichen Hemmbarkeit oder Erregbarkeit abhängen, wie beispielsweise sexuelle Impulse („Die/Den sauf ich mir schön!") oder auch aggressive Impulse (Muster: Wirtshausschlägerei). Das labile Gleichgewicht zwischen affektiver und rational beeinflusster Verhaltenssteuerung wird verändert.

Hermann Kaiser wurde von einem psychiatrischen Gutachter verminderte Schuldfähigkeit zur Zeit der Tat attestiert. Nach drei Jahren im Gefängnis und einer Therapie wurde er wieder auf freien Fuß gesetzt. Er selbst betrachtet sein Leben als zerstört, er trauert um seine Frau.

Dass solch ein Muster nicht die Ausnahme ist, zeigen die Kriminalstatistiken. In den USA betreffen demnach fast drei Viertel aller Morde Täter und Opfer, die Freunde oder Familienmitglieder sind.[3] Dass es diejenigen sind, die sich am nächsten stehen, weist darauf hin, dass hier Mord und Totschlag eher eine Sache der impulsiven Aggression ist.

Die affektive Steuerung dieses Musters hat einige Folgen in der Zeitdimension. Es kann einmalig auftreten, obwohl – wann immer Menschen eine gemeinsame Geschichte durchlaufen – die Wiederholung von Interaktions- und Kommunikationsmustern sehr wahrscheinlich ist. Man spielt stets wieder dasselbe Spiel, obwohl oder weil man weiß, dass man beim letzten Mal schon nicht gewonnen hat. Ein weiterer Aspekt ist, dass es sich bei solch einer Eskalation um eine zeitlich sehr eng begrenzte Sequenz von Ereignissen handelt. Gefühlsmäßiges Reagieren erfolgt immer in der Gegenwart. Um die Gefühle zu konservieren oder zu reproduzieren, bedarf es der Herstellung analoger Interaktions- und Kommunikationssituationen. Würde man sie bewusst wiederherstellen, so hätte man schon das Muster verändert: Aus einem spontanen Geschehen wäre das Resultat von Planung geworden.

3. Das Paradox der Selbstkontrolle

Die paradoxe Antwort auf die Frage, warum sich Partner gelegentlich in der geschilderten Weise umbringen, statt sich zu trennen, lautet: Beide können nicht ohne einander leben. Zumindest scheint dies, wenn man den Erfahrungen der klinisch-psychoanalytischen und/oder -familientherapeutischen Arbeit mit solchen Täteropfern vertraut, ihr eigenes Erleben zu sein.

Die Bindung an den anderen bzw. die Abhängigkeit vom ihm wird als so stark erfahren, dass jeder Gedanke an Trennung absurd erscheint. Jeder hat in seinem subjektiven Weltbild eine Überlebenseinheit konstruiert, die nicht mit seinem Körper identisch ist und nicht durch seine Haut begrenzt ist, sondern die andere Person mit umfasst. Er/Sie hat ein „Wir-Selbst“ konstruiert, das ihn und den Partner umfasst. Die den eigenen Verhaltensentscheidungen zugrunde liegende Unterscheidung ist nicht Ich/Du, sondern Wir/Der Rest der Welt (oder so ähnlich).

Wer sich selbst als jemenden beobachtet, der nur innerhalb solch einer Zwei- oder Mehrpersoneneinheit überleben kann, muss sich als extrem abhängig vom anderen bzw. vom Überleben dieser Mehrpersoneneinheit erleben.

Das muss an sich kein Problem sein oder kein Problem hervorbringen. Das tut es nur, wenn der oder die Betreffende gleichzeitig – wie das heute vielfach der Fall ist – an sich selbst den Anspruch stellt, als Person autonom (nicht im systemtheoretischen, sondern im umgangssprachliche Sinne) und unabhängig zu sein. Sein eigener Herr zu sein und gleichzeitig in der Sicherheit einer Bindung an eine übergeordnete soziale Einheit leben zu wollen führt zwangsläufig zu Ambivalenzen und Konflikten. Wenn man in seinen Wirklichkeitskonstruktionen die Regeln der zweiwertigen Logik voraussetzt, dann kann man zu einem gegebenen Zeitpunkt immer nur die eine Seite einer kontradiktorischen Unterscheidung realisieren: Entweder ist man sein eigener Herr, dann braucht man auf niemanden und nichts Rücksicht zu nehmen, fühlt sich aber – aller Wahrscheinlichkeit nach – früher oder später ziemlich allein; oder aber man lebt in einer engen emotionalen Beziehung, dann muss man – wiederum aller Wahrscheinlichkeit nach – in seinem Verhalten auf den anderen Rücksicht nehmen, sich an seinen Bedürfnissen und Wünschen, seinem Erleben, seinem Fühlen und Denken orientieren; man ist nicht mehr sein eigener Herr. Auch dies müsste noch kein Problem sein, wenn der oder die Betreffende sich erlauben würde, die beiden Seiten des Konfliktes zu unterschiedlichen Zeiten zu leben, d. h. heute die Unabhängigkeit, morgen die Abhängigkeit (= Bindung, Geborgenheit). Das scheitert aber dann, wenn man an sich die Forderung einer zeitüberdauernden persönlichen Identität stellt. Dann kann man es sich nicht erlauben, heute die eine und morgen die andere Seite seiner Ambivalenzen zu leben. (Daher dürfte „schlampiges Denken", d. h., wenn man sich um logische Inkonsistenzen der eigenen Identität nicht weiter schert, eine der Voraussetzungen für seelische Gesundheit – wahrscheinlich auch für die Vermeidung von Kriegen – sein.)[4]

Wenn man beides, Autonomie und Zugehörigkeit für sein eigenes Wohlbefinden (um nicht zu sagen: Glück), braucht und beides Bestandteil der eigenen Identität ist, befindet man sich in einer paradoxen Situation. Was immer man tut, es ist das Falsche. Welche Seite der Unterscheidung Autonomie/Bindung (welches der beste

Begriff dafür ist, scheint offen) man auch wählt, man erhält immer die andere *nicht* – und die ist es dann erfahrungsgemäß, die man am meisten ersehnt und begehrt.

Es scheint aber einen Weg zu geben, wie sich diese Paradoxie der Selbstbestimmung auflösen lässt: durch Herrschaft über den anderen. Wenn es gelingt, den Partner in eine einseitige Abhängigkeit oder Bindung zu bringen, so können beiden Seiten der Ambivalenz gleichzeitig gelebt werden. Die Autonomie scheint in Herr-Knecht-Verhältnissen aufseiten des Herrn nicht beeinträchtigt zu sein, und die zuverlässige Beziehung ist außerdem gewährleistet. Wer sich an einem „Wir-Selbst", das mehrere Personen umfasst, orientiert und die Kontrolle über die Aktionen dieser sozialen Einheit gewinnt, hat für sich die Paradoxie aufgelöst. Er hat die Verfügung über beide Seiten der Unterscheidung, wenn seine „Selbst"-Kontrolle die Kontrolle des „Wir-Selbst" ist, d. h. die Aktionen seiner Interaktions- und Kommunikationspartner umfasst. Der Unterschied zwischen Selbst- und Fremdreferenz der Entscheidungen ist aufgehoben, wenn das Selbst die anderen mit einschließt.

Allerdings setzt dies voraus, dass der andere sich im Innenverhältnis der beteiligten Partner in eine Unterordnungsbeziehung fügt. Da er/sie bzw. ihre/seine Psyche als autopoietisches System strukturdeterminiert ist, ist dies ohne Zusatzbedingungen, die einen spezifischen Kontext herstellen, höchst unwahrscheinlich. Man muss schon gute Gründe für die Unterwerfung haben.

Diese Gründe kann Macht mit ihrer Überzeugungskraft liefern. Die Anwendung von Gewalt ist dabei aber auf Dauer in solchen Beziehungen nur selten ein nützliches Mittel. Man kann ihr zu leicht entfliehen (Scheidung, Frauenhäuser usw.), und es gibt dritte, mächtigere Gewalten (Polizei, Gerichte), die (zumindest theoretisch) für den Schutz des Schwächeren sorgen. Die Drohung mit Sanktionen als Basis von Macht und Abhängigkeit ist vor allem aber auch dann wenig wirksam, wenn die Sanktion, die Gewalt, sowieso der Normalzustand ist. Wenn der Leidensdruck groß genug ist, scheint jede Alternative besser.

Besonders prekär wird die Lage, wenn zwei Menschen aufeinander treffen, die sich in ihrer Art, diesen Autonomie-Bindungs-Konflikt psychisch zu bewältigen, ähneln. Jeder fühlt sich dann vom anderen „verschlungen", sodass die Attraktivität der Beziehung, das

Auflösen der Selbst-Objekt-Abgrenzung, immer auch mit der Drohung des Selbst- und des Kontrollverlustes verbunden ist.

Die am skizzierten Fallbeispiel illustrierte Dynamik entsteht daher meist nicht bei dem Versuch, den anderen abhängig zu machen. Da Drohungen in der Hinsicht wenig bewirken, könnte dies wohl nur durch „Verführung", d. h. durch das Versprechen positiver Werte, die der andere nirgendwo anders finden kann, gelingen. Das wird aber durch Abwertung, Beleidigung, Verletzung etc. nicht erreicht. Dass gerade diese Art der Kommunikation die Dynamik bestimmt, lässt sich ganz im Gegenteil am besten mit dem Versuch beider erklären, ihre Unabhängigkeit vom anderen zu demonstrieren – dem anderen, vor allem aber wohl sich selbst. Wenn man ihn abwertet und verletzt, so „beweist" dies (vermeintlich), wie gering die Abhängigkeit von ihm ist: dass er austauschbar ist und es Alternativen zur Beziehung mit ihm gibt, wie wenig man ihn braucht und ehrt und schätzt usw. Man versucht, ihm durch Demütigung zu beweisen, dass er über keine Macht über einen selbst verfügt. Doch diese Unabhängigkeitserklärungen bleiben im Allgemeinen auf der verbalen Ebene, es werden keine Handlungskonsequenzen gezogen. Ganz im Gegenteil, der Streit ist die Zeit und Form der Beziehung, in der jeder sich am wenigsten ambivalent erlebt. Er ermöglicht hohe emotionale Intensität, und gleichzeitig ist die Distanz und gegenseitige Abgrenzung offensichtlich. Er liefert, wenn auch nur als vorübergehendes Ereignis, die Auflösung der Paradoxie. Sie findet häufig dann auch ihren Höhepunkt im Umschlagen der Aggression in eine leidenschaftliche, sexuell besiegelte Versöhnung. Aber nach relativ kurzer Zeit, meist schon am nächsten Morgen, beginnt das Spiel von vorne. Die Bereitschaft zur Versöhnung könnte ja als Zeichen der Abhängigkeit gedeutet werden – und zwar nicht nur vom Partner, sondern vor allem von einem selbst.

VIII. Biologische und psychologische Bedingungen des Krieges

1. Körper und Psyche als Umwelten sozialer Systeme

Aus der Sicht der neueren Systemtheorie muss der Organismus wie auch die Psyche eines jeden Kommunikationsteilnehmers als eine Umwelt des Kommunikationssystems verstanden werden.* Man braucht Augen und Ohren (und all das, was an ihnen dran hängt), um zu sehen und zu hören, aber Augen und Ohren bestimmen nicht, was man sieht oder hört. Sie legen jedoch den Möglichkeitsraum des Sehens und Hörens fest, d. h., sie bestimmen, was man überhaupt hören und sehen können kann. Analoges kann für die Psyche gesagt werden, auch sie bestimmt nicht einseitig, was in der Interaktion gesagt oder getan wird und welche Bedeutung der Interaktion gegeben wird, sie legt aber fest, was *nicht* gesagt oder getan werden *kann*. Menschliche Körper als biologische Umwelten und psychische Strukturen als psychische Umwelten bestimmen daher nicht, welche Phänomene in der Kommunikation entstehen, sondern nur, welche *nicht* entstehen *können*. Sie begrenzen die Möglichkeiten der Interaktion und Kommunikation.**

Das gilt auch für kriegerische Interaktion und Kommunikation. Da Menschen nicht fliegen konnten, brauchten sie sich über Jahrtausende hinweg keine Gedanken über die gegnerische Luftwaffe zu machen. Was aufgrund der physischen und psychischen Ausstattung seines Körpers oder seiner geistigen Fähigkeiten nicht möglich ist,

* Hier sei seiner theoretischen Kompromisslosigkeit wegen vor allem auf die von Luhmann (1984) in seinem Grundlagenwerk *Soziale Systeme* bezogenen Positionen verwiesen.

** Für eine relativ leicht verständliche Einführung in diesen Theorieansatz siehe Simon (1990).

wird von keinem Gegner getan werden. Allerdings lassen sich die durch die Beschaffenheit der Psyche und des Körpers gesetzten Grenzen überschreiten und ausweiten. Mit der Entwicklung immer raffinierterer technischer Geräte und Waffen – von der Steinschleuder zur Cruise-Missile – veränderte sich der Zweikampf vom Kampf Mann gegen Mann, bei dem sich die Gegner noch ins Auge blicken konnten, zum Distanzkampf. Analog konnten mit der Entwicklung technischer Kommunikationsmedien neue Formen der Kommunikation entstehen, die über die Interaktion unter Anwesenden hinausgehen. Es konnten Organisationen entstehen, die eine Kriegführung ermöglichen, bei der menschliche Körper als Mittel des direkten Kampfes (Nutzung der Fäuste, Arme, Beine und Zähne, nicht zu vergessen: Spucken) und Medium der Kommunikation (Mund, Auge, Ohren) keine zentrale Rolle mehr spielen. Der Organismus behält aufgrund seiner Verwundbarkeit und Sterblichkeit zwar noch seine Wichtigkeit als Angriffsziel, dessen Destruktion (u. a.) vom Gegner erstrebt wird *(search and destroy)*, der Sieg hängt aber nicht mehr in erster Linie von der körperlichen Fitness der Kämpfer ab.

Doch die Drohung mit Verletzung und Tod ist auch heute noch ein zentrales Element von Kriegen. Es ist es zwar nicht mehr immer das vordringliche Ziel in Kriegen, die biologischen Umwelten (die Soldaten, die Bevölkerung) des feindlichen sozialen Systems aus dem Wege zu schaffen, es geschieht aber dennoch. Das war in letzter Zeit besonders bei Stammeskriegen in Afrika, z. B. den Kämpfen zwischen den Tutsi und den Hutu in Ruanda, zu beobachten. Bei solchen nichttrinitarischen Auseinandersetzungen gilt noch immer das Prinzip: Wenn es keine feindlichen Körper mehr gibt, dann gibt es auch keine feindlichen sozialen Einheiten mehr. Die Versuchung, biologische (z. B. rassische) Merkmale der Unterscheidung zum politischen Merkmal der Unterscheidung zu machen, dürfte mit den waffentechnischen Möglichkeiten, Menschen mithilfe der neuesten biologischen Waffen selektiv aufgrund ihrer genetischen Unterschiede großflächig und systematisch ins Jenseits zu befördern, steigen. Diese Zukunftsperspektiven verdanken wir den Fortschritten der Gentechnologie, die nicht nur die Hoffnung auf neue Wege der Behandlung von Erbkrankheiten, auf die Erstellung neuer Medikamente etc. wecken, sondern auch die Option des gezielten Völkermords eröffnen. So berichtet Udo Ulfkotte in einem Artikel der *Frankfurter Allgemeinen Zeitung* (10. 7. 2000) unter dem Titel *Auf dem Weg zur*

Ethno-Bombe? von den wissenschaftlichen Möglichkeiten, gentechnische Erkenntnisse zur Unterscheidung ethnischer Gruppen zu verwenden. So könnten Killerviren gebastelt werden, die nur für bestimmte Gruppen der Bevölkerung tödlich sind. „Eine gentechnische Waffe, so prognostizierten die Wissenschaftler, könne dann beispielsweise nur Weiße, Schwarze oder Araber vernichten und zugleich mit einer Art ‚Uhr' versehen sein, die eine ethnische Gruppe zu einem bestimmten Zeitpunkt ‚unschädlich' mache."[1]

Da Körper und Psyche fest miteinander gekoppelt sind, wird mit der Vernichtung des Körpers auch immer die individuelle Psyche vernichtet. Sie fällt damit als eine für die Kommunikation relevante Voraussetzung aus. Wenn niemand mehr existiert, der die Kommunikationen produzieren kann, die für die Abgrenzung und Identität einer sozialen Einheit (Stamm, Familie, Kultur, Nation, Rasse usw.) sorgt, dann hört auch sie auf zu existieren. Es würde reichen, die psychischen Umwelten solch eines Systems zu zerstören. Doch das ist nur schwer möglich (man findet Beispiele in Formen des Mobbings; aber da hier die Möglichkeit der „Flucht", d. h. des Vermeidens entsprechender Angriffe, gegeben ist, lässt sich der Schaden meist begrenzen; wenn überhaupt, dann ist die Familie wohl noch der Ort, wo kommunikativ die psychische Vernichtung eines Individuums, die Auflösung seiner individuellen Identität und Integrität, stattfinden kann). Sicherer, leichter und schneller ist die Vernichtung von Körpern. Das macht das Töten von Gegnern, deren man in der Kommunikation nicht Herr werden kann, so „attraktiv". Es ist die Logik, die zu „Endlösungs"-Ideen führt.

2. Die Kopplung von Körper und Psyche

Beobachtet man kriegerische Konflikte, so kann aus der Außenperspektive zunächst nur auf der Phänomenebene beschrieben werden, was geschieht. Versucht man, Erklärungen dafür zu konstruieren, so bieten sich im Allgemeinen drei unterschiedliche Systemtypen an, in denen man die vermeintlichen Ursachen orten kann: Entweder man sieht sie innerhalb des sozialen Systems selbst (z. B. in der Logik von Spielregeln, wirtschaftlichen Verhältnissen, historischen Gegebenheiten, religiösen oder anderen weltanschaulichen Konflikten usw.), oder aber man ortet sie im körperlichen oder psychischen System. Es gibt eine unübersehbare Menge von Literatur, die sich mit den psychischen Ursachen von Kriegen beschäftigt, und es gibt eine etwas weniger umfängliche, aber immer noch reichhaltige Literatur zu den biologischen (etwa auf ererbte Anlagen zurückzuführenden) Ursachen des Krieges.

Diesen beiden Erklärungsebenen gegenüber muss aus einer systemischen Sicht schon aus rein konzeptuellen Gründen große Skepsis entgegengebracht werden. Es werden sowohl bei den biologischen wie auch bei den psychologischen Erklärungen Umweltbedingungen benannt, die kausal auf soziale Prozesse wirken sollen. Das wäre – systemtheoretisch gesehen – nur möglich, wenn tatsächlich biologische oder soziale Faktoren den Spielraum der Innensteuerung sozialer, d. h. autonomer, strukturdeterminierter Systeme so einengen würden, dass keine (oder nahezu keine) Verhaltensalternativen offen blieben.

Dies erscheint höchst unwahrscheinlich, da eines der Merkmale von Kommunikationssystemen (d. h. sozialen Systemen) ist, dass ihre psychischen und biologischen Umwelten ein hohes Maß an Austauschbarkeit besitzen. Wer in einem Fußballspiel, zum Beispiel, auf dem Platz steht und den Ball tritt, ist egal, solange überhaupt jemand das Spiel spielt und es dadurch am Leben erhält. Für soziale Systeme gilt dasselbe: Nur solange die Regeln, die es definieren, in Szene gesetzt werden, existiert es. Erhalten und reproduziert werden müssen Interaktions- und Kommunikationsmuster, damit soziale Stabilität hergestellt wird. Eine Kultur erhält ihre Gestalt, solange es Leute gibt, die sich den Regeln dieser Kultur entsprechend verhalten. Eine Organisation bleibt die, die sie ist, solange das getan wird, was sie als Organisation am Leben hält. Welche konkrete Person das tut und welche Dramen sich in der Psyche der Beteiligten abspielen, bleibt ohne Bedeutung, solange es nicht in die Kommunikation tritt. Solange die Beteiligten „funktionieren", bleibt alles, wie es war.

Psychische Mechanismen können daher für die Entstehung von Kriegen (wie auch anderer sozialer Systeme) nur dann von Bedeutung sein, wenn sie bei allen oder zumindest einer großen Zahl von Menschen als erwartbare (und meist notwendige) Bedingung der Kommunikation vorausgesetzt werden können. Wenn *alle* solch einer kriegerischen Psychodynamik *immer* unterworfen wären, dann würde sich die menschliche Gesellschaft wahrscheinlich in einem Zustand des Dauerkrieges befinden.

Da dies offensichtlich nicht der Fall ist, bleibt die Frage, ob nicht zeitweise solch eine Angleichung psychischer Mechanismen stattfindet, die dafür verantwortlich gemacht werden kann, dass in der Geschichte Menschen immer wieder voller Begeisterung in den Krieg gezogen sind. Eine Frage, die von vielen Autoren seit Auguste LeBon[2] positiv beantwortet wird. Es sind zwar empirisch schwer zu überprüfende Hypothesen, die unter dem Stichwort „Massenpsychologie" entwickelt worden sind, sie sind aber zum Teil sehr plausibel und verdienen eine nähere Betrachtung. Allerdings müssen hier wohl zwei Analyseebenen getrennt betrachtet werden. Zum einen gilt es, die psychischen Mechanismen zu betrachten, die dazu führen, dass Individuen bereit sind, wildfremde Menschen zu töten usw., d. h., sich in einer Weise zu verhalten, die außerhalb des Krieges von ihnen als verwerflich und verbrecherisch bewertet wird. Da die Psychodynamik eines einzelnen Mitglieds angesichts seiner Austauschbarkeit für ein soziales System im Allgemeinen nicht entscheidend ist, müssten eine Unmenge, ja, Millionen psychischer Systeme koordiniert und gleichgeschaltet werden. Nur solch eine Gleichschaltung würde es gerechtfertigt erscheinen lassen, psychische Phänomene (als limitierende Umweltfaktoren des sozialen Systems) als kriegsverursachend zu bewerten. Doch dann käme zwangsläufig wieder das soziale System ins Spiel, denn nur spezifische Kommunikationsprozesse könnten solch eine Universalisierung psychischer Phänomene angemessen erklären.

Es gibt aber noch eine zweite Situation, in der psychische Prozesse von Bedeutung und „kriegsentscheidend" werden können: wenn ein Einzelner bzw. seine Psyche als Umwelt eines sozialen Systems (z. B. einer Nation) eine solche Wichtigkeit und Nichtaustauschbarkeit gewinnt, dass er als Individuum den Spielraum des Staates so einengen kann, dass seine Macken die Politik bestimmen. Diese Gefahr besteht eigentlich nur in autoritären oder totalitären Systemen, in denen die Entscheider (Monarchen, Diktatoren usw.) keiner oder nur geringer Kontrolle unterzogen sind. Es bedarf also eines „sozialen Entgegenkommens", damit psychische Prozesse Einzelner eine solche Wichtigkeit gewinnen können.

Was die biologischen Umwelten betrifft, so kann zunächst festgestellt werden, dass die Zuschreibung der Ursachen für das Verhalten von Individuen immer mit der Konstruktion von Erklärungen verbunden ist. Was direkt beobachtbar und daher interpersonell objektivierbar ist, sind Verhalten und Interaktion. Die Frage, ob vom Beobachter als aggressiv bewertetes Verhalten nun auf soziale, psychische oder biologische Gründe zurückzuführen ist, hängt also vom bevorzugten Erklärungsprinzip des Beobachters ab.

Da es aber – bezogen auf den Menschen – keine eindeutigen und objektivierbaren Merkmale der Unterscheidung für die Richtigkeit oder Unrichtigkeit des einen wie des anderen Erklärungsmodells gibt, empfiehlt es sich, diese Frage als unentscheidbar zu betrachten. Deswegen soll hier auch nicht zu dieser ideologisch gefärbten Frage Stellung genommen werden. Aus einer systemtheoretischen Perspektive – die hier ja die Grundlage der Argumentation liefert – können kriegerische Auseinandersetzung in keinem Fall durch psychische und biologische Faktoren *allein* erklärt werden. Krieg kann durch psychische (und ganz analog: biologische) Faktoren nur mitbegründet sein. Er muss stets durch sie *möglich* gemacht sein, d. h. mit biologischen und psychischen Bedingungen vereinbar sein, sie machen ihn aber nicht *notwendig*. Die Fähigkeit zu sprechen, um ein analoges Phänomen zum Vergleich heranzuziehen, muss zweifellos ebenfalls durch psychische und biologische Gegebenheiten ermöglicht sein. Unsere psychischen Strukturen und die Gestaltung unseres Kehlkopfes eröffnen uns die Chance, miteinander zu sprechen, sie zwingen uns aber nicht dazu. Es soll Leute geben, die ab und zu schweigen, manche reden sogar nur ausnahmsweise. Sie können sprechen, aber sie ziehen es mehr oder weniger oft vor, es nicht zu tun. In diesem Sinne kann davon ausgegangen werden, dass auch Krieg nur eine Möglichkeit ist, aber keine Notwendigkeit. Deswegen ist es umso wichtiger, die Bedingungen für sein Entstehen im Einzelnen zu studieren, um sich dann für oder gegen ihn entscheiden zu können.

3. Verhaltensforschung (Ethologie)

Ungeachtet der Einschränkungen, was den Wert biologischer und psychologischer Erklärungen für menschliche Interaktion und Kommunikation betrifft, kann das Studium tierischen Verhaltens Hinweise darauf liefern, wo biologische Bedingungen Verhaltenswahrscheinlichkeiten erhöhen oder verringern. Wenn im Verhalten unterschiedlicher Spezies ähnliche Verhaltens- und Interaktionsmuster zu beobachten sind, so ist dies zwar kein Beweis, dass sie biologisch begründet sind (schließlich ist die Tatsache, dass die meisten Säugetiere, wenn man sie vom Hochhaus wirft, hinunterfallen, auch kein Beleg dafür, dass dieses Verhalten biologisch bedingt ist), aber doch zumindest ein Hinweis auf ähnliche Funktionen oder Entstehungsbedingungen dieser Muster.

Was die ethologischen Ansätze konzeptuell mit systemischen Modellen verbindet, ist eine evolutionäre Perspektive. Strukturbildungen, seien sie nun im Bereich von lebenden Organismen, von Kommunikationssystemen oder der Psyche, werden als Ergebnis von Auswahlprozessen verstanden. Nur liefern im einen Fall biologische Mutationen die Variation, aus der die Auswahl lebensfähiger (d. h. nicht unbedingt „besserer") organismischer Strukturen erfolgt, im anderen Fall sind es Kommunikationen bzw. Gedanken und Gefühle. In allen Fällen gilt: Was überlebt, ist fit. Solch eine evolutionäre Position sagt also nicht etwa, die „fitteste" Struktur würde überleben, sondern dass das Überleben beweist, dass sie fit genug war oder ist, um zu überleben.[3]

Von dieser Prämisse ausgehend, beobachten Ethologen die Verhaltensmuster von Mensch und Tier. Was ihren Ansatz sympathisch macht, ist, dass sie sich bemühen, die Beschreibung solcher Muster von ihrer Erklärung und Bewertung zu unterscheiden. Als Beispiel sei hier der Verweis auf Triebe, wie er in der Literatur immer wieder zu finden ist, herangezogen. Zum beschreibenden Charakter des Konzepts Trieb schreibt Irenäus Eibl-Eibesfeldt, der sich als Ethologe ausführlich mit dem Kriegsthema auseinander gesetzt hat: „In dem Begriff Trieb kommt rein beschreibend die Tatsache der inneren antreibenden Verursachung zum Ausdruck."[4] Dieses Wort bezeichnet also eigentlich etwas, worüber man nichts weiß und nichts sagen kann: die vermutete innere, von außen nicht beobachtbare Verursachung des Verhaltens, seien ihre Mechanismen nun biologischer oder psychologischer Natur. Es gibt keine direkt beobachtbaren Phänomene, denen die Ursache für das beobachtbare Verhalten eines Tieres zugeschrieben werden kann, also wird zur Füllung der Leerstelle ein Begriff für eine imaginäre Entität, genannt Trieb, erfunden. Man weiß nicht, wie man das beobachtete Verhalten erklären kann und gibt der Gesamtheit dessen, was man nicht weiß, einen Namen. Dadurch weiß man zwar auch noch nicht mehr, aber man braucht sich davon nicht weiter stören zu lassen und kann weiterarbeiten.

Im Prinzip spräche aber nicht nur nichts dagegen, sondern es wäre sogar sehr sinnvoll und nützlich – das sei hier ausdrücklich betont –, auch die Interaktionsmuster von Tieren analog zu denen im Bereich menschlicher sozialer Systeme mithilfe kommunikationstheoretischer Konzepte zu analysieren. Auch Tiere kommunizieren, und wie ein tierisches Individuum sich in einer konkreten Situation verhält, lässt sich meist nicht durch das Abrufen von Reflexen, sondern durch das Geben bzw. Verstehen von Mitteilungen im Rahmen der innerartlichen Kommunikation erklären. Aber auch Kommunikation ist ein Erklärungskonzept für beobachtbares Verhalten, bei dem bestimmte Annahmen über nicht direkt beobachtbares Verhalten (wie beispielsweise das Verstehen von Mitteilungen) vorausgesetzt werden.

a) Innerartliche und zwischenartliche Aggression

Krieg (im engeren Sinne) stellt sich aus Sicht der Verhaltensforschung „als eine Form der kollektiven, mit Waffen ausgetragenen und strategisch geplanten Zwischengruppenaggression" dar. Er wird „als Ergebnis der kulturellen Evolution erkannt. Die kulturelle Ausgestaltung greift allerdings auf im emotionellen Bereich verankerte, ererbte Verhaltensdispositionen zurück, die Wahrnehmung, Motivation und konkretes motorisches Verhalten entscheidend mitbestimmen."[5]

Eibl-Eibesfeldt sieht einen Unterschied zwischen dem Krieg beim Menschen und anderen Formen innerartlicher Aggression. Bei Tieren ziele die innerartliche Aggression selten auf die Vernichtung des anderen. Dies werde durch besondere Ritualisierungen der Auseinandersetzung verhindert. Auch beim Menschen sei dies zum Beispiel bei Konflikten von Gruppenmitgliedern zu beobachten, wo beschwichtigende Ausdrucksbewegungen den Ablauf einer Auseinandersetzung steuern und beenden. Solche die gegenseitige Destruktion verhindernden Mechanismen fehlen im Krieg. „Der Krieg zielt zunächst auf die Vernichtung von Mitmenschen der anderen Gruppe ab, was bei Tieren im Allgemeinen nur bei zwischenartlichen Auseinandersetzungen der Fall ist. Der Krieg zwischen verschiedenen Menschengruppen trägt somit Züge eines zwischenartlichen Konflikts."[6] Wobei der Autor hinzufügt, dass hier nicht einfach eine Gleichsetzung vorgenommen werden darf, weil sich bei Tieren nie Artfremde, Gruppe gegen Gruppe, im Kampf gegenüberstehen. Dies bedarf also, so lässt sich folgern, spezifischer sozialer Mechanismen, die den Menschen von Tieren unterscheiden. Es sind, aller Wahrscheinlichkeit nach, Möglichkeiten zur Bildung größerer sozialer Organisationen, die sich erst durch die spezifisch menschliche, sprachgebundene Kommunikationsfähigkeit ergeben. Das bezieht sich sowohl auf die Kommunikation unter Anwesenden, wie sie etwa in einer Gruppe stattfindet, erst recht aber auf die Kommunikation, die auf Medien der Fernkommunikation angewiesen ist, die erst die Überwindung von Raum und Zeit sowie die Koordination der Handlungen einer großen Zahl von Individuen ermöglichen.

b) Beuteaggression vs. affektive Aggression

Die Unterscheidung von zwischenartlicher und innerartlicher Aggression erscheint deswegen wichtig, weil sehr oft „die zwischenartlichen Auseinandersetzungen (Kampf mit Beute oder Raubfeind) von den innerartlichen Kämpfen durch jeweils verschiedene Sätze von Verhaltensweisen charakterisiert" sind. „Ein Kater bekämpft einen Rivalen mit einem bestimmten Drohzeremoniell und mit anderen Kampfbewegungen als eine ihm zur Beute dienende Maus. Eine *Oryx*-Antilope bekämpft einen Löwen, indem sie ihn mit den dolchartigen Hörnern zu spießen sucht. Mit Artgenossen dagegen ficht sie turnierartig, ohne die Waffen beschädigend einzusetzen."[7]

Innerartliche und zwischenartliche Kampfmuster sind also bei vielen Spezies sehr verschieden. Einmal zielen sie auf Vernichtung des Gegners, das andere Mal nur auf die Herstellung einer bestimmten Beziehung oder Rangordnung.

Reis unterscheidet bei der Katze „affektive Aggression", die der innerartlichen Beziehungsklärung dient, und „Beute-Aggression".[8] Es sind zwei unterschiedliche physiologische Systeme daran beteiligt, was sich durch Hirnreizversuche bestätigen lässt: „Schließlich fördert das Katecholamin Norepinephrin affektive Aggression und hemmt zugleich die Beute-Aggression. Reis hat das Abwehrverhalten gegen außerartliche Feinde ebenfalls unter affektiver Aggression zusammengefaßt. Man muß jedoch weiter differenzieren und zwischen einem affektiven innerartlichen agonistischen und einem affektiven zwischenartlichen Verteidigungssystem unterscheiden."[9]

Die Unterschiede zwischen affektiver und Beuteaggression bei der Katze zeigen sich in äußerlich beobachtbaren Verhaltensweisen, denen bestimmte physiologische Muster zugeordnet werden können:

Bei der Beuteaggression wird der Gegner beschlichen, es werden keine Drohlaute ausgestoßen, die Beißattacke ist auf den Nacken des Opfers, d. h. seinen Tod, gerichtet. Es sind keine wechselnde Reizbarkeiten zu beobachten. Die Aggression wird *zwischenartlich* gezeigt und ist immer auf den Erfolg, das Erlegen der Beute, gerichtet. Dementsprechend steht das Verhalten immer in Beziehung zur Nahrungsaufnahme. Es ist wenig vom Spiegel irgendwelcher Hormone abhängig und nur mit einer geringen Aktivierung des autonomen Nervensystems verbunden.

Im Gegensatz dazu kommt es bei der affektiven Aggression zu einer starken Aktivierung des autonomen sympathoadrenalen Systems, und sie ist stark von der Hormonausschüttung beeinflusst. Droh- und Abwehrstellungen bestimmen das Verhalten, sie werden durch Drohlaute noch verstärkt. Es erfolgt ein „wütender" Angriff, wobei der Gegner mit den Krallen verletzt wird. Die Handlungsbereitschaft steigt, d. h., die Schwelle zum Kampf sinkt. Dieses Verhaltensmuster hat keinerlei Beziehung zur Nahrungsaufnahme, es wird inner- und zwischenartlich gezeigt und zielt – falls man denn solche Intentionszuschreibungen wagen will – darauf, den Gegner aufmerksam auf die eigene Stärke zu machen und zur Unterwerfung zu veranlassen. Alles Wirkungen, die bei der Jagd nach Beute wenig nützlich oder gar erfolgsverhindernd sind. Emotional aufwühlender scheint demnach der innerartliche Kampf zu sein, Beute zu machen lässt relativ kalt.[10]

c) Turnierkampf

Die innerartlichen Kämpfe der Wirbeltiere sind im Allgemeinen ritualisiert. Dies mag den Effekt haben, dass Affekte kontrolliert werden. Oft ist zu beobachten, dass Tiere, die sich gegenseitig leicht beschädigen können, turnierartig kämpfen,[11] sodass die Wahrscheinlichkeit, sich tatsächlich schwer zu verletzen, reduziert wird. Der Piranha, ein im Amazonas und Orinoko verbreiteter Raubfisch, der es wegen der Schärfe seiner Zähne auch bei Nichtzoologen zu einer gewissen Bekanntheit gebracht hat, nutzt im Kampf mit seinesgleichen seine Zähne nie. Er stellt sich breitseits zum Gegner und schlägt mit der Schwanzflosse nach der Seite seines Rivalen.[12] „Komplizierter sind die Turnierkämpfe der Buntbarsche. Nach einleitendem

Drohen, bei dem die Tiere mit gespreizten Afterflossen, abgehobenen Kiemendeckeln und manchmal mit geöffnetem Maul von der Seite und von vorn drohen, kommt es zum Kampf, in dessen Verlauf die Tiere sich mit den Schwanzflossen schlagen. Sie berühren dabei selten den Körper des anderen, schicken ihm aber eine starke Druckwelle zu, aus der der Partner die Kraft seines Gegenübers ablesen kann. Im weiteren Verlauf des Kampfes fassen die Rivalen einander am Maul und beginnen, sich gegenseitig vom Platz zu drücken oder auch davonzuzerren. Es handelt sich um ein unblutiges Kräftemesseen, in dessen Verlauf sich einer erschöpft und aufgibt. Dieser faltet die Flossen zusammen, wechselt vom Prachtkleid in ein weniger auffälliges Farbkleid und schwimmt davon."[13]

Hunde beißen sich gegenseitig, bis einer bemerkt, dass er der Schwächere ist. Dann kann er durch charakteristische Verhaltensweisen seine Unterwerfung signalisieren, indem er sich beispielsweise auf den Rücken wirft, „ähnlich einem Welpen, der sich seiner Mutter zur Säuberung anbietet. Das hemmt den Angreifer. Der sich Unterwerfende harnt oft in dieser Stellung und wird dann vom Sieger abgeleckt, ein Hinweis dafür, daß es sich bei der Unterwerfungsgeste in der Tat um eine Imitation kindlichen Verhaltens – einen infantilen Appell – handelt. Über diesen Appell werden die Weichen nicht selten von Feindschaft auf freundlichen Kontakt umgestellt. Der Unterlegene wedelt feinschlägig mit dem Schwanz, während ihn der andere säubert. Dieser antwortet ebenfalls mit Schwanzwedeln, und was als heftiger Kampf begann, endet mit einem freundschaftlichen Spiel."[14]

Es gibt also Signale in der Kommunikation der Kämpfenden, die eine Eskalation verhindern. Gelegentlich schlägt aber solch ein „Turnierkampf" in einen „Beschädigungskampf" um, wenn es dem unterlegenen Artgenossen nicht gelingt, sich aus dem Staube zu machen. Beim gruppeninternen Kampf genügt im Allgemeinen das Ausweichen. Es scheint die Regel zu gelten: Aus den Augen, aus dem Sinn.

Es gibt also hier im Innenverhältnis der Gruppen zwei Möglich keiten, den Kampf aktiv zu beenden: die Unterwerfung und die Flucht. Wer keinen dieser Wege wählt, wählt die Fortsetzung des Kampfes. Es gibt allerdings noch einen weiteren Weg, wie ein Kampf beendet wird: die Einmischung Dritter, die mächtiger sind als die Kämpfer. „Ranghohe Paviane dulden keinerlei Aggressionen unter

Rangniederen. Sie ergreifen oft die Partei des Angegriffenen und verscheuchen den Aggressor ... Nach Rangkämpfen bemühen sich erwachsene Männchen in der Regel um die Wiederherstellung einer friedlichen Beziehung. Meist nähert sich der Verlierer dazu dem Gewinner und streckt ihm die Hand zur Berührung entgegen. Manchmal geht die Initiative auch vom Sieger aus."[15] Es kommt aber auch vor, dass die Weibchen vermitteln. Sie nähern sich einem Männchen, lausen es und lassen sich lausen, wechseln dann zum anderen, lassen sich auch von diesem lausen und lausen es. Dabei wechseln sie zwischen den Kontrahenten. Während dieses Prozesses sorgen sie dafür, dass die rein räumliche Distanz zwischen den Männchen verringert wird, bis sie schließlich von beiden gelaust werden. Schließlich ziehen sie sich zurück, sodass die beiden Männchen sich gegenseitig lausen.[16]

d) Dominanzstreben

Eibl- Eibesfeldt sieht als wesentliche Ursache für die Entstehung von Kriegen ein „ausgeprägtes Dominanzstreben" und identifiziert es als „altes Wirbeltiererbe". „Echsen z. B. kennen keine Freundlichkeit, ihr gesamtes Sozialverhalten basiert auf Dominanz und Unterwerfung. Auch ihr Werben besteht aus Drohimponieren, auf das Weibchen mit Submission antworten, wenn sie paarungsbereit sind."[17]

Erst mit der Brutpflege entwickele sich im Laufe der Evolution individuell die Motivation, Junge zu betreuen, und auf der Gegenseite das Bedürfnis, sich betreuen zu lassen. Wechselseitig werden Signale gesandt und „erkannt", die beide Verhaltensweisen miteinander verknüpfen. Es werden zur Fürsoge „einladende" Verhaltensmuster gezeigt, auf die mit betreuenden Verhaltensmustern geantwortet wird. Wiederholt sich diese Sequenz, so entstehen Interaktionsmuster. Schließlich entwickelt sich auch noch die Fähigkeit, sich gegenseitig als Individuen zu erkennen und zu unterscheiden. Diese ursprünglich in der Brutpflege entwickelten Fähigkeiten werden dann sekundär in den Dienst der Bindung zwischen Erwachsenen gestellt. „Zu dem Dominanzstreben gesellte sich damit ein affiliatives System, das den Menschen befähigte, auf der Basis persönlicher Verbundenheit individualisierte Kleinverbände zu bilden."[18]

Dominanzstreben bzw. die dazu komplementäre Bereitschaft, sich zu unterwerfen, werden von Ethologen als bei manchen Spezies angeborene Dispositionen betrachtet. Es sind demnach Begabungen, die nicht vollkommen erlernt oder verlernt werden können. So hat Euler durch Experimente mit den sprichwörtlichen Hähnen (!) gezeigt, dass zwar dominantes Verhalten abtrainiert werden kann, nicht aber submissives.[19] „Er bestrafte sie zunächst einmal für jede aggressive Äußerung und erreichte damit schnell, daß sie ihr Imponieren und Kämpfen einstellten. Die Hähne wurden zugleich submissiv und niederrangig. Nun versuchte Euler bei einer anderen Gruppe von Hähnen, submissives Verhalten auf die gleiche Weise abzudressieren. Das allerdings gelang nicht. Vielmehr blieben die Tiere bei submissivem Verhalten, sobald ein Ranghoher angriff, auch wenn sie dafür regelmäßig einen elektrischen Strafreiz erhielten. Die Tiere sind offensichtlich so programmiert, daß ‚Strafe' der auslösende Reiz für Submission ist."[20]

Dominanz ist das, was der Sieger in innerartlichen Auseinandersetzungen anzustreben scheint. Wie in menschlichen Beziehungen kann er nicht einseitig definieren, dass er die dominante Position innehat – er bedarf dazu der Anerkennung durch sein Gegenüber. Erst die Unterwerfungsgeste seines Interaktionspartners gibt ihm die dominante Position.

Legt man unsere zu Beginn geliefert Definition von Krieg zugrunde, so werden innerartlich zwar Kämpfe (zum Beispiel um die Dominanz) ausgetragen, aber keine Kriege. Die rein physische Existenz der Beteiligten steht nicht auf dem Spiel. Dies ist aber in zwischenartlichen Beutekämpfen der Fall. Die Ritualisierung des innerartlichen Kämpfens führt zu einer Entschärfung, die Verletzungen minimiert, ihnen eher einen Signalcharakter verleiht und Todesfälle unwahrscheinlich macht. Die feindseligen Aktionen bekommen einen symbolischen Gehalt, sie bleiben bei der Andeutung. Und wenn man sich versteht, dann reicht der Wink mit dem Zaunpfahl, das Blecken der Zähne, das Aufstellen des Kamms, um jeden mit der Position zufrieden sein zu lassen, die seiner Stärke angemessen ist.

„Drohende entblößen die Zähne in Beißintention, sie drücken in ihrer Haltung Sprungbereitschaft aus, oder sie machen Angriffsschritte am Ort (Aufstampfen), um nur einige Beispiele zu nennen. Auch beobachtet man alle Übergänge vom Drohen zum Kämpfen. Des weiteren zeigen Droh- und Kampfhandlungen ein gemeinsames Fluktuieren der Schwellenwerte, was auf ein ihnen zugrunde liegendes gemeinsames physiologisches System hinweist. Drohen hat dabei einen etwas niedereren Schwellenwert als Kampf und geht demnach diesem im allgemeinen voran. Auch begleiten die Drohhandlungen als Ausdrucksbewegungen den Kampf. Man kann z. B. das Mienenspiel eines Verärgerten ohne weiteres als Indikator für seine aggressive Verstimmung verwenden."[21]

e) Rangordnung

Aggressive Auseinandersetzungen innerhalb der Gruppe führen zur Entstehung von Rangordnungen. Sind sie erst einmal etabliert, so genügen winzige Signale des Ranghöheren gegenüber dem potenziellen Herausforderer, sie aufrechtzuerhalten. Eibl-Eibesfeldt kommentiert dies folgendermaßen: „Aggression wäre demnach nicht entwickelt, um eine Rangordnung aufzubauen, sondern diese entwickelt sich als ein Mechanismus, um mit der aus anderen Gründen vorteilhaften Aggression innerhalb der Gruppe fertig zu werden."[22]

Aus systemischer Sicht muss dazu allerdings eingewandt werden, dass der Autor hier wohl eine geradlinige Interpunktion durch eine andere ersetzt. Es scheint angemessener, davon zu sprechen, dass die Möglichkeit, sich aggressiv gegenüber Rivalen durchzusetzen, zur Entstehung einer Rangordnung führt, die wiederum dazu führt, dass diese Möglichkeit nicht immer wieder aufs Neue realisiert und bewiesen werden muss. Es entsteht offenbar auch in der tierischen Interaktion so etwas wie die Idee der Macht, ein symbolisch generalisiertes Kommunikationsmedium.[23]

Aggression innerhalb der Art und die damit verbundene Entstehung und Erhaltung einer Rangordnung führt zu Privilegien, etwa dem Besitz der Weibchen. Oft führt sie auch zur Arbeitsteilung, sodass Rangordnungen sekundär auch andere Funktionen erfüllen. Hinzu kommt, dass ein hoher Rang dazu führt, in den Fokus der Aufmerksamkeit der anderen zu gelangen.[24]

f) Territorialität

„Für ein Tier ist im allgemeinen der Artgenosse der schärfste Konkurrent. Er frißt das gleiche, und er benötigt die gleichen Schlaf- und Brutplätze. All das steht nur in begrenzter Menge zur Verfügung. Für ein gutes Gedeihen der Tierpopulation ist es daher notwendig, daß Tiere einer Art sich verteilen, um die Überbevölkerung von Gebieten zu vermeiden. Durch ihr aggressives Verhalten üben nun Tiere auf Mitglieder der eigenen Art einen gewissen Druck aus, der die Verteilung gleichartiger Lebewesen über einen größeren Raum erzwingt."[25]

Viele Tiere zeigen Territorialität, d. h., sie vertreiben Artgenossen aus ihrem Revier. Es ist ein Weg, mit Knappheit von Ressourcen umzugehen. Ein Revier oder Territorium kann definiert werden als „ein im Raum fixiertes Gebiet der Abwehr"[26].

Sowohl Individuen als auch Paare und Gruppen, die ein gemeinsames Areal bewohnen, verhalten sich territorial ihren Artgenossen gegenüber. Sie verteidigen ihr Revier gegen Eindringlinge und/oder versuchen sie bereits im Vorfeld durch Drohungen vom Eindringen abzuhalten. „Territorialität ist raumgebundene Intoleranz."[27] Der Inhaber eines Reviers beansprucht die Dominanz in seinem Areal. Er sichert sie durch aktive Verteidigung oder durch andere Demonstrationen seiner Anwesenheit.[28] Sind die Territorien – häufig durch aggressive Akte – erst einmal etabliert, werden die Grenzen gegenseitig respektiert und durch formalisierte Verhaltensweisen aufrechterhalten.

g) Konfliktsituationen

Jane van Lawick-Goodall schildert typische Situationen, in denen aggressives Verhalten bei Schimpansen zu beobachten ist. Sie lassen sich alle mit der Etablierung und Aufrechterhaltung bzw. Herausforderung von Beziehungsdefinitionen erklären: (1) Es wird um Rangpositionen rivalisiert. (2) Das Radfahrer-Phänomen tritt auf: D. h., ein von einem Höherrangigen angegriffenes Tier wehrt sich nicht aktiv, sondern greift ein niederrangiges an. (3) Wenn ein rangniederes Tier nicht den Aufforderungen des ranghöheren folgt, so erntet es dessen aggressives Verhalten. (4) Rangniedrigere Tiere werden wütend, wenn ranghöhere ihren Aufforderungen nicht folgen. (5) Wenn ihre Kinder angegriffen werden, verteidigen Mütter sie. (6) Auf Fremde in ihrem Gebiet reagieren Schimpansen mit Drohung und schließlich mit Angriff. (7) Wenn zwei Tiere miteinander raufen, wirkt dies auf andere ansteckend, d. h., sie mischen sich ein. (8) Manchmal wird um Futter gestritten. (9) Wenn sich ein Gruppenmitglied abweichend verhält (was offenbar Angst auslöst), wird es Opfer des aggressiven Verhaltens der anderen. (10) Schmerz setzt die Schwelle zu aggressivem Verhalten herab. (11) Gelegentlich kommt es beim Werben um ein Weibchen zu Streitigkeiten. (12) Artfremden gegenüber wird Imponierverhalten gezeigt.[29]

Die Einhaltung der Rangordnung wird aber auch noch dadurch gesichert, dass die Ranghohen die Verfügungsmacht über die erlegte Beute haben. Sie verteilen sie an die anderen und untermauern so auf einer elementaren Ebene ihre Wichtigkeit und Macht.[30]

Einige interessante Mechanismen der Konfliktbewältigung bzw. -vermeidung zeigen die Studien von Frans de Waal und Mitarbeitern. Sie haben überprüft, ob räumliche Enge zu Aggression führt. Dies ist eine seit langem verbreitete These, der die Ergebnisse mehrerer Dichtestudien widersprechen. So ergab eine empirische Untersuchung an der weltgrößten in Gefangenschaft gehaltenen Schimpansenkolonie im Zoo von Arnheim ein genau entgegengesetztes Ergebnis. „Diese Gruppe streunt den Sommer über auf einer recht geräumigen, baumbestandenen Insel umher. Im Winter dagegen müssen sich die Menschenaffen mit einem beheizten Raum arrangieren, der ihnen nur ein Zwanzigstel der Fläche wie draußen bietet. Trotzdem benahmen sie sich im Winterquartier nur wenig aggressiver. Und bemerkenswerterweise nahmen zugleich manche freundlichen Verhaltensweisen zu, etwa gegenseitige Fellpflege oder auch Küssen als Begrüßung oder unterwürfiges Verbeugen."[31]

Die These, die aus diesen Beobachtungen abgeleitet und in weiteren Experimenten überprüft wurde, war, dass Schimpansen in derartigen konfliktträchtigen Situationen bestimmte Verhaltensweisen entwickeln, die kompensatorisch wirksam werden und der Entstehung von Konflikten entgegenwirken. Eine Annahme, die sich beim Vergleich dreier in größeren Verbänden lebender Gruppen von Rhesusaffen bestätigte. Die Befunde waren dennoch überraschend: „Die Aggressivität der Männchen war in allen drei Gruppen ähnlich, ob sie nun viel oder wenig Platz zur Verfügung hatten. Aber wenn die Affen beengt zusammenlebten, unterhielten die erwachsenen Rhesusmännchen mehr freundliche Kontakte sowohl untereinander als auch mit Weibchen. Sie wurden dann auch von den Weibchen öfter gelaust. Dass soziale Körperpflege beruhigt, wissen wir aus anderen Studien. Nachweislich sinkt dabei der Herzschlag des gelausten Tiers. Ein zweiter Befund unserer Studie: Je gedrängter es war, umso öfter entblößten Weibchen Männchen gegenüber die Zähne, ein Signal für Unterlegenheit. Dies Verhalten beschwichtigt ranghöhere Tiere, die sonst vielleicht ungemütlich würden."[32]

Diese Untersuchungen weisen darauf hin, dass die Bildung von Hierarchien in sozialen Systemen, auch wenn sie nicht menschlich sind, ein Mittel der Konfliktvermeidung ist. Ein anderes Mittel ist die Entwicklung freundlicher Verhaltensweisen und das deutliche und unmissverständliche Signalisieren freundlicher oder zumindest den Status quo nicht infrage stellender Verhaltensweisen.

h) Kampf oder Flucht als sinnvolles Verhalten

Dass die skizzierten Interaktionsmuster mit der Aktivierung spezifischer Hirnregionen gekoppelt sind, hat Hunsperger (1954) schon vor langer Zeit belegen können. Er hat ein zusammenhängendes Verhaltensmuster von Angriffsverhalten, Abwehr und Flucht bei Katzen durch Hirnreizungsexperimente (Mittelhirn und Hypothalamus) nachgewiesen. Die drei genannten Verhaltensschemata stellen gemeinsam ein funktionelles System dar, wobei sich in den Experimenten erweist, dass nicht prinzipiell zwischen aggressivem und defensivem Verhalten unterschieden werden kann. Beides sind Elemente eines übergeordneten Systems, das sich als Kampfsystem bezeichnen lässt.[33]

Man kann dieses Kampfsystem unterteilen in zwei distinkte Verhaltensmuster: (1) Angreifen (mit Drohen und Kämpfen) und (2) Verteidigen (mit Drohen und Kämpfen). Komplementär dazu sind die Verhaltensmuster des Fluchtsystems: (1) Unterwerfung und (2) Flucht.

Aus der Tatsache, dass derartige Verhaltensmuster durch Hinreizung ausgelöst werden können, lässt sich nicht folgern, dass sie biologisch begründet sind. Schließlich lassen sich auch Armbewegungen durch Hirnreizung auslösen, ohne dass sie üblicherweise kausal irgendwelchen biologischen Prozessen zugerechnet werden.

Problematisch erscheint in diesem Zusammenhang auch, dass – wenn von Kampf- oder Fluchtsystem die Rede ist – individuumbezogen die jeweiligen Verhaltensmuster aus ihrem interaktionellen Kontext gerissen werden. Damit ist nur zu leicht die implizite Suggestion verbunden, es handle sich dabei um simple Reiz-Reaktions-Schemata. Ihre Logik und Bedeutung wird erst deutlich, wenn sie in den Rahmen unterschiedlicher Stadien und Phasen von Kämpfen gestellt werden. Die Aktivierung der Fluchtschemata wie auch der Kampfschemata bedarf jeweils der Einschätzung der Situation und der Beziehung. Flucht und Unterwerfung können als lebenserhaltende, sinnvolle Maßnahmen bewertet werden. Wer selbst der physisch Unterlegene ist oder sich selbst als solcher beschreibt, sollte sein Heil in der Flucht suchen. Drohstellungen und -laute sind Signale, die bewirken können, dass ein Gegenüber sich unterwirft oder das Feld räumt. Auch sie sind am besten als sinnvolle Verhaltensweisen im Rahmen von Kommunikationsprozessen zu erklären, als Ergebnis von Entscheidungen (ein Tier könnte auch nicht fliehen, sondern kämpfen und umgekehrt). Wenn es sich unterwirft oder die Flucht ergreift, ist es offenbar zu einem Urteil gekommen, hat eine bestimmte Verhaltensentscheidung getroffen und die Konsequenz gezogen. Es hat die Mitteilung der Drohung verstanden, es schätzt die Situation so ein, dass es im Kampf den Kürzeren ziehen würde, und haut ab – wenn es schlau ist.

Die Verhaltensschemata, die beide Kontrahenten zeigen, mögen biologische Bedingungen voraussetzen; auch ihre Wahrnehmungsschemata mögen stammesgeschichtlich vorgegeben sein; was aber tatsächlich in der Interaktion zwischen den beiden Kontrahenten passiert, ist am plausibelsten als Resultat von Kommunikation zu erklären. Die biologischen Strukturen und Prozesse limitieren nur den Rahmen dessen, was überhaupt geschehen kann. Was tatsächlich geschieht, welche der Möglichkeiten von wem realisiert wird, ist eine Frage der kommunikativen Auswahl, nicht der biologischen.

Als Beleg für solch eine Sichtweise kann die Tatsache gewertet werden, dass viele Tierarten einen dritten Weg jenseits von individueller Flucht und individuellem Kampf gefunden haben: die Bildung von Gruppen.

Lisa Rose und Fiona Marshall schildern exemplarisch dafür die Reaktion nichtmenschlicher Primaten auf Raubtiere: „Werden potentiell gefährliche Raubtiere entdeckt, reagieren Primaten heute oft koordiniert und aggressiv ... Die einzelnen reagieren normalerweise sehr schnell auf die Warnrufe anderer; bei Schimpansen und Kapuzineraffen sammeln zerstreute Gruppen sich schnell und nehmen eine Angriffsformation ein ... Paviane gehen geschlossen gegen Geparden und Schakale vor und verjagen sie und greifen auch Löwen und Leoparden kampfeslustig an ... Wenn Urwaldschimpansen im Tai Forest die Nähe eines Leoparden spüren, suchen und verjagen sie ihn gemeinsam."[34]

Die Wahrnehmung einer Gefahr hat also eine stark solidarisierende Wirkung. Die Aktionen der einzelnen Tiere werden koordiniert und organisiert. Es kommt zur Bildung größerer und wehrhafterer Systeme. Erklären lässt sich auch dies eigentlich nur als

Ergebnis von Kommunikation. Auch hierfür mag es genetische Dispositionen geben – so etwas wie eine Begabung als Möglichkeit, sich so zu verhalten –, aber die Genetik selbst kann nicht die Koordination des Verhaltens einer Gruppe von Schimpansen erklären, wie dies manche Autoren immer wieder suggerieren: „Jahrtausendelange Angst scheint uns einen weiteren ‚Darwinschen Algorithmus' eingeprägt zu haben: Angesichts der Gefahr gilt es, sich zusammenzuschließen und ein neues vielköpfiges Wesen zu werden, das größer ist als die einzelnen Individuen."[35] Man braucht keinen darwinschen Algorithmus, um sich in Situationen der Gefahr zu solidarisieren: Es reicht, sich intelligent zu verhalten.

4. Psychoanalyse

a) Die Vermischung von Beschreibung, Erklärung und Bewertung

Bei der Lektüre psychoanalytischer Literatur zum Thema Krieg wird der Leser zwangsläufig in Ambivalenzen gestürzt. Einerseits sind die Beschreibungen der psychischen Phänomene, z. B. des Erlebens der Beteiligten, der Logik ihres Weltbildes und der Dynamik ihres Denkens und Fühlens, sehr plausibel. Sie bestätigen, was aus Erlebnisberichten und der literarischen Darstellung des Themas bekannt ist. Auf der anderen Seite sind diese Beschreibungen aber mit Erklärungen aufgeladen, die zu akzeptieren die Zugehörigkeit zu der einen oder der anderen psychoanalytischen Schule voraussetzt. Es mag illusorisch sein anzunehmen, man könne im Bereich psychischer Phänomene Beschreibungen erhalten, die frei von Deutungen und Interpretationen sind. Der Ethnologe Clifford Geertz spricht in diesem Zusammenhang – analog für seinen Forschungsbereich – von „dichten Beschreibungen"[36]. Sie setzen immer irgendwelche Vorannahmen voraus, die dafür sorgen, dass schon die Auswahl der Daten von Deutungen geleitet wird. Mit anderen Worten: Die Theorie bestimmt immer zu einem großen Teil, was wir wahrnehmen und beschreiben (können).

Dies alles vorausgesetzt, lässt sich aber dennoch zwischen „dichteren" und „weniger dichten" Beschreibungen unterscheiden, je nachdem, wie viel theoriegeleitete Erklärung in einer Beschreibung von Phänomenen vorausgesetzt wird. Psychoanalytische Ansätze sind dabei zweifellos den eher „dichten" Modellen zuzurechnen.

Da es aber – bei aller Begrenztheit – zurzeit wohl immer noch keinen besseren Zugang zum Erleben* anderer Menschen gibt als das psychoanalytische Verfahren, lohnt es sich, die Darstellungen psychoanalytischer Autoren zum Thema Krieg zu sichten. Dabei soll, so weit möglich, zwischen den beschriebenen Phänomenen und ihrer Erklärung unterschieden werden. Die beobachteten Phänomene lassen sich nämlich meist auch mit anderen – manchmal ähnlichen, manchmal gegensätzlichen – Modellen erklären, die sich aus einem systemtheoretischen Ansatz ableiten lassen. Und je nachdem, welche Erklärung konstruiert wird, ändert sich dann die Bewertung dieser Phänomene. Aber auch umgekehrt: Seine Bewertungen verleiten den Beobachter immer wieder dazu, nur zu ihnen passende Phänomene wahrzunehmen und/oder alternative Erklärungen zu konstruieren.[37]

Wenn im Folgenden also die Arbeiten psychoanalytischer Kollegen referiert werden, so wird ganz bewusst nur selektiv auf diejenigen ihrer Erklärungsansätze eingegangen, die mit systemtheoretischen Konzeptualisierungen kompatibel sind. Der Fokus der Aufmerksamkeit ist auf die beschriebenen psychischen Phänomene gerichtet, um schließlich zu überprüfen, ob und wie sie sich systemtheoretisch erklären lassen.

b) Kriegerische Wirklichkeitskonstruktionen

Obwohl die meisten psychoanalytischen Autoren offenbar größere Freude daran haben, Erklärungen anzubieten, statt Phänomene zu beschreiben, lassen sich aus der Literatur gewisse Muster herausdestillieren, die typischerweise – wenn auch nicht ausschließlich – im Denken und Fühlen von Personen, die in irgendwelche Kriege verwickelt sind, zu beobachten sind. Es sind Muster, die nicht als feste, unveränderliche Eigenschaften Personen oder Persönlichkeiten zugeschrieben werden können, sondern Denk- und Fühlfähigkeiten, die kontextabhängig genutzt werden und daher wechseln. So lassen sich gravierende Unterschiede zwischen den zu Friedens- und Kriegszeiten realisierten Denk-Fühl-Schemata feststellen. Die der Kriegszeit weisen – das sei hier ausdrücklich betont – große Ähnlichkeiten zur

* Um Missverständnissen vorzubeugen: Das heißt nicht, dass dies auch für die therapeutischen Effekte gilt. Psychoanalyse, die Forschungsmethode, muss anders bewertet werden denn Psychoanalyse als Therapieverfahren.

Psychodynamik bei Psychosen auf. Aus der Perspektive des nichtbeteiligten Beobachters scheinen sie mit einem starken Realitätsverlust verbunden zu sein.

Entsprechend der Unterscheidung Krieg/Nichtkrieg sollen sie einander gegenübergestellt und skizzenhaft dargestellt werden (in enger Anlehnung an LeShan)[38].

Grobkörnigkeit/Feinkörnigkeit der Unterscheidungen

Krieg: Zu Kriegszeiten wird das subjektive Weltbild der Beteiligten entdifferenziert. Die Unterschiede und Kontraste werden im Schwarz-Weiß-Sinne verstärkt (Entweder-oder-Muster). Zwischen den freundlichen bzw. feindlichen Merkmalen der beiden Seiten der Unterscheidung besteht ein „starker Konflikt“, d. h., sie negieren sich gegenseitig aktiv und schließen sich im Sinne der zweiwertigen Logik gegenseitig aus. Inhaltlich bezieht sich dies vor allem auf die Unterscheidung zwischen „wir“ und „die anderen“, „stark“ und „schwach“, „Sieger“ und „Verlierer“, aktiv“ und „passiv“, „Leben“ und „Tod“ sowie die Bewertungen „gut“ und „böse“, „richtig“ und „falsch“, „ehrenhaft“ und „unehrenhaft“. Das heißt auf der formalen Ebene, dass die Welt in „Parteien“ aufgeteilt wird: Die Teilnehmer an der Interaktion werden zwei gegensätzlichen, feindlichen Überlebenseinheiten zugeordnet, zwischen denen der tödliche Konflikt ausgetragen wird. Es gibt dabei im Prinzip nur einen möglichen Ausgang: Einer gewinnt, einer verliert, einer lebt, einer stirbt. Tertium non datur, es gibt *keinen dritten Weg*.

Die Struktur der Wirklichkeitskonstruktion, die in erster Linie von Affekten bestimmt zu sein scheint, nähert sich, so kann zusammenfassend festgestellt werden, immer mehr den Schemata der zweiwertigen Logik an.

Auf der Interpretationsebene heißt dies, dass allen Verhaltensweisen – den eigenen wie denen des Gegners – ein eindeutiger Sinn, eine unzweifelhafte Bedeutung zugeschrieben wird (oder zumindest nach einer solche Bedeutung – stets am Rande der Paranoia – gesucht wird). Die begrifflichen Elemente, mit denen das Geschehen beschrieben wird, sind grobkörnig und frei von Ambiguität. Das gilt auch für die Bewertungen. Sie folgen einer binären Spaltung und positiven oder negativen Idealisierung, ohne Zwischentöne, ohne Grauzonen, Vieldeutigkeiten oder Unentscheidbarkeiten.

Nichtkrieg: Im Kontrast dazu folgt zu Friedenszeiten das Weltbild nicht dem Entweder-oder-Muster. Die Unterscheidungen und Begriffe der Selbst- und Fremdbeschreibung weisen eine größere Zahl von Differenzierungen auf. Zwischen den Merkmalen der Unterscheidung können starke, schwache oder gar keine Konflikte bestehen, d. h., sie können sich gegenseitig aktiv, passiv oder gar nicht negieren. Es gibt viele unterschiedliche interagierende Einheiten, die sich durch eine Vielzahl unterschiedlicher Merkmale der Unterscheidung gegeneinander abgrenzen lassen. In ihrer Interaktion kann es um vieles gehen: von gemeinsamem Vergnügen und Kooperation bis hin zum Wettbewerb. Die Zugehörigkeit zur bunten Vielfalt dieser Gruppen ist nur im Einzelfall gegenseitig exklusiv, Gruppenzugehörigkeiten überschneiden sich gelegentlich. Ihre definierenden Merkmale kreieren nur manchmal logische Widersprüche. Die Beschreibungen der Interaktion können feinkörnig wie grobkörnig sein, und sie können vieldeutig und widersprüchlich sein. Das gilt auch für die Bewertungen, in denen es Ambivalenz gibt, Widersprüchlichkeit und Unentscheidbarkeit.

Die Konstruktion von Zeit

Krieg: Die Gegenwart wird als besonders bewertet. Es ist die Zeit der Entscheidung, in der die Weichen für die Zukunft gestellt werden. Alles steht auf dem Spiel, wer jetzt verliert oder gewinnt, hat für immer gewonnen oder verloren. Es ist die Entscheidungsschlacht zwischen Gut und Böse, „der Krieg, der alle Kriege beendet". Die Gegenwart hat eine entscheidende Bedeutung für die Zukunft. Wenn der Krieg gewonnen wird, dann wird die Welt eine andere sein. Das Gewinnen wird die Bedeutung von Vergangenheit und Zukunft verändern.
Nichtkrieg: Es ist eine Zeit, die nicht anders ist als andere Zeiten. Die Unterschiede sind nicht qualitativer, sondern nur quantitativer Art. Die Gegenwart hat keine bemerkenswerteren Auswirkungen auf die Zukunft als andere Gegenwarten, alles wird im Wesentlichen so bleiben, wie es war. Und auch die Sicht der Vergangenheit wird durch das, was heute geschieht, nicht wesentlich beeinflusst.

Die Rolle höherer Mächte

Krieg: „Gott ist mit uns", die Geschichte, die Vorsehung, das Schicksal und ähnliche Kräfte nehmen Partei. Da es in der Zweiwertigkeit

der Kriegslogik keine dritte oder neutrale Position gibt, können auch Gott und all die anderen höheren Mächte sich nicht heraushalten. Sie präsentieren jede außen stehende größere Macht und jeden Wert, der die Bemühungen der eigenen Partei legitimieren und unterstützen könnte.
Nichtkrieg: Die höheren Mächte spielen in den alltäglichen Auseinandersetzungen keine wesentliche Rolle. Man nimmt nicht Bezug auf sie, sie werden als neutral oder nicht betroffen angesehen, falls sie überhaupt ins Spiel gebracht werden.

Die Fokussierung der Aufmerksamkeit
Krieg: Es gibt nur noch ein Problem, das gelöst werden muss. Die Aufmerksamkeit ist eingeengt, die Komplexität des Lebens ist in grandioser Weise auf Gewinnen oder Verlieren, auf den Kampf zwischen Gut und Böse, zwischen Gott und Satan reduziert. Das Interesse richtet sich nicht auf die Ursachen des Konfliktes, sondern allein auf sein Ergebnis.
Nichtkrieg: Es gibt vielfältige Probleme, und die Wichtigkeit ihrer Lösung verändert sich von heute auf morgen. Das Leben ist komplex, für jeden in anderer Weise. Man beschäftigt sich mit den Ursachen der Probleme, die man zu lösen versucht, und man versucht, diese Ursachen bei der Lösung zu berücksichtigen.

Die Konstruktion der eigenen und feindlichen Motive
Krieg: Die Motive der Parteien sind prinzipiell gegensätzlich, aber paradoxerweise doch irgendwie auf beiden Seiten spiegelbildlich gleich. Es sind immer die anderen, die unlautere Motive haben, die Guten sind immer „wir". Die Feinde handeln aus Machthunger, wir verteidigen uns nur. Die Grundlage all unseres Handelns ist guter Wille, Anstand und Moral, auf der anderen Seite böser Wille, mangelnder Anstand und Unmoral.
Nichtkrieg: Alle Menschen handeln mehr oder weniger aus denselben oder ähnlichen Motiven.

Die Erklärung des Konflikts
Krieg: Die Wechselbeziehung der Interaktion wird in einer charakteristischen Weise interpunktiert: Das „wirkliche" Problem ist durch die willentliche Entscheidung des Feindes entstanden, und es kann nur dadurch gelöst werden, dass sein Wille gebrochen wird oder

ihm die Möglichkeit und/oder Fähigkeit genommen wird, seinen Willen durchzusetzen.
Nichtkrieg: Probleme entstehen in unterschiedlichen Bereichen – sei es auf ökonomischer, politischer oder persönlicher, emotionaler Ebene – und aus unterschiedlichen Gründen. Und auf diesen Ebenen muss mit ihnen umgegangen werden.

Begrenzungen der Kommunikation
Krieg: Da der Feind böse ist, lügt er sowieso. Deshalb hat es keinen Zweck, sich auf einen Dialog mit ihm einzulassen. Wir sagen die Wahrheit (Nachrichten), die anderen lügen (Propaganda). Nur Gewalt kann den Konflikt lösen.
Nichtkrieg: Wir können mit den Leuten, mit denen wir eine Meinungsverschiedenheit oder einen Konflikt haben, reden und verhandeln.

Das Menschenbild
Krieg: „Wir“ und „die anderen“ sind von qualitativ so unterschiedlicher Natur, dass dieselben Handlungen gut sind, wenn wir sie vollziehen, und schlecht, wenn die anderen es tun. Es ist zweifelhaft, ob sie und wir wirklich zur selben Spezies gehören („Pseudospeziation“).
Nichtkrieg: Alle Menschen sind im Prinzip gleich, und ihre Unterschiede sind nur quantitativer Natur.

Auf der Basis solcher Unterscheidungen kann sich das Weltbild einer großen Zahl von Personen angleichen. Die psychischen Umwelten eines sozialen Systems eröffnen so die Möglichkeit zum Krieg oder, da diese Art des Weltbildes häufig erst im Verlauf eines bereits begonnenen Krieges entsteht, für seine Fortsetzung. Aber auch hier gilt, dass es keine deterministische Beziehung zwischen psychischen Umwelten und sozialen Systemen gibt. Auch wenn man allgemein so denkt und fühlt, muss es nicht zu kriegerischen Aktionen kommen, obwohl sie wahrscheinlicher werden.

c) Psychodynamik

Versucht man, die generierenden Mechanismen für solch eine Art, sich selbst und den Rest der Welt zu beschreiben, zu analysieren oder zu (re)konstruieren, so landet man als Psychoanalytiker zwangsläufig bei den so genannten Abwehrmechanismen wie Verschiebung,

Verkehrung ins Gegenteil, Projektion usw. Dazu ist anzumerken, dass auch hier die Beschreibung der psychischen Dynamik stimmig erscheint, ihre Benennung aber problematisch ist. Sie suggeriert eine Absicht, ein Ziel, eine Intention, so als ob psychische Prozesse aufgrund der Entscheidungen eines handelnden Subjekts vollzogen würden. Außerdem laden derartige Bezeichnungen zu einer vorschnellen Bewertung ein, je nachdem, ob Abwehr als positiv oder negativ erachtet wird.

Sinnvoller erscheint es, derartige Mechanismen als Ergebnis von Selbstorganisationsprozessen zu sehen. Es sind dann nicht so sehr die bewussten oder unbewussten Wünsche, Ängste oder Ziele eines Individuums (die vielleicht auch ...), die wirksam werden, sondern die logischen Anforderungen an die Kohärenz von Wirklichkeitskonstruktionen. Die „Abwehr"-Mechanismen können dann unmissverständlicher als Mechanismen der „Anpassung" an die Logik der eigenen Konstruktionsprinzipien gesehen werden. Bezogen auf die Weltbilder der beteiligten Akteure, kann analysiert werden, welche Unterscheidungen in welcher Beziehung zueinander stehen und wie widersprüchlich oder widerspruchsfrei (im logischen Sinne) die Zuschreibungen von Merkmalen zu den beiden Seiten von Unterscheidungen, zu Selbst- und Fremdbeschreibungen, sind. Die so genannten Abwehrmechanismen lassen sich dann als Methode zur Beseitigung von logischen Widersprüchen, Paradoxien und Konflikten interpretieren.

Im Krieg scheint es nun zu einer Koordination solcher Mechanismen bei einer großen Zahl von Menschen zu kommen, damit überhaupt die Bereitschaft entsteht, in den Krieg zu ziehen. Man muss sich das wohl als eine Art Resonanzphänomen vorstellen, das dazu führt, dass eine Gleichschaltung, ein „Schwingen im selben Rhythmus" ansonsten sehr verschieden strukturierter, individueller psychischer Prozesse entstehen kann. „Stell dir vor, es ist Krieg, und keiner geht hin!", war ein Spruch, den man eine Zeit lang auf Mauern gesprayt sah. Dass so viele Menschen bereit sind, in den Krieg, sei es nun ein öffentlicher oder ein privater, zu ziehen, lässt sich nur damit erklären, dass es ihnen sinnvoll erscheint.

Wie kann individuell und kollektiv eine Welt (im oben skizzierten Sinn) konstruiert werden, die kriegerische Aktionen wahrscheinlich macht? Aus psychoanalytischer Sicht ist hier an erster Stelle die Projektion von Aggression zu nennen. Wo immer es zu widerstreitenden, d. h. konflikthaften Tendenzen oder Wünschen in einem System kommt, besteht die Möglichkeit, die eine Konfliktseite zu externalisieren, d. h. auszugrenzen, abzuspalten. So wie in einem Bus, der von Heidelberg nach Hamburg unterwegs ist, wahrscheinlich größere Ruhe einkehrt, wenn die Gruppe derer, die nach München wollen, am nächsten Bahnhof in den Zug nach München gesetzt wird. Sie muss noch nicht einmal in den Zug gesetzt werden, es reicht zunächst, wenn sie aus dem Bus geworfen/gelassen wird. Dasselbe Prinzip kann auch den Umgang mit Gefühlen und Affekten organisieren. Wenn beispielsweise einer Person oder einer Gruppe von Menschen sehr ambivalente Gefühle entgegengebracht werden, dann kann diese Ambivalenz beseitigt werden, indem nur noch die eine Seite der konflikthaften Gefühle erlebt und die andere Seite einer anderen Person oder Gruppe zugeschrieben und auf sie projiziert wird. Aus dem Sowohl-als-auch der Gefühle ist ein Entweder-oder geworden, ihre Vieldeutigkeit ist erfolgreich beseitigt. Die eigene Identität bleibt so widerspruchsfrei.

Je mehr aggressive Gefühle gegen Personen oder Gruppen oder soziale Einheiten gerichtet werden können, die nicht zur Innenseite der Unterscheidung („ich"/„wir") gehören, desto mehr kann das jeweilige System (die Psyche, das soziale System) frei von Konflikt gehalten werden. Wenn der eigene Hass, die eigene Wut und all die eigenen „bösen" Wünsche und Gedanken dem Feind zugeschrieben werden können, dann bleibt die Selbstbeschreibung eindeutig „rein" und „gut". Sündenböcke können geschlachtet werden, weil ihnen all die negativen Eigenschaften zugeschrieben werden, von denen man sich selbst befreien muss, um dem Selbstideal zu entsprechen. Durch derartige Externalisierungsmechanismen werden individuell das Erleben und überindividuell die Kommunikation von internen Konflikten befreit. Die logische Kohärenz der psychischen Prozesse wird ebenso bestätigt wie die Kohäsion der Gruppe.

Ein (gemeinsamer) Außenfeind schafft darüber hinaus ein Gefühl der Zusammengehörigkeit zwischen Personen und Gruppen, die ansonsten nichts gemeinsam haben. Es ist allerdings eine negative Identität, die durch die Außenseite der Unterscheidung, d. h. durch das oder den, gegen das oder den man sich abgrenzt, definiert ist. Es ist keine Identität, die durch gemeinsam geteilte positive Merkmale der Unterscheidung (die Innenseite der Unterscheidung) geschaffen wird. Auf diese Weise entsteht de facto eine Abhängigkeit vom Feind. Nur er kann die Gemeinsamkeit sicherstellen.

Krieg ist aber auch die Lösung für ein anderes Problem: den Mangel an Sinn und Ziel im Leben. Er verspricht die Teilnahme an einer größeren, über den Einzelnen hinausweisenden „Sache". Er relativiert alle Werte, die den Alltag bestimmen, und entlastet daher von seinen Mühen. Eng verbunden mit dieser Sinnfrage ist das Bedürfnis nach Auflösung der eigenen Begrenztheit, der Selbst-Objekt-Grenzen, in einer größeren, sozialen Einheit. Das Bewusstsein der eigenen Kleinheit und Bedeutungslosigkeit kann überwunden werden, wenn man sich mit einer größeren Einheit, einer Gruppe, einer Nation usw. und ihrer Großartigkeit identifizieren kann.

An dieser Stelle sei angemerkt, dass große Übereinstimmungen in der Psychodynamik der Mitglieder von Kulten und Sekten mit der von Kriegern gefunden werden können. Auch Kulte erfüllen die Funktion, ihren Anhängern die mythische Schwarz-Weiß- bzw. Entweder-oder-Orientierung des Wir-gegen-die-anderen zu geben.[39]

d) Psychoanalytische Erklärungen

Die im Folgenden skizzierten psychoanalytischen Erklärungen dazu, wie es zu solch einer Psychodynamik kommt, sollen nur kurz gestreift werden, da sie aus systemtheoretischer Sich zum größten Teil höchst fragwürdig sind. Es gibt allerdings einige damit verbundene sozialpsychologische Hypothesen, die bedenkenswert erscheinen.

Vaterliebe und Vaterhass

Klassisch und auch heute noch diskutiert sind die Ideen Sigmund Freuds zum Ursprung des Kriegs. Er vertrat im Anschluss an Darwin die These, dass sich irgendwann, in grauer Vorzeit, in der „Urhorde" die Söhne verbündeten und den Vater ermordeten. Der Vater war das Modell, mit dem sie sich identifizierten. Sie liebten ihn, den Beschützer, und sie hassten ihn, denn er hatte, was sie begehrten: die Macht und die Frauen. Er monopolisierte beides und wachte eifersüchtig darüber. Wer seine Position herausforderte, musste mit seiner Rache rechnen. Es blieb allein die Möglichkeit, die Vaterhorde zu verlassen und seine eigene zu begründen. Doch gemeinsam fühlten sie sich stark genug, um sich gegen den Vater zu erheben:

„Eines Tages taten sich die ausgetriebenen Brüder zusammen, erschlugen und verzehrten den Vater und machten so der Vaterhorde ein Ende. Vereint wagten sie und brachten zustande, was dem einzelnen unmöglich geblieben wäre. (Vielleicht hatte ein Kulturfortschritt, die Handhabung einer neuen Waffe, ihnen das Gefühl der Überlegenheit gegeben.) Dass sie den Getöteten auch verzehrten, ist für den kannibalen Wilden selbstverständlich. Der gewalttätige Urvater war gewiß das beneidete und gefürchtete Vorbild eines jeden aus der Brüderschar gewesen. Nun setzten sie im Akte des Verzehrens die Identifizierung mit ihm durch, eigneten sich jeder ein Stück seiner Stärke an. Die Totemmahlzeit, vielleicht das erste Fest der Menschheit, wäre die Wiederholung und die Gedenkfeier dieser denkwürdigen, verbrecherischen Tat, mit welcher so vieles seinen Anfang nahm, die sozialen Organisationen, die sittlichen Einschränkungen und die Religion."[40]

Es ist die ödipale Situation, die Freud hier im Mythos (er)findet. Das männliche Kind, der Sohn, will die Mutter für sich allein und hasst, zumindest unbewusst, den Vater als Rivalen. Da er den Vater auch liebt, gerät er in einen Konflikt. Den bewältigt er, indem er die maskuline Haltung der Mutter gegenüber in eine feminine dem Vater gegenüber verkehrt. Er wird ein guter Sohn. Diesen Mechanismus wendet er später auch gegenüber Vorgesetzten, dem Chef, dem Befehlshaber, allgemein: Hierarchen an. Er bildet die Grundlage von Loyalität und Kooperation im Krieg. Es gibt aber zwei unterschiedliche Vaterbilder: Das eine wird gehasst, es ist negativ idealisiert; das andere wird positiv idealisiert und geliebt. Es entsteht eine Spaltung des Führerbildes.

„Wo die Dichotomie des Vaterbildes in einer Nation entsteht, ist das Resultat eine Tendenz eher zum Bürgerkrieg als zum Krieg mit einer fremden Nation. Es gibt sicher eine inverse Beziehung zwischen Krieg und Revolution: Eine Steigerung der Wahrscheinlichkeit des einen senkt die Wahrscheinlichkeit des anderen – eine Tatsache, die von Dikatatoren gut verstanden ist und ausgebeutet wird."[41]

In der Geschichte der Urhorde scheinen denn auch die Beziehungsmuster auf, die auch heute noch den Befreiungskrieg charakterisieren. Dieser mythische Ur-Vatermord muss – falls er denn wirklich stattgefunden haben sollte – der erste Aufstand gegen eine etablierte Macht gewesen sein. Die Asymmetrie der Beziehung wird aufgelöst, indem eine Gruppe von Personen, deren Beziehung zueinander symmetrisch ist, sich zusammenschließt und gegen die übergeordnete Macht rebelliert. Gemeinsam sind sie stark. Es ist das

Ende der Unterwerfung (wobei der Begriff Unterwerfung offen lassen soll, ob es sich um Unterworfenwerden oder Sichunterwerfen handelt). Da der Machthaber ein menschliches Individuum ist, kann er und mit ihm seine Macht unter den Gruppenmitgliedern aufgeteilt werden: Er wird kannibalisiert und im buchstäblichen Sinne aufgefressen. (Und bis heute bleibt unentscheidbar, ob das „Auffressen" oder „Verschlingen" eines anderen Menschen – die Aufhebung der Unterscheidung zwischen beiden – Ausdruck von Liebe oder Hass ist.)

Die Probleme entstehen nach dem Sieg. An die Stelle der durch Gewalt gesicherten Macht des Vaters treten gesellschaftliche Institutionen und Organisationen. Recht übernimmt die Funktion von Macht oder, besser gesagt, wie Freud 1932 in seinem Briefwechsel mit Einstein zur Frage *Warum Krieg?* betont, an die Stelle der Gewalt tritt das Recht.[42] Damit dieser Übergang vollzogen werden kann, bedarf es der Einigung der Schwachen. Es reicht dabei nicht, wenn diese Einigung einmalig stattfindet. Sie muss auf Dauer gesichert sein, und dazu müssen psychische Bedingungen erfüllt sein. Zwischen den Mitgliedern der Gruppe muss eine Bindung entstehen, ein Gemeinschaftsgefühl. Dies macht ihre eigentliche Stärke aus.[43]

Damit kommen wir zur Gefühlsebene, dem eigentlichen Terrain psychoanalytischer Erwägungen. Die Bindung, die überhaupt erst die Bildung von Gruppen ermöglicht, wird von Freud als Ausdruck eines Triebes gesehen, ebenso wie der Hass. „Wir nehmen an, dass die Triebe des Menschen nur von zweierlei Art sind, entweder solche, die erhalten und vereinigen wollen – wir heißen sie erotische, ganz im Sinne des Eros im Symposium *Platos*, oder sexuelle mit bewußter Überdehnung des populären Begriffs von Sexualität –, und andere, die zerstören und töten wollen; wir fassen diese als Aggressionstrieb oder Destruktionstrieb zusammen. Sie sehen, das ist eigentlich nur die theoretische Verklärung des weltbekannten Gegensatzes von Lieben und Hassen, der vielleicht zu der Polarität von Anziehung und Abstoßung eine Urbeziehung unterhält, die auf Ihrem Gebiet eine Rolle spielt."[44]

In diesen an Einstein adressierten Formulierungen Freuds zeigt sich die bereits erwähnte Vermischung von Beschreibungen und Erklärungen, die leider so viele psychoanalytische Konzepte charakterisiert. Der Begriff Trieb steht für irgendwelche nicht direkt beobachtbaren inneren (biologischen und/oder psychischen) Mechanismen, die zwei gegensätzliche Typen beobachtbarer Interaktion bewirken. Beschreiben lassen sich diese Interaktionsmuster relativ einfach: Im einen Fall vereinigen sich mehrere Personen zu einer größeren sozialen Einheit, d. h., sie treten öfter, als statistisch zu erwarten wäre, miteinander in Interaktion. Im anderen Fall geht man sich aus dem Weg, hält Abstand oder beendet die Interaktion – im Extremfall dadurch, dass man den anderen tötet.

Mutterliebe und Mutterhass

Erheblich weiter zurück in der Geschichte des Individuums gehen die Anhänger der Schule Melanie Kleins. Sie sehen die Entwicklung der für den Krieg nutzbaren psychischen Strukturen in der frühen Kindheit, d. h. in der „präödipalen Phase". In diesen Kontext gehört die „Paranoia-Theorie des Krieges"[45]. Sie schließt an Melanie Kleins Auffassung an, nach der die Mutter dem Kind als Gefäß sowohl für alle guten Dinge als auch für alle schlechten Dinge dient. Dies ist darauf zurück zu führen, dass das Kleinkind nicht mit fertigen Vorstellungen von anderen Personen beginnt, sondern seine Welt zunächst aus isolierten Teilen (Brust, Hände usw.) besteht. Sie sind assoziiert mit den eigenen Gefühlen diesen Objekten gegenüber. Soweit es sie liebt, erlebt es sie als wohlwollend, und soweit es aggressiv ihnen gegenüber ist, erlebt es sie als bösartig. Das Kind introjiziert und projiziert die von ihm selbst geschaffenen Märchen und Hexen, mit deren Hilfe es Lust und Unlust personalisiert.[46] Wenn es von externalisierten „Hexen" verfolgt wird, dann spricht man von Verfolgungsängsten, da es sich von einem Feind verfolgt fühlt, den es allerdings selbst kreiert hat. Money-Kyrle, einer der prominentesten Vertreter dieser Theorie, nennt den Prozess, durch den das Kind sich mit dem internalisierten bösen Objekt, dem Feind, identifiziert, den „manischen Prozess"[47]. Er verleiht ein Gefühl der Stärke. Er ist seines Erachtens der Prototyp des psychischen Mechanismus, der für die Wahl der Option Krieg zuständig ist.

Zum Krieg kommt es, weil reale Differenzen nicht realistisch gesehen, sondern verzerrt werden. „Hier würde ich gerne betonen, dass die Herstellung einer radikal destruktiven Beziehung zum anderen einer der typischsten Aspekte des Hasses und des Kriegs als Verfolgungswahn ist. In der Erfahrung der Liebe ist die Existenz des anderen unverzichtbar für das Selbst, was so weit gehen kann, dass er zum konstituierenden Bestandteil des Selbst wird. In der

Erfahrung des Hasses wird die Existenz des anderen als Negation der Existenz des Selbst erlebt."[48]

Ebenfalls in der Tradition Melanie Kleins ist die Erklärung Fornaris einzuordnen. Seine These lautet, dass Krieg durch die „paranoide Elaboration der Trauer" verursacht wird. Seine Funktion bestehe darin, die paranoiden und depressiven Ängste, die in jedem Menschen angelegt sind, zu heilen. Krieg sei wie ein Eisberg, dessen kleinerer Teil an der Oberfläche zu beobachten ist, während der größere Teil verborgen bleibt. Oberflächlich diene er der Verteidigung gegen äußere Gefahren, während er unbewusst als Abwehr- und Sicherheitsmanöver gegenüber erschreckenden Fantasiegebilden *(terrifiers)* diene, die nicht von Fleisch und Blut sind und eine absolute Gefahr darstellen (wie in Albträumen).[49]

Krieg diene mehr der Verteidigung gegen diesen und dem Schutz vor diesem inneren Feind als vor dem äußeren. Das psychische Manöver, durch das eine erschreckende, aber nicht bekämpfbare und unverwundbare innere Einheit – der *terrifier* – in einen äußeren Feind aus Fleisch und Blut verwandelt werde, könne als Externalisierung und/oder Personalisierung verstanden werden. Krieg sei eine Sicherheit gebende Organisationsform, nicht weil sie die Verteidigung gegen äußere Feinde erlaube, sondern weil sie ermögliche, reale Feinde zu finden oder auch zu erfinden, die sich töten lassen. Ohne Krieg wäre die Gesellschaft hilflos diesem inneren Feind ausgeliefert. So komme es zu dem unglaublichen Paradox, dass seine wichtigste Sicherungsfunktion nicht die Verteidigung gegen äußere Feinde sei, sondern das Finden realer Feinde.

Quintessenz: Wenn wir jemand oder etwas Schlechtes in der Außenwelt finden, das wir zerstören können, so können wir uns sowohl davor schützen, dass wir von diesem Bösen verletzt werden (Verfolgungsängste), als auch vor der Gefahr von Aggressionen gegen etwas, was wir lieben, zum Beispiel ein gutes, beschützendes Objekt (depressive Ängste).[50]

Es scheint so, als ob die Funktion dieses ganzen Systems darin bestünde, das Unkontrollierbare zu kontrollieren, indem eine interne psychotische Angst in eine real existierende äußere Gefahr projiziert wird.

Fornaris Erklärung für diesen Mechanismus ist, dass wir wir alle – die Trennung vom Liebesobjekt (der Mutter) mit seinem (ihrem) Tod gleichsetzen und uns schuldig wegen unserer sadistischen

Fantasien ihm (ihr) gegenüber fühlen. Wenn wir die Schuld den magischen Kräften des Feindes zuschreiben, so sind wir von unseren Schuldgefühlen befreit.

Autonomie vs. Bindung

Stavros Mentzos, ein Psychoanalytiker, der seine wisssenschaftliche Reputation als Psychoseforscher und -therapeut gewonnen hat, beschäftigt sich ebenfalls – wahrscheinlich nicht zufällig – ausführlich mit der Kriegsproblematik. Er setzt sich kritisch mit den unterschiedlichen psychoanalystischen Ansätze auseinander und entwickelt ein – in vieler Hinsicht mit systemischen Konzepten kompatibles Modell – der *psychosozialen* Bedingungen des Kriegs.

Er unterstreicht, dass Freud in seinem Briefwechsel mit Einstein nicht etwa einen „Aggressionstrieb" als Grund für Kriege benannt habe, sondern die egoistischen, eigennützigen Interessen der Machthaber. Erst im zweiten Teil seiner Argumentation habe er auf biologische Bedingungen verwiesen, aber nicht, um damit die Motivation der Machthaber zu erklären, sondern die Bereitschaft von Millionen von Menschen, sich für diese egoistischen Ziele töten zu lassen bzw. andere zu töten. Mentzos hält diese Erklärung für falsch, „und zwar einmal, weil es wesentlich mehr andere Motivationen für die Beteiligung am Krieg gibt als die Aggression, und zweitens weil diese Aggression, sofern sie im Spiel ist, nicht auf einem endogenen, energetisch konzipierten Trieb (geschweige: Todestrieb) beruht, sondern aus äußeren und intrapsychischen Konflikten hervorgeht."[51]

Nun ist es nicht sonderlich originell, die Entstehung von Kriegen im Rahmen von Konfliktlösungen zu erklären. Interessant ist dabei allerdings die Frage, wie intrapsychische und soziale Konflikte miteinander gekoppelt sind und wie beide füreinander funktionalisiert werden.

In seinem mit systemischen Konzepten gut zu vereinbarenden psychodynamischen Beschreibungs- und Erklärungsmodell bezieht sich Mentzos auf Grundkonflikte wie die zwischen Aktivität und Passivität, Nähe und Distanz, Selbstbezogenheit (Autonomie) und Objektbezogenheit (Bindung), die er als Bestandteile jeder menschlichen psychischen Entwicklung ansieht.

„Mit ‚Konflikt' meine ich einen eindeutigen Gegensatz von Motivationen, Tendenzen und Absichten, der über eine Bipolarität, über einen dynamischen komplementären Antagonismus, über eine flexible Gegenüberstellung hinausgeht und zur Bildung starrer Fronten (die eine weitere Entwicklung zunächst einmal blockieren) tendiert … Die aus solchen Konflikten sich entwickelnden einseitigen Fixierungen auf den einen Pol haben den Charakter des ‚Entweder-oder' und lassen Lösungen des ‚Sowohl-als-auch'-Typs nicht zu."[52]

Als besonders gravierend für die Kriegsfrage sei die Polarität zwischen Autonomie und Bindung einzuschätzen. Die Auseinandersetzung darüber zeige sich beispielhaft in der Familie, im Machtkampf zwischen Eltern und Kindern, der dem Muster des Kampfes zwischen „Herrschenden und Beherrschten, zwischen Machthaber und machtlosem Volk" entspreche: „Die Ähnlichkeit ist weder zufällig noch oberflächlich. Was sich in der Familie im kleinen abspielt, entspricht dem gesellschaftlichen Makroprozeß, nicht nur formal, sondern auch kausal, und zwar im Sinne einer zirkulären Kausalität: Die Modalitäten der Austragung dieses Konfliktes innerhalb der Familie beeinflussen später die Modalitäten (Einstellungen, Institutionen, Handlungsmuster etc.), nach denen auch der ‚Makrokonflikt' ausgetragen wird; und umgekehrt, die letzteren, die sich festigenden gesellschaftlichen Strukturen, bestimmen die Art der Austragung des intrafamiliären Konfliktes. Der Konflikt wird entweder durch Unterdrückung (und Unterwerfung) des ‚Schwächeren' oder durch absolute Opposition und Revolution des letzteren ‚gelöst'."[53]

Dabei gehe es in vielen Kriegen um „narzißtische Gewinne" von Machteliten, was sich in den vielen Kämpfen um Machtzuwachs, Hegemonialansprüche und Großmachtpositionen erweise. Mentzos versucht, eine Beziehung zwischen den Handlungsmustern von Machteliten und den universell intrapsychisch und interpersonell vorgegebenen Bipolaritäten bzw. den daraus potenziell entstehenden Konflikten herzustellen. In der Austragung dieser Konflikte sei, meint er – wohl nicht zu Unrecht –, häufig das Muster von „Machtspielen" zu erkennen. „Solche Spiele werden aber bevorzugt von Menschen mit einer bestimmten Art der Grundkonflikt ‚Lösung' *(narzißtische Stabilisierung mittels Machtbesitzes und Machtzuwachses)* gespielt."[54]

Dass das „Fußvolk" sich für kriegerische Zwecke benutzen lasse, liegt seiner Meinung nach daran, dass es verführbar ist. Und diese Verführbarkeit hat elementar mit der überwiegenden Persönlichkeitsstruktur bzw. der im Rahmen der Sozialisation erworbenen „Lösung" des Grundkonfliktes zu tun: „Ich behaupte, daß die ‚Verführbarkeit' u. a. wesentlich von der Art und Weise abhängt, in der die Individuen einer Gesellschaft, eines Volkes, einer Nation, einer Epoche mehrheitlich ihren Autonomie-Bindungs-Konflikt, ihren Gehorsam-ungehorsam-Konflikt usw. innerhalb der kleinen Einheit der Familie bewältigt oder häufiger eben nicht bewältigt haben."[55]

Will man die unterschiedlichen psychoanalytischen Konzepte zusammenfassen, so lässt sich formulieren, dass Machthaber oder diejenigen, die Macht anstreben, die Interaktion und Kommunikation mit anderen nutzen, um ihre narzisstischen Bedürfnisse befriedigen, ihre Größenfantasien ausleben und ihre Trennungsdepressionen bewältigen zu können. Die mit dem Status des Mächtigen verbundenen Möglichkeiten, zu anderen Personen in eine quasikausale Beziehung – einer befiehlt, der andere gehorcht – zu gelangen, werden als Erweiterung des eigenen Selbst und damit als Überwindung seiner Grenzen erlebt und genossen. Die Einbeziehung eines sozialen Systems in die Selbstdefinition ermöglicht scheinbar die Auflösung des Paradoxes der Selbstkontrolle, die mit der Notwendigkeit der Kommunikation mit anderen und der Begrenztheit der Kontrollmöglichkeiten auf Selbstkontrolle verbunden ist (die Alternative ist Autismus, d. h. der Abbruch jeglicher Kommunikation). Scheinbar ist die Auflösung der Paradoxie deswegen, weil – aus der Außenperspektive betrachtet – die Kontrolle des sozialen Systems als autopoietischen Systems nicht gelingt. Im besten Fall entsteht ein So-tun-als-ob-Muster, bei dem einem Machthaber das Selbst- und Fremdbild, das er gerne sehen möchte, präsentiert wird, ohne dass dies mit der faktisch vollzogenen Realität des sozialen Systems noch etwas zu tun hätte (vgl. das „Erich-Honecker-Syndrom")[56].

Dennoch liegt wohl im subjektiven Erleben dieser Grenzerweiterung der Lustaspekt der Macht und des Machtkampfes. Dass diese Erweiterung dann ganze Nationen umfassen kann, bewegt sich innerhalb der Logik derartiger psychodynamischer Mechanismen (wenn Hitler sich nicht vorstellen konnte, dass Deutschland ihn überleben kann, dann liegt dem dieselbe Art der Grenzziehung zugrunde, wie sie von einer Mutter vorgenommen wird, die ihre Kinder in den erweiterten Selbstmord mitnimmt).

Machterwerb ist deswegen für manche Menschen so attraktiv, weil er eine spezifische Lösung des für jeden unvermeidlichen psychischen Konfliktes zwischen Autonomie- und Bindungswünschen verspricht, wie sie bereits oben am Beispiel des Gattenmordes skizziert wurde. Dabei wird das soziale System für psychische Zwecke nutzbar gemacht. Und umgekehrt, das soziale System nutzt die Fähigkeiten und Handlungsbereitschaften von Personen mit entsprechenden Wünschen, Fähigkeiten und Talenten, um die Etablierung von Macht durchzusetzen. Schließlich ist Macht ein hoch funktioneller Mechanismus sozialer Komplexitätsreduktion, und irgendjemand muss sich dazu auf die Machtspiele einlassen. Das gilt wohl auch für die Führung von Kriegen im Rahmen von Machtkämpfen.

5. Affektlogik

a) Denken vs. Fühlen

Ein großer Teil psychologischer Forschung dreht sich um die Frage des Verhältnisses von Denken und Fühlen. Bestimmt das Denken das Fühlen oder das Fühlen das Denken?

Grundlage solcher Fragestellungen ist die Trennung zwischen beidem. Ihr Hintergrund ist nicht schwer zu erklären. Wir erleben uns selbst anders, wenn wir erregt, wütend, traurig oder verliebt sind, als wenn wir Rechenaufgaben lösen, über einem Kreuzworträtsel sinnieren oder ein theoretisches Problem zu klären versuchen. Doch nicht nur die Selbstbeschreibung ist anders, auch die Fremdbeschreibung. Wir sehen Unterschiede im Verhalten anderer Leute, wenn sie – wie wir meinen – wütend oder traurig sind. Und wir bekommen Rückmeldungen darüber, dass man uns ansieht, wie unser Gemütszustand ist. Zwischen unseren Affekten und unserem Verhalten besteht eine enge Verbindung. Das bezieht sich nicht nur auf Mimik und Gestik, sondern auch auf elaboriertere Verhaltensweisen. Wenn wir Angst haben, erstarren wir oder ergreifen, von Panik gepackt, die Flucht. Wer sich plötzlich körperlich bedroht fühlt, zuckt schreckhaft zusammen, manchmal schlägt er auch reflexartig zu usw. Der Weg vom Fühlen zum Handeln, so kann man zusammenfassen, ist nur kurz. Gefühle sind eng mit Verhaltensschemata gekoppelt, die schnelles Handeln ermöglichen.

Hierin dürfte der evolutionäre Vorteil liegen, der mit der Fähigkeit (oder Notwendigkeit) zu fühlen verbunden ist. Sie führt extrem schnell zu verhaltensbestimmenden Entscheidungen. In Notfallsituationen ermöglicht sie promptes Handeln ohne jede Verzögerung. Diese Wirkung kann sie nur haben, weil ihre Kopplung mit körperlichen Reaktionen sehr eng ist. So werden zum Beispiel in Situationen, die als Gefahr erlebt werden, auf körperlicher, physiologischer Ebene Notfallschemata aktiviert, die Kräfte freisetzen, wie sie für einen Kampf benötigt werden. Nicht für das unmittelbare Überleben notwendige Prozesse werden heruntergefahren, die für Kampf oder Flucht unabdingbaren gesteigert.[57]

Der Preis für die Schematisierung und Schnelligkeit affektiver Reaktionen und das Risiko liegt in dem, was auch gerade ihren Vorteil ausmacht: in der Ausschaltung von Reflexion, Analyse und nüchternem, rationalem Denken.

Es sind geistige Aktivitäten, die Zeit erfordern. Die Beobachterperspektive, die beim Denken eingenommen wird, ist die Außenperspektive. Der Gegenstand der Untersuchung wird aus der Distanz betrachtet, man hat Zeit, sich mit tatsächlichen oder fiktiven anderen Beobachtern auseinander zu setzen und ihre Sichtweisen mit zu berücksichtigen, zwischen unterschiedlichen Beschreibungen, Erklärungen und Bewertungen abzuwägen usw. Man kann sich dabei obendrein auch selbstkritisch infrage stellen oder zumindest die Prinzipien der eigenen Beobachtung. Diese Art des Denkens konstruiert – mehr oder weniger mühsam – generierende Mechanismen (Erklärungen) für die jeweils beobachteten Phänomene.

Der Unterschied zwischen Denken und Fühlen kann am einfachsten wohl als ein Unterschied zwischen Innen- und Außenperspektive der Beobachtung charakterisiert werden. Die Gefühle liefern eine unmittelbar wirksam werdende Handlungsanweisung für den an der Interaktion beteiligten Akteur oder, anders formuliert: Sie erhöhen die Wahrscheinlichkeit, dass diese Anweisung gar nicht bewusst als Anweisung wahrgenommen wird, sondern unmittelbar – hier und jetzt – umgesetzt wird. Das Denken hingegen liefert die Perspektive des Zuschauers, der den Akteur bzw. die ganze Interaktion beobachtet. Dabei kann es die Gegenwart „verlassen" und imaginativ und fiktiv Vergangenheit und Zukunft konstruieren. Es kann gewissermaßen historische Analysen vornehmen („Wie konnte es passieren, dass …?") und Zukunft prognostizieren und planen („Wie kann erreicht werden, dass …?"). Es ist in der Lage, „objektiv" zu sein, d. h., von subjektiven Bedingungen des Beobachters zu abstrahieren (was nicht heißt, dass dies immer oder auch nur oft gelingt bzw. erstrebenswert ist oder zu sinnvollen Ergebnissen führt).

Angesichts dieser unterschiedlichen Funktionsweisen liegt es nahe, Denken und Fühlen als getrennt zu betrachten. Dies umso mehr, als beides offenbar auch physiologisch mit der Funktion unterschiedlicher Hirnareale gekoppelt ist.[58] Doch diese Trennung scheint nicht angemessen, da Denken und Fühlen auch funktionell eng miteinander verknüpft sind. Die Art und Weise, wie wir denken, beeinflusst unser Fühlen, und die Art und Weise, wie wir fühlen, beeinflusst unser Denken. Der Schweizer Psychiater Luc Ciompi hat für diese Tatsache den hübschen Begriff „Affektlogik"[59] kreiert, durch den dieser Zusammenhang sehr prägnant bezeichnet wird. Er sieht Fühlen und Denken als ein integriertes System, in dem, je nach Kontext, andere affektlogische Schemata aktiviert werden. Wenn jemand liebt, dann nutzt er eine andere Koordination von Affekten und logischem (oder eben auch unlogischem) Denken, als wenn er hasst.

Diese Koordination von Denken und Fühlen scheint in Kriegszeiten eine besondere Form anzunehmen. Ihr soll in den folgenden Abschnitten ein kurzer Blick gewidmet werden.

b) Die kognitive Funktion von Affekten

Betrachtet man das menschliche (womöglich auch das tierische) Gefühlsleben hinsichtlich seiner Funktion für das Verhalten, so kann es nicht prinzipiell von anderen kognitiven Funktionen unterschieden werden: Es hat eine verhaltenssteuernde Wirkung.[60]

Da alle kognitiven Prozesse auf Unterscheidungen beruhen, stellt sich die Frage, nach welchen Kriterien Gefühle unterscheiden. In einer großen Vergleichsstudie hat der Psycholinguist Osgood[61] mit seiner Forschergruppe in zwanzig unterschiedlichen Sprachen (vom Deutschen bis hin zum Urdu) untersucht, welche Bedeutungen in den Begriffen, durch die Gefühle beschrieben werden, impliziert sind. Sie konnten so einen semantischen Raum rekonstruieren, der aus drei Bedeutungsdimensionen gebildet wird. In ihm lassen sich alle Begriffe, mit denen Gefühle ausgedrückt werden oder die sich auf Gefühle beziehen, lokalisieren.

Diese drei semantischen Dimensionen waren universell festzustellen, d. h. unabhängig von den spezifischen Strukturen der jeweiligen Kultur und des Sprachsystems. Jeder Erkenntnisgegenstand, so der Schluss von Osgood und seinen Mitarbeitern, wird affektiv als *aktiv* oder *passiv*, *stark* oder *schwach* sowie *gut* oder *schlecht* klassifiziert.

Dass derartige binäre Unterscheidungen nützlich als Orientierungsrahmen für das individuelle Handeln sind, dürfte unmittelbar deutlich sein. Wie ein Beobachter innerhalb dieser Bedeutungsdimensionen sich und seinem Interaktionspartner Eigenschaften zuschreibt und sie zueinander in Beziehung setzt, bestimmt mit großer Wahrscheinlichkeit sein Verhalten. Er beschreibt zum einen die aktuelle Beziehung, zum anderen bewertet er die Beziehung hinsichtlich der Gefahr für das eigene Überleben bzw. die zu ziehenden Handlungskonsequenzen.

So kann er beispielsweise sich selbst als passiv, sein Gegenüber als aktiv, sich selbst als stark, den anderen als schwach, den anderen als schlecht und sich selbst als gut konstruieren. In der Unterscheidung aktiv/passiv wird zwischen handelnd und nichthandelnd bzw. zwischen Subjekt und Objekt, Täter und Opfer einer Handlung differenziert. In der Unterscheidung stark/schwach wird die Möglichkeit oder Unmöglichkeit, das Ziel einer Handlung durchzusetzen, erfasst. Und mit der Unterscheidung gut/schlecht werden u. a. verschiedene Handlungsalternativen bewertet. Osgood deutet die Ergebnisse seiner Untersuchung ebenfalls in diesem Sinne.[62]

Der Funktion, schnelle Entscheidungen zu ermöglichen, entsprechend, ist das Weltbild, das durch Fühlen entsteht, sehr grob und undifferenziert. Es kennt keine Zwischenstufen, keine halben Sachen. Es funktioniert – so paradox dies anmuten mag – nach dem Prinzip der zweiwertigen Logik, dem Alles-oder-nichts- bzw. Entweder-oder-Prinzip. So kann es nur funktionieren, weil es ausschließlich auf das Hier und Jetzt bezogen ist, den Bereich der direkten Interaktion.

Diese Schemata der affektiven Bedeutungsgebung sind aber auch der Stoff, aus dem die Geschichten der Weltliteratur, die Trivialromane und die Drehbücher von Hollywood-Filmen gestrickt sind. Alle Hauptpersonen, ihre Beziehungen und ihre Konflikte lassen sich in dem durch diese drei Dimensionen definierten semantischen Raum unterbringen.

c) Die Gleichschaltung von Denken und Fühlen

Die Behauptung, Gefühle würden nach dem Prinzip der zweiwertigen Logik funktionieren, mag auf den ersten Blick merkwürdig erscheinen. Schließlich hat wohl jeder schon Ambivalenzen durchlebt, sich zwischen Nähe- und Distanzwünschen, Liebe und Hass, Autonomie und Bindungswünschen hin und her gerissen *gefühlt*.

Doch ein derartiges Erleben kann nur zustande kommen, weil Denken und Fühlen nicht voneinander isoliert funktionieren, auch wenn sie unterschiedlich erlebt werden. Sie kommentieren sich gegenseitig. Mithilfe des logisch-diskursiven Denkens werden in der Selbst- und Fremdbeschreibung stabile Einheiten, z. B. Personen oder soziale Systeme (wie Nationen usw.), konstruiert. Ihnen wird eine Menge von Merkmalen zugeschrieben, die ihre über die Zeit konstante Identität ausmachen.

Wenn ein Beobachter (der keine Person sein muss, sondern auch ein beobachtendes System sein kann) bei zwei Ereignissen anwesend sein kann, dann konstruiert er *Raum*, wenn er nicht anwesend sein kann und davon erfährt, konstruiert er *Zeit*. In beiden Fällen muss er zwischen zwei Ereignissen unterscheiden und von beiden wissen können. Dieses Wissen kann er erwerben, wenn er entweder bei beiden Ereignissen anwesend ist oder wenn er durch Kommunikation mit anderen davon erfährt. Ist er bei beiden anwesend, dann muss er beide als räumlich getrennt wahrnehmen (und damit den Raum konstruieren), andernfalls würde er sie als Einheit wahrnehmen und hätte es nur mit einem Ereignis zu tun. Verbunden mit der Gleichzeitigkeit ihrer Wahrnehmung vollzieht sich ihre Lokalisierung im Raum (das eine Ereignis mehr oben/unten, vorne/hinten, rechts/links als das andere) usw. …

Wenn der Beobachter nicht bei beiden Ereignissen anwesend sein kann oder ist, dann muss er irgendwelche Nachrichten davon erhalten (jemand erzählt zum Beispiel davon, eine Zeitung berichtet, ein Astronom registriert Radiowellen von einem längst verloschenen Stern). In diesem Fall wird Zeit konstruiert, am selben Ort können nur zu unterschiedlichen Zeitpunkten unterscheidbare Ereignisse stattfinden.[63]

Um sich selbst eine Identität zuzuschreiben, muss ein beobachtendes System Gedächtnis entwickeln. Es muss in der Selbstbeobachtung sich selbst als unterschieden vom Rest der Welt definieren und diese Definition bzw. die Merkmale der Unterscheidung stabil und konstant halten. Es muss Ereignisse, bei denen es anwesend ist, im Sinne der Innen außen Unterscheidung zum einen auf der Innenseite („ich", „wir", das „System") orten, zum anderen auf der Außenseite („du", „sie", die „Umwelten"). Solch eine System-Umwelt-Unterscheidung impliziert die Konstruktion von Raum. Ereignisse, bei denen das System nicht anwesend ist, bei denen es aber anwesend war und an die es sich noch erinnert oder bei denen es vermutlich oder hoffentlich anwesend sein wird, erfordern die Verzeitlichung der Selbstbeschreibung.

Um sich selbst über die Zeit als konstant und mit sich selbst identisch beschreiben zu können, bedarf es der Reproduktion bestimmter Ereignisse (Erfahrungen, Handlungen, Kommunikationen), und es bedarf der Reproduktion der Innen-außen-Unterscheidung, d. h. der immer wieder aktiven Abgrenzung gegenüber den jeweiligen Umwelten.

Bezogen auf das menschliche Individuum als Beobachter, kann festgestellt werden, dass logisch-diskursives Denken und Fühlen unterschiedliche Funktionen bei der Konstruktion von Weltbildern haben.

Logisch-diskursives Denken sorgt für feinkörnige Unterscheidungen, für Differenzierungen, für komplexe In-Beziehung-Setzung und die Konstruktion von Geschichten. Ereignisse innerhalb und außerhalb des Organismus werden mithilfe unterschiedlicher Sinnesorgane „diakritisch" wahrgenommen und räumlich und zeitlich geordnet. Sie können gleichzeitig erlebt werden, miteinander kombiniert und zu unterschiedlichen Mustern geordnet werden. Das so entstehende Weltbild ist komplex und differenziert.

Gefühle funktionieren im Kontrast dazu ganzkörperlich „koinästhetisch" nach dem Alles-oder-nichts- bzw. dem Entweder-oder-Prinzip. Entweder man hat ein Gefühl, oder man hat es nicht. Und wenn man es erlebt, dann erlebt man es ganz oder gar nicht. Etwas Drittes gibt es nicht. Da man immer nur in der Gegenwart fühlt, kennen Gefühle keine Zeit. Die Gefühle von damals, gestern, gerade eben sind schon Vergangenheit. Es sind Ereignisse, die schnell vergehen und daher immer wieder reproduziert werden müssen, wenn sie die Zeit überdauern sollen. Oder, besser gesagt, sie überdauern die Zeit nicht, sondern werden nur in der Beobachtung ihrer Reproduktion miteinander identifiziert. Man steigt nicht zweimal in dasselbe Gefühl. Erst in der (Selbst-)Beobachtung wird aus dem Gefühl von gestern das „gleiche" Gefühl wie heute. Ihrer Ereignishaftigkeit halber können Gefühle auch sehr schnell wechseln und oszillieren, sodass sie individuell als nahezu gleichzeitig erlebt und zugeordnet werden können.

Die diakritische sinnliche Wahrnehmung ist differenzierter organisiert, und erst mit ihrer Hilfe bei der Selbstbeobachtung können die Gefühle von gestern mit denen von heute verglichen werden. Aktuelles Erleben ist gekoppelt an logische (oder auch unlogische) Wirklichkeitskonstruktionen, mit deren Hilfe Individuen die Komplexität der Welt reduzieren, sie beschreiben, erklären und schließlich affektiv bewerten.[64]

Wie derartige affektlogische Schemata beim Krieger (wobei mit diesem martialischen Begriff weder ein Beruf noch eine Persönlichkeitsstruktur, sondern ein beschreibbarer psychischer Zustand, eine Form, in der Denken und Fühlen koordiniert sind, gemeint sein soll) strukturiert sind, ist oben bereits ausführlich dargestellt worden. Erklären lässt sich diese Form der Psychodynamik als Ergebnis der „Gleichschaltung" von Denken und Fühlen. Beide sind nicht mehr unterschiedlich in ihrem Differenzierungsgrad (Denken feinkörnig, Fühlen grobköring), sondern die Strukturen des Denkens passen sich denen des Fühlens an. Das Alles-oder-nichts-Muster unseres Gefühlslebens organisiert als „ordnender Parameter"[65] die Auswahl der wahrgenommenen Ereignisse sowie ihre Erklärung und Bewertung. Es kommt zu einer Reduktion von Komplexität, einer Entdifferenzierung und Vergröberung der Unterscheidungskriterien bis hin zu schlichten, binären Schemata: Freund oder Feind, wir und die anderen usw. Widersprüche und Inkonsistenzen werden unsichtbar gemacht, da sie aus den „grobkörnigen" Unterscheidungsschemata herausfallen. Und da sie fast immer mit der Gut-böse-Unterscheidung verknüpft sind, wird meistens auf- oder abgewertet, positiv oder negativ idealisiert. Es werden vorwiegend „Götter" und „Helden" bzw. „Satan" und die „Mächte der Finsternis" konstruiert, das Gute ist im Kampf mit den Kräften des Bösen. Zwischentöne können nicht mehr gehört werden, Uneindeutigkeiten und Unentscheidbarkeit werden beseitigt. All dies erscheint wenig angemessen zur Beschreibung und Bewertung realer Lebewesen in all ihrer Mittelmäßigkeit und Widersprüchlichkeit.[66]

Es kommt darüber hinaus zu einer Veränderung des Zeitgefühls, die Gegenwart allein zählt. Der Fokus der Aufmerksamkeit wird zeitlich eingeengt. Die Zukunft wird ausgeblendet oder undifferenziert als die kommende Zeit gesehen, in der alles gut sein wird. Dies entspricht der immer nur auf die Gegenwart bezogenen Natur des Fühlens. Wenn schließlich auch im Denken Vergangenheit und Zukunft keine Rolle mehr spielen, dann wird eine seiner wesentlichen Qualitäten – die zeitliche Perspektivität – nicht genutzt.

All dies sind kognitive Aspekte, die unter dem Entscheidungsdruck von Notfallsituationen nützlich sein können (d. h. nicht müssen), die aber auf Dauer, wenn sie denn chronifizieren, fast immer dysfunktional sind. Mit ihrer Hilfe sind zwar schnelle Entscheidungen herbeizuführen, die sorgfältige Abwägung der Kosten-Nutzen-Rechnungen bezüglich alternativer Entscheidungsoptionen wird aber dadurch sehr unwahrscheinlich.

d) Massenpsychologie

Seit LeBons Buch über die *Psychologie der Massen*[67] wird wissenschaftlich die Frage problematisiert, wie es kommt, dass aufgeklärte Menschen, die für sich allein in der Lage sind, differenziert zu urteilen und gemäßigt zu handeln, viele ihrer individuellen Qualitäten aufgeben oder zumindest nicht zu nutzen scheinen, wenn sie Teil einer Masse sind. Ihre psychischen Mechanismen zeigen die oben beschriebenen Merkmale, die auch für die Psychologie des Krieges kennzeichnend sind.

Die meisten Erklärungsversuche sehen eine Grenzauflösung des Individuums, eine Bereitwilligkeit, die eigene Autonomie zugunsten einer größeren Einheit aufzugeben. Die Verschmelzung mit anderen wird – in psychoanalytischer Theorietradition – als regressives Phänomen, als Wiederherstellung der frühen Mutter-Kind-Einheit, interpretiert. Auch hier also die Verschmelzung zu einer die Grenzen des eigenen Selbst – der konstruierten Person, die man zu sein vermeint – überschreitenden Einheit.

Massen sind soziale Systeme, die gewissermaßen das Gegenbild zur Organisation darstellen. Zwar treffen auch Massen Entscheidungen und können gemeinsam ziemlich grausam wüten, sie zeigen aber keine interne Strukturierung, in der hoch differenzierte und komplexe Kommunikationen zu reproduzierbaren und zielgerichteten Ergebnissen führen. Organisationen können Funktionen erfüllen, welche die Ziele der in ihnen arbeitenden Individuen überschreiten oder deren Zielen gar zuwiderlaufen. Intern gibt es unterschiedliche Prozeduren, Ablaufschemata, Rollen etc., die dafür sorgen, dass in mehr oder weniger berechenbarer Weise Aufgaben abgearbeitet und erfüllt werden können. Bezogen auf die Mitglieder heißt dies, dass sie sich im Blick auf ihren Rang, ihre Aufgabe usw. sehr stark unterscheiden können. In der Masse hingegen sind diese Unterschiede aufgehoben. Es gibt keine Prozeduren, die für Berechenbarkeit sorgen, keine per Vertrag oder Konvention festgelegten Beziehungen zwischen Personen oder Rollen. Alle Elemente der Kommunikation wie auch die Akteure sind lose gekoppelt. Es entsteht kein differenziertes und organisiertes Muster unterschiedlicher Aktionen, Interaktionen und Kommunikationen, sondern die Koordination der vielen ist eine Koordination des und der Gleichen: Alle zeigen – gleichgeschaltet – dasselbe Verhalten.

Elias Canetti liefert in seinem Buch *Masse und Macht* eine gute Beschreibung derartiger Massenphänomenene. Allerdings verwendet er individualpsychologische Modelle zu ihrer Erklärung. Das ist fragwürdig, dürfte aber angesichts der Tatsache, dass sich Massen als Summation von Individuen zu verhalten scheinen, ohne dabei die für Organisationen charakteristischen überindividuellen Qualitäten und Fähigkeiten zu entwickeln, nicht zufällig sein. Canetti geht von der sinnlichen Ausgangslage, dem raum-zeitlichen Erleben, den Handlungen und der Interaktion aus. Seine These ist, dass der Mensch nichts so sehr fürchtet wie die Berührung. „Man will sehen, was nach einem greift, man will es erkennen oder zumindest einreihen können. Überall weicht der Mensch der Berührung durch Fremdes aus.“[68] Man braucht, mit anderen Worten, Abstand, um seine Sinnesorgane nutzen zu können und die damit verbundene diakritische Wahrnehmung realisieren zu können. Aber dies hat auch eine affektive Bedeutung: Um seine Berührungsangst zu bewältigen, schafft der Mensch Abstand um sich. Dazu sperrt er sich in Häuser ein, grenzt Territorien ab, schützt sich vor dem Angriff. „Die harmlose Berührung wie die gefährliche Attacke, beides ist zugleich in ihm enthalten, und etwas vom letzteren klingt im ersten immer mit. ‚Angriff‘, das Hauptwort, aber hat sich auf den schlechten Sinn des Wortes ausschließlich beschränkt.“[69]

An dieser Stelle gewinnt die *Masse* ihre spezifische individuelle Funktion: „Es ist die Masse allein, in der der Mensch von dieser Berührungsfurcht erlöst werden kann. Sie ist die einzige Situation, in der diese Furcht in ihr Gegenteil umschlägt. Es ist die dichte Masse, die man dazu braucht, in der Körper an Körper drängt, dicht auch in ihrer seelischen Verfassung, nämlich so, dass man nicht darauf achtet, wer es ist, der einen ‚bedrängt‘.“ Man fürchtet nicht mehr die Berührung, alle sind gleich, die Unterschiede zählen nicht mehr, man spürt den anderen, wie man sich selbst spürt. „Es geht dann alles plötzlich wie *innerhalb eines Körpers* vor sich."[70]

Damit ist das wesentliche Merkmal von Massen beschrieben: die Aufhebung der Unterschiede zwischen den Individuen. Als Einzelne sind sich die Menschen ihrer Unterschiede dauernd bewusst. Es sind die Distanzen, die das normale Leben ausmachen. Besitz, Stellung, Rang usw. sind allesamt auf die Herstellung von (nicht nur räumlichen) Abständen angelegt. Im Erleben der Masse gibt es keine Außenperspektive mehr, man erlebt sich nur noch und handelt nur noch als Element einer größeren Einheit.[71]

Zu den typischen Merkmalen von Massen gehört, was man als ein „Gefühl von Verfolgtheit bezeichnen könnte, eine besondere, zornige Empfindlichkeit und Reizbarkeit gegen ein für allemal als solche designierte Feinde."[72] Diese Feinde können tun, was sie wollen, sie sind negativ idealisiert, „alles wird ihnen so ausgelegt, als ob es einer unerschütterlichen Böswilligkeit entspringe, einer schlechten Gesinnung gegen die Masse, einer vorgefaßten Absicht, sie offen oder heimtückisch zu zerstören."[73]

Aus einer kommunikationstheoretischen Sicht kann man feststellen, dass Massen dann entstehen können, wenn eine größere Menge von Menschen nicht nur in ihrer Aufmerksamkeit synchron eingeengt und fokussiert wird, sondern auch noch die Gefühlsreaktionen der Beteiligten koordiniert werden. Wenn die Unterscheidungen in den Dimensionen gut/schlecht, aktiv/passiv, stark/schwach zur kollektiven Komplexitätsreduktion verwendet werden, so werden auch – wenn die Unterscheidungen synchronisiert sind – die Handlungsimpulse der beteiligten Personen synchronisiert. Auf diese Weise kann es zu Kollektivhandlungen kommen.

Bezüglich der Eigenschaften von Massen lassen sich, laut Canetti, vier Grundzüge hervorheben: (1) Sie haben die Tendenz zu wachsen; (2) es herrscht Gleichheit innerhalb der Masse (dies scheint fundamental, man wird um der Gleichheit willen zur Masse); (3) Massen sind dicht gedrängt, nichts steht zwischen ihren Mitgliedern; (4) Massen haben eine Richtung, ein Ziel.[74]

Solange das Ziel unerreichbar bleibt, erhält sich die Masse.

Im Krieg stehen sich zwei Massen gegenüber. „In der Schlacht gehen zwei Massen aufeinander los, von denen jede stärker als die andere sein will. Durch das Schlachtgeschrei suchen sie sich wie dem Feinde zu beweisen, dass sie wirklich die Stärkeren sind. Das Ziel der Schlacht ist es, die andere Partei zum Verstummen zu bringen. Wenn alle Gegner niedergemacht sind, ist ihre laute, in eins gesammelte Stimme, eine Drohung, die man mit Recht gefürchtet hat, für immer verstummt. Die stillste Masse ist die der *feindlichen Toten.*"[75]

Auch Personen, die nicht direkt miteinander in Interaktion stehen, können als Masse, als Einheit unter Aufgabe individueller Differenzierungen reagieren. So können die Anhänger eines Glaubens als „unsichtbare Masse" betrachtet werden. Voraussetzung dafür dürfte allerdings sein, dass die Mitglieder solch einer Masse prinzipiell miteinander kommunizieren und ihre Handlungen koordinieren können. Was für die aktuell an einem Ort anwesenden Massen gesagt werden kann, kann dann auch für solche nicht durch direkte Interaktion miteinander verbundene Massen gelten.[76]

Die Möglichkeiten zur Entstehung derartiger Massenphänomene haben sich mit der Nutzung von Massenmedien vermehrt. Naturgemäß kann dabei die Rolle der direkten körperlichen Berührung nicht die von Canetti beschriebene Rolle spielen. Anstelle der direkten sinnlichen Wahrnehmung müssen Wirklichkeitskonstruktionen angeboten werden, die einen hohen suggestiven Gehalt haben. Sie müssen die Synchronisation des Erlebens großer Zahlen von Menschen, ihre affektive „Ansteckung", ermöglichen.

Wie dies geschehen kann, wird aus der Typisierung von Massen, die Canetti nach ihrem affektiven Gehalt vornimmt, deutlich. Er beschreibt fünf verschiedene Typen:

Die „Hetz- und Fluchtmassen" werden als die ältesten angesehen. Sie gibt es bei Tieren wie bei Menschen. Sie bilden sich im Blick auf ein schnell erreichbares Ziel. „Es ist ihr [der Masse] bekannt und genau bezeichnet. Es ist auch nah. Sie ist aufs Töten aus, und sie weiß, wen sie töten will … Das Opfer ist das Ziel, doch es ist auch der Punkt der größten Dichte: Es vereinigt die Handlungen alle in sich … Ein gefahrloser, erlaubter, empfohlener und mit vielen anderen geteilter Mord ist für den weitaus größten Teil der Menschen unwiderstehlich."[77]

Ein gemeinsames Ziel kann aber nur dann eine Masse hervorbringen, wenn es so weit gefasst ist, dass möglichst viele Ja dazu sagen und sich damit identifizieren können. Einen gemeinsamen „bösen" Feind zu hetzen hat eine ungemein hohe Integrationswirkung. Jeder Einzelne kann seine aggressiven Impulse leben, ohne die Sorge oder Angst haben zu müssen, aus der Gemeinschaft ausgeschlossen zu werden. Ganz im Gegenteil, er sichert so seine Zugehörigkeit. Gemeinsam ist man stark und kann deswegen auch gemeinsam aktiv werden. Wenn die Hetzmasse ihr Opfer bekommen hat, zerfällt sie. Nichts hält sie dann mehr zusammen, es gibt keinen „Bösen“ mehr, es bedarf keiner Stärke und keiner Aktion mehr. Die Erregung nimmt ab, und mit ihr beginnt wieder die Vereinzelung.

Bei der „Fluchtmasse“ wird die Einigkeit über die gemeinsame Gefahr hergestellt. „Man flieht zusammen, weil es sich so besser flieht. Die Erregung ist dieselbe: Die Energie der einen steigert die der anderen, die Menschen stoßen einander in dieselbe Richtung fort.“[78]

In einer Masse vor einer Gefahr, z. B. einem Raubtier, zu fliehen, verringert für jeden Einzelnen das Risiko, dass gerade er das Opfer wird – mathematisch und wahrscheinlichkeitstheoretisch gesehen. Was alle miteinander verbindet, ist ein negatives Ziel, ein zu vermeidender Zustand. Das Erleben der Gemeinsamkeit hilft, die eigene Schwäche zu bewältigen: Die Masse transformiert jeden Einzelnen in das Element einer starken, größeren Überlebenseinheit.

Hetzmassen und Fluchtmassen lassen sich dadurch unterscheiden, dass einmal ein positiv und einmal ein negativ definiertes Ziel gegeben ist: Hin zur Beute, weg vom Jäger.

In „Verbotsmassen“ unterwerfen sich alle plötzlich einem gemeinsamen Verbot: „Es hat die Unbedingtheit eines Befehls, doch entscheidend an ihm ist sein negativer Charakter.“[79] Ein gutes Beispiel dafür ist der Streik, in dem es um Unterlassungen auf kollektiver Ebene geht. „Wenn sie die Arbeit niederlegen, tun alle dasselbe.“[80] Verbotsmassen unterscheiden sich allerdings dadurch, dass sie nicht aktiv zerstören. Auch bei ihnen geht es um negativ definierte Ziele: die gemeinsame Verhinderung von Aktion, die kollektive Unterlassung.

Die „Umkehrungsmasse“ versucht geschichtete soziale Strukturen umzukehren. Beispiele sind Revolutionen wie die Kulturrevolution in China. Hier gibt es positiv wie negativ definierte Ziele. Eine Situation soll beseitigt werden, es gibt Feinde, gegen die man sich abgrenzt, und man weiß, was man nicht will. Auf der anderen Seite gibt es aber auch positiv definierte Ziele, eine Utopie, eine Vision, die alle verbindet. Da hier zwei Bedingungen gegeben sein müssen, dürften höhere Zugangsbarrieren bestehen, d. h., solche

Massen erreichen im Allgemeinen nicht den Umfang von Hetz- oder Fluchtmassen.

Als Letztes nennt Canetti die „Festmasse". Gemeinsam zu feiern und Feste zu zelebrieren ist ebenfalls mit einem hohen Maß unstrukturierter Massenbildung verbunden. Man ist dicht und unorganisiert beisammen, es entsteht eine wenig strukturierte Bewegung lose gekoppelter Akteure.

Wichtig ist für eine Theorie des Krieges in Canettis Modell besonders die „Doppelmasse", bei der einer Masse eine andere, gegensätzliche Masse gegenübersteht: „Im Krieg geht es ums Töten. ‚Die Reihen der Feinde wurden gelichtet.' Es geht um ein Töten in *Haufen*. Möglichst viele Feinde werden niedergeschlagen; aus der gefährlichen Masse von lebenden Gegnern soll ein Haufe von Toten werden. Sieger ist, wer mehr Feinde getötet hat. Es ist die wachsende Masse der Nachbarn, der man im Kriege entgegentritt. Ihre Zunahme ist an sich beängstigend. Ihre Drohung, die im Wachstum allein schon enthalten ist, löst die eigene aggressive Masse aus, die zum Krieg drängt … Aber nie ist der Krieg ein wirklicher Krieg, wenn er nicht zuerst auf einen Haufen von feindlichen Toten zielt."[81]

Der Erörterung von Massenphänomenen wurde hier Raum gegeben, weil die Mechanismen derartiger sozialer Systeme für die Dynamik von Kriegen von besonderer Bedeutung zu sein scheinen. Organisationen sind Produkte der gesellschaftlichen Evolution, in denen ebenfalls viele Menschen in ihren Aktionen und Kommunikationen koordiniert werden. Eine ihrer spezifischen Leistungen ist, dass sie ermöglichen, die Affekte der Mitglieder als Umweltfaktoren mit Störpotenzial zu verringern. Es wird möglich, dass Menschen mit vollkommen unterschiedlichen psychischen Befindlichkeiten kooperieren. Ihre Gefühle finden statt, sie laufen ständig mit, sie definieren aber nicht die Funktion der Organisationen im Rahmen einer funktionell differenzierten Gesellschaft, ja, sie definieren nicht einmal, was das einzelne Mitglied der Organisation tut.

Bei Massen hingegen scheint es genau umgekehrt. Hier sind bestimmte Affekte die (Umwelt-)Voraussetzungen für das Entstehen dieses Typs eines sozialen Systems. Sie strukturieren die Kommunikation und damit die Dynamik des Systems. Nur wenn es gelingt (oder passiert), psychische Systeme in ihrem Funktionieren gleichzuschalten, können sich Massen bilden. Doch das ist nur möglich, wenn eine Kommunikation stattfindet, die genau diese Wirkung hat. Kriege, an denen Nationen sich beteiligen, bedürfen der Massenbildung. Sie haben daher immer eine charakteristische Vorgeschichte: Es findet eine Form der Kommunikation statt, die an affektive Schemata anschließt, Gut-böse- und Freund-Feind-Unterscheidungen verwendet, entdiffferenziert und grobkörnig wird, Ambivalenzen und Unentscheidbarkeit keinen Platz lässt, Eindeutigkeiten suggeriert usw. Wo dies festzustellen ist, sollte mit kriegerischen Auseinandersetzungen gerechnet werden.

e) Kontextwechsel: Die Initiation des Kriegers

Zum Krieg gehören Krieger, Menschen, die nicht nur bereit sind, ihre eigenes Leben zu riskieren (das tun die Mitglieder von Organisationen, dic an Notfalleinsätzen teilnehmen – Feuerwehrleute, Rettungsschwimmer, Angehörige der Bergwacht usw. – auch), sondern die auch bereit sind, anderen Leuten das Leben zu nehmen. Dazu bedarf es auf der Ebene der individuellen Psychologie einer radikalen Änderung der Selbst- und Fremdbeschreibungen, vor allem aber der Änderung der Bewertung eigener und fremder Taten. Und die ist nur mithilfe kommunikativer Mittel zu erreichen.

Andere Menschen zu töten ist in den meisten Kulturen verboten, und es wird streng sanktioniert. Wer es tut, wird mit Ausgrenzung bedroht, und diejenigen, die es professionell tun (Scharfrichter zum Beispiel), haben einen denkbar niedrigen sozialen Status. Die Sozialisation vermittelt in den meisten Kulturen, anderen das Leben zu nehmen sei Mord. Nun aber, im Kriegsfall, müssen Taten, die bis dahin als Mord definiert waren und verabscheut wurden, zu Heldentaten umgedeutet und positiv bewertet werden. Und dies alles, ohne dass die Spielregeln des zivilen Alltags infrage gestellt würden.

Die Methode, mit deren Hilfe dies kommunikativ erreicht wird, ist fast überall die gleiche: Es wird ein zweites, nach anderen Regeln funktionierendes Spielfeld eröffnet und definiert, in dem der Einzelne eine andere Identität annimmt (die des Kriegers), die ihm ansonsten verpöntes Verhalten nicht nur erlaubt, sondern vorschreibt. Der Kontextwechsel vom Frieden zum Krieg und, untrennbar damit verbunden, vom normalen Bürger zum Krieger (Soldaten), ist diskontinuierlich und radikal. Um beide Kontexte auseinander zu halten und nicht zu vermischen – was für das zivile und zivilisierte Leben außerhalb von Kriegszeiten fatale Folgen hätte –, bedarf es des rituellen Kontextwechsels. Dies geschieht auf der Ebene der Kommunikation zwischen Nationen durch die formelle Kriegserklärung, auf der Ebene des einzelnen Kriegers durch Initiationsriten, die aus friedliebenden Familienvätern blutrünstige „Raubtiere“ machen können (und auch sollen).

Der erste und in der Logik der Friedenszeit-Regeln liegende Schritt besteht in der Umdefinierung des Gegners zu nichtmenschlich oder gar zum „Untermenschen“, „Monster“, „Biest“ oder „Ungeheuer“. In der Fremdbeschreibung werden ihm die Merkmale des Menschseins abgesprochen bzw. die Merkmale irgendwelcher bedrohlicher Wesen zugeschrieben.

Das verändert die Kriterien der Bewertung der eigenen Handlungen. Es gibt nicht mehr „an sich“ gute oder schlechte Taten (z. B. Mord als generell zu verurteilende Tat), sondern der Unterschied der Bewertung ist daran geknüpft, wem jeweils etwas angetan wird. Nicht in der Tat – dem Töten – liegt der Wert oder Unwert, sondern in ihrem Objekt.[82]

Dieses Prinzip wirkt in milderer Form bereits in Friedenszeiten, was man daran feststellen kann, dass sich viele Völker und Stämme selbst als „Menschen“ definieren bzw. ihr Name in ihrer Sprache synonym mit Mensch ist, während implizit oder explizit den anderen die Merkmale des Menschseins abgesprochen werden. Ruth Benedict schreibt dazu, in primitiven Gesellschaften „ist nur der Angehörige des eigenen kleinen Stammes ein Mensch; alle anderen sind es nicht, sie sind wie Tiere. Tiere darf man natürlich töten, und auch die nichtmenschlichen Zweifüßer des Nachbarstammes sind Beuteobjekte. Ihr Tod beweist wie eine erfolgreiche Löwenjagd meine eigene Kraft.“[83]

In den meisten traditionellen Gesellschaften müssen sich die jungen Männer vielfältigen initiierenden Ritualen (Übergangsriten) unterziehen, um zu Kriegern zu werden. Sie müssen ihr altes Ich hinter sich lassen, d. h. ihre Identität verändern, um ihre „Alltagsexistenz in eine kriegerische Daseinsform zu heben“[84], was durch Körperbemalung, Masken, Kopfputz und andere äußerlich wahrnehmbare, eindeutige Zeichen unterstrichen wird. Wenn der Krieg eine Abkehr vom Normalen ist, mit der die Normen von Moral und Recht umgekehrt werden, so muss das Aufgeben dieser Normen und seine Legitimation deutlich kommuniziert werden. Durch die äußere Erkennbarkeit der Krieger (Soldaten) wird ihr Sonderstatus für jedermann sichtbar und deutlich. Man darf an sie nicht die Erwartungen richten wie an Nichtkrieger (Zivilisten).

Als Beispiel sei hier die Initiation bei den Dakern betrachtet, die ein Glaubens- und Ritualsystem hatten, das dem vieler indoeuropäischer Völker entsprach. Das Wesentliche bestand, so schreibt Mircea Eliade, „in der rituellen Umwandlung des jungen Kriegers in ein Raubtier", man wurde „zum furchterregenden Krieger durch magische Verinnerlichung des Verhaltens der Raubtiere, insbesondere jenes des Wolfes", und im Ritus legte man sich das Wolfsfell an, „um das Sein des Wolfes zu teilen oder um zu verdeutlichen, dass man Wolf geworden war."[85] Man versuchte, so lässt sich interpretieren, die Identität des Geschöpfes anzunehmen, vor dem man am meisten Angst hatte. Um zu bedrohen, wurde man der, von dem man sich bedroht fühlte. „Was unsere Untersuchung betrifft, so interessiert hier vor allem, dass die Verwandlung in einen Wolf durch das rituelle Umhängen des Wolfsfells eine Handlung darstellte, der eine radikale Veränderung des Verhaltens vorausging bzw. folgte. Solange man in dieses Tierfell eingehüllt war, war man nicht mehr Mensch, sondern das Raubtier selbst. Man war nicht nur der grausame und unbesiegbare, von dem *Furor heroicus* besessene Krieger, vielmehr haftete einem nichts Menschliches mehr an: Kurz, man fühlte sich an keine menschlichen Sitten und Gebräuche mehr gebunden. In der Tat begnügten sich die jungen Krieger nicht damit, sich das Recht zuzusprechen, zu rauben und die menschliche Gemeinschaft während ihrer rituellen Versammlungen zu terrorisieren, sondern sie konnten sich auch wie Raubtiere verhalten, indem sie z. B. Menschenfleisch aßen."[86]

Mit Bezug auf derartige Rituale, die in vielen Kulturen zu finden sind, stellt Barbara Ehrenreich die These auf, Krieg sei evolutionär aus der Tatsache, dass Menschen über lange Zeiten ihrer Existenz in der Vorgeschichte die Beute von Raubtieren waren, zu erklären. Nicht aus der Rolle des Jägers (wie dies traditionell von Anthropologen angenommen wird), sondern aus der Rolle der Beute bzw. der potenziellen Beute ist zu verstehen, dass Menschen Lust am Krieg erleben. Da sie individuell nicht oder nur schlecht in der Lage waren, sich gegen die rein körperlich überlegenen Raubtiere zu wehren, wurde die gemeinsame Bekämpfung der Gefahr wichtig und überlebensnotwendig.

Dass die mit dem Krieg verbundenen Rituale meist Blutopfer sind, seien es nun Menschen- oder Tieropfer, sei als ritualisierte Reinszenierung der Rollenumkehr zu interpretieren. Es werde die Übernahme der Raubtierrolle gegenüber der verlassenen Beuterolle wiederholt und beschworen. Die affektiven kollektiven Reaktionen auf das Ausbrechen von Krieg seien mit diesen alten Mechanismen in Verbindung zu bringen (auch wenn das nicht unbedingt bedeutet, dass Krieg biologisch bedingt sein muss).

Aus systemtheoretischer Sicht sind solche Wiederholungsinterpretationen mit vielen Fragezeichen zu versehen. Vor allem stellt sich die Frage, wie denn die Erinnerung an diese frühe Beuteidentität über die tausende von Jahren kommuniziert worden sein könnte (wenn nicht biologisch). Nützlicher erscheint eher die Annahme, dass die Unterscheidung Jäger/Beute im Sinne der oben genannten affektiven Unterscheidungen (aktiv/passiv, stark/schwach, gut/schlecht) seit jeher eine der möglichen Wirklichkeitskonstruktionen von Menschen war – also auch zu Zeiten, als sie möglicherweise mehr Beute als Jäger waren; und dass diese affektlogischen Schemata ihren Überlebenswert immer dann beweisen (oder auch nicht, denn die Verlierer verwenden sie ja auch), wenn Gefahr droht. Wichtiger scheint es, die Dynamik nachzuzeichnen, wie individuell und kollektiv Selbst- und Fremdbeschreibungen konstruiert werden, die das Kämpfen ermöglichen und wahrscheinlich machen.

Ganz allgemein scheinen wir es mit einer Form der Symmetrisierung, die für Krieg als soziales System charakteristisch ist, zu tun zu haben: Der erste Schritt besteht in der schon zu Friedenszeiten vollzogenen Innen-außen-Unterscheidung zwischen Menschen (wir) innen und Nichtmenschen (den anderen) außen. Kommt es zum Krieg oder zur Kriegsvorbereitung, gewinnen die zunächst nicht näher markierten Nichtmenschen außen an Profil, sie werden zu Bestien, zu wilden Tieren, zu Wölfen. Die Bedrohung wird konkretisiert und „personalisiert", d. h., zur Beschreibung und Erklärung der Situation werden Metaphern verwendet, die dem eigenen Erleben der Bedrohung durch wilde Tiere entsprechen. Im nächsten Schritt wird versucht, mit den Feinden außen gleichzuziehen und Symmetrie herzustellen. Krieger werden aus der normalen Gemeinschaft „ausgegrenzt", sie erhalten einen Sonderstatus, der es ihnen erlaubt, das zu sein, was die Feinde sind: Bestien. Zumindest ist ihnen gestattet, sich so „unmenschlich" zu verhalten wie Wölfe.

Der Status, den die Krieger erhalten, ist für das Gemeinwesen prekär, da die Bedrohung durch schiere Gewalt, für die „Raubtiere" stehen, auch innerhalb des Systems wirksam werden könnte. Sie bildet die Grundlage für Machtbeziehungen. So sind denn auch Kriegerkasten, wo es sie institutionalisiert gibt, innerhalb der sozialen Hierarchie weit oben angesiedelt. Wo Normalbürger rituell zu Kriegern gemacht werden, bedarf es auch der rituellen Aufhebung dieses Status, um ihre Rückkehr für sie selbst – im Blick auf ihre Selbstbeschreibung – wie für die Gemeinschaft, was ihre Beziehung zu allen anderen betrifft, verträglich zu machen.

Krieger oder Soldaten sind somit an der Grenze des jeweiligen Sozialsystems positioniert und haben einen paradoxen Status. Sie sind drinnen und draußen zugleich. Von ihnen werden – um des Erhalts der Gemeinschaft willen – Verhaltensweisen verlangt, die innerhalb der Gemeinschaft verboten und unverträglich sind.

Die Randstellung und Funktion der Krieger für die Herstellung und Aufrechterhaltung der sozialen Innen-außen-Unterscheidung lässt sich wiederum an traditionellen Gesellschaften gut studieren. Beispielhaft wird sie durch den Gebrauch der Schilde bei den Dayaks in Borneo symbolisiert: „Im Allgemeinen dienen Schilde nicht nur als wichtiger Bestandteil der Verteidigung bei der Kriegführung vor Einführung des Schießpulvers, sondern auch als bewegliche soziale Grenze, die einen selbst, die eigene Gruppe und deren Territorium vom Feind trennt. Beim Vormarsch markieren Schilde die Vereinnahmung von erobertem Territorium, der Beute und Gefangenen in die eigene Gruppe; beim Rückzug markieren sie die Schrumpfung der Gruppe, wenn Land, Nachzügler und Gefallene außerhalb gelassen werden … Besonders bemerkenswert ist die Zweiteilung der Gestaltung, denn auf der Innenseite der meisten Dayak-Schilde – d. h. zum Träger hin – befindet sich das Bild zweier schützender Figuren von Vorfahren; auf der Außenseite ist ein zähnefletschendes Monster."[87]

Die Bilder auf beiden Seiten der Schilde symbolisieren die Innen-außen-Unterscheidung und die unterschiedlichen Beziehungsdefinitionen. Diejenigen, die gemeinsam durch ihre individuellen Schilde die Grenze bilden, sind durch die gemeinsamen Vorfahren verbunden. „Das Gefühl der Identität und Solidarität ist nicht mehr als die Gefühle, die durch das Bild dieser Vorfahren ausgelöst werden, und es sind diese Gefühle – mehr als die hölzernen Schilde –, die Schutz und Sicherheit in der Schlacht und darüber hinaus gewähren."[88]

Die Monster auf der Außenseite können in unterschiedlicher Weise interpretiert werden. Sie repräsentieren nicht nur den Feind, sondern auch die den Feind bedrohende Identität der Krieger als wilde Bestien. „Das Schild zeigt das Gesicht seines Trägers, wie es durch die Augen seines Gegners gesehen wird, oder (um es anders zu sagen) das Gesicht, das er all seinen Feinden zeigen möchte. Denn er wird zum Monster gegenüber denen, die er als Monster betrachtet, so wie sie es umgekehrt ihm gegenüber werden."[89]

Die Schilde sind es, die Freund und Feind trennen. Sie bilden eine Grenze, die nicht nur virtuell oder ideell gezogen ist, sondern sichtbar in Szene gesetzt und wirksam ist. Sie bleibt allerdings nur erhalten, solange die Krieger bereit sind, sie aktiv zu erhalten. Nach innen hin symbolisieren die Bilder der Ahnen die Bindung an die Regeln der Gemeinschaft. Die zwei Seiten des Schildes stehen für die zwei Identitäten des Kriegers und eine Reihe anderer binärer Unterscheidungen: „Innenseite/Außenseite, Ahnen/Monster, eigene Gruppe/Feinde, Schutz/Bedrohung, Solidarität/Feindseligkeit, erlittene Todesfälle müssen gerächt werden/verursachte Todesfälle sorgen für Rachebedürfnisse, unerlaubtes Töten/erlaubtes oder sogar notwendiges Töten."[90]

Die Semantik des Krieges weist eine Reihe von Umdeutungen auf, bei der zunächst aus Menschen Nichtmenschen und Bestien gemacht werden, damit sie dann erst auf der Ebene der Zeichen und Bedeutungsgebung, dann aber auch materiell zu Dingen (unbelebten Körpern, Leichen) gemacht werden können. Der Tod ist das Ende der Autopoiese, der Existenz als selbstständiges, lebendes Wesen. Gewalt ist nur die Konsequenz eines zuvor abgelaufenen Prozesses auf der Ebene der Wirklichkeitskonstruktion.

IX. Die expressive Ordnung

1. Störungen des Gleichgewichts und Ausgleichshandlungen

Untersucht man die Auslösesituationen in Bezug auf Kriege, d. h. die unmittelbare Zeit vor Beginn der kriegerischen, gewalttätigen Aktionen, so zeigt sich ein Muster, das aus Alltagsinteraktionen bekannt ist. Ein Akteur fühlt sich durch das Verhalten eines anderen in irgendeiner Weise beeinträchtigt, er signalisiert, dass er dieses Verhalten nicht unbeantwortet akzeptiert, und fordert Genugtuung. Erhält er eine ihn „zufrieden stellende" Antwort, so sind Ordnung und Friede wiederhergestellt. Erhält er sie nicht, so kommt es meist zunächst zu einer Drohung, um der Forderung nach Ausgleich Nachdruck zu verleihen. Wird auch darauf nicht in der gewünschten Form geantwortet, so führt dies – eventuell nach einigem Hin und Her – zur Anwendung von Gewalt.

In der Alltagskommunikation kann solch ein kritischer Vorfall beispielsweise in der Kränkung, Beleidigung oder Ehrverletzung eines anderen bestehen. Es ist, wie Erving Goffman es nennt, ein Verstoß gegen die „expressive Ordnung"[1].

Man sagt seinen Mitmenschen nicht, was man über sie denkt und fühlt – zumindest nicht alles. Man behelligt andere nicht mit seinen Grübeleien, Seelenqualen und Problemen, es sei denn, sie werden dafür bezahlt oder man hat eine intime, familiäre Beziehung zu ihnen. In der Familie gilt nicht die gleiche expressive Ordnung wie in der umgebenden Gesellschaft. Ohne expressive (Selbst-)Beschränkungen der Individuen wäre es kaum möglich, eine sachorientierte Kommunikation innerhalb von aufgabenorientierten Organisationen zu führen und auf Dauer aufrechtzuerhalten. All die Aspekte des individuellen Erlebens, die nicht, ohne die Sachorientierung zu stören, bei der Kommunikation mitlaufen können, müssen unausgesprochen und unthematisiert bleiben. Wer Wut auf seinen Chef hat, muss in der Lage sein, dem Impuls, ihm eine Tracht Prügel zu verpassen, zu widerstehen und auf den Ausdruck seiner Gefühle zu verzichten.

Solche expressiven Ordnungen bilden die Grundlage für eine berechenbare Kommunikation in Bereichen, in denen es keine Verrechtlichung gibt, die explizit festlegt, was erlaubt, verboten und vorgeschrieben ist. Sie werden nicht durch ein Gewaltmonopol durchgesetzt, sondern durch die Drohung von Missachtung bzw. das Versprechen von Achtung durch die anderen, d. h. eine subtile Ausgrenzungsdrohung. Die Regeln für Achtung und Missachtung definieren dabei die Grenzen des Dazugehörens. Die expressive Ordnung kann längerfristig nur aufrechterhalten werden, wenn die Mitglieder einer Gruppe nicht nur Selbstachtung zeigen, sondern auch ein bestimmtes Maß an Rücksichtnahme auf die Selbstachtung der anderen. Wenn man in Frieden miteinander leben will, so muss man nicht nur das eigene Image, das öffentliche Bild der eigenen Person, sondern auch das der anderen und ihre damit verbundenen *Gefühle* schützen. Dazu bedarf es der Fähigkeit, sich mit seinem Gegenüber identifizieren zu können und eine Ahnung davon zu haben, wie er erlebt.

Die so entstehende und aufrechterhaltene Ordnung ist kein Gesetzeswerk, das in irgendwelchen Büchern formalisiert niedergelegt wird. Sie wird implizit als eine der kulturellen Besonderheiten eines sozialen Systems vermittelt und hat weit reichende soziale Funktionen. Zum einen hilft sie, Konflikte zu vermeiden, zum anderen aber führt sie, wenn gegen sie verstoßen wird, zu Konflikten. Sie definiert die Bandbreite zivilisierten oder kultivierten Verhaltens, da sie Leitlinien für die Kopplung psychischer und sozialer Ereignisse liefert. Welche Art von Ausdrucksverhalten ist gefordert, welche ist erlaubt, welche gerade noch toleriert, und welche führt vorhersehbar zu Konflikten?

Das Beispiel der Beleidigung oder Kränkung scheint hier aus einer konflikttheoretischen Sicht – auch und gerade für die Frage der Auslösung von Kriegen – von besonderem Interesse.

Der Akt der Kränkung, Verletzung, Unbotmäßigkeit (oder was immer) wird als ein nicht erwartetes Verhalten bewertet. Darin impliziert ist ein Beziehungsangebot im Sinne von: „Ich kann mir das herausnehmen." Einer der Interaktionsteilnehmer reklamiert für sich einen bestimmten Freiraum. Wenn seine Interaktions- oder

Kommunikationspartner sich dadurch gestört (perturbiert) fühlen, so stehen sie vor der Frage, ob sie ihm die Grenzen seiner Freiheit zeigen oder nicht. Im zweiten Fall akzeptieren sie stillschweigend seine Grenzverletzung, d. h. seinen Anspruch, in der Beziehung so agieren zu können, dass seine Freiheit nicht eingeschränkt wird (also auch dann, wenn es die anderen kränkt, verletzt usw.). Signalisiert ein Gekränkter aber, dass er nicht bereit ist, die Angelegenheit auf sich beruhen zu lassen, so steht der Beleidiger vor der Frage, ob er einen Konflikt wagen will. Ist dies nicht der Fall, so wird er sich „in aller Form" entschuldigen und deutlich machen, dass er dies nicht nur der Form halber tut (umgangssprachlich: Er macht einen „Rückzieher"). Scheut er den Konflikt nicht oder will er ihn gar, so wird er keine beschwichtigenden Gesten aussenden, sondern möglicherweise noch „eins draufsatteln". Er verstärkt die Kränkung und beträgt sich noch ungehöriger. Aber auch schon dann, wenn er die Herausforderung einfach nicht zur Kenntnis nimmt, eskaliert er. Sein Gegenüber steht nämlich erneut vor der Frage, ob er die Situation und die damit verbundene implizite Definition der Beziehung zwischen ihm und dem Beleidiger akzeptiert oder ob er seinerseits die Herausforderung verstärkt.

Ob er die eine oder andere Alternative wählt, wird in der Regel von seiner Selbstachtung bzw. dem Maß der Achtung, das ihm seiner Meinung nach von seinen Mitmenschen gezollt werden sollte, abhängen.

In einer anderen, von Goffman vorgeschlagenen Terminologie kann auch gesagt werden, dass seine Reaktion von seinem „Image" bzw. dem von ihm angestrebten Image abhängt. Seine Wahl hat aber nicht nur Auswirkungen darauf, sondern auch (und vor allem) auf die Definition der Beziehung zwischen ihm und seinem Gegenüber – und damit auf die Spielregeln künftiger Interaktionen und Kommunikationen innerhalb des jeweiligen sozialen Kontextes. Denn dieses Image, die Achtung bzw. Missachtung, das Ansehen, der Ruf, die Reputation und Ehre, die ihm gewährt werden, oder, allgemeiner formuliert: der soziale Status, den er erhält, hängen davon ab, was er sich zumuten lässt und was nicht. Will er die Grenzen dessen, was man ihm zumuten kann, und seinen Status schützen, so muss er reagieren. Die Grenzüberschreitung muss korrigiert werden.

Das Auftreten derartiger die expressive Ordnung verletzender Ereignisse nennt Goffman „Zwischenfall" (ein Begriff, der interessanterweise in der Geschichte oft genug für Ereignisse verwendet wurde, die später zum Krieg führten). Sie erfordern einen korrigierenden Prozess, der die Merkmale eines Rituals aufweist:

„Wenn die Interaktionsteilnehmer dem Auftreten eines Ereignisses, das expressiv unvereinbar mit gültigen sozialen Werturteilen ist, nicht vorbeugen können und wenn das Ereignis schwerlich zu übersehen ist, dann werden sie ihm wahrscheinlich den anerkannten Status eines Zwischenfalls zugestehen, um diesen als eine Bedrohung zu ratifizieren, die direkte öffentliche Aufmerksamkeit verlangt. Dann gehen sie dazu über, die Wirkung des Zwischenfalls zu korrigieren. Zu diesem Zeitpunkt befinden sich ein oder mehrere Beteiligte in einem Zustand rituellen Ungleichgewichts oder einem Zustand der Mißachtung. Und es muß nun der Versuch gemacht werden, einen befriedigenden rituellen Status wiederherzustellen. Ich verwende den Terminus *Ritual*, weil ich mich auf Handlungen beziehe, durch deren symbolische Komponente der Handelnde zeigt, wie achtenswert er ist oder für wie achtenswert er die anderen hält. Das Bild des Gleichgewichts ist hier angemessen, wie Dauer und Intensität der korrektiven Anstrengung genau auf die Hartnäckigkeit und Intensität der Bedrohung abgestimmt sind. Das Image eines Menschen ist etwas Heiliges und die zu seiner Erhaltung erforderliche expressive Ordnung deswegen etwas Rituelles."[2]

Die Handlungssequenz, die zur Wiederherstellung solch eines Gleichgewichts führt, nennt Goffman „Ausgleichshandlung". Solche Ausgleichshandlungen können zum Beispiel dem oben skizzierten Muster folgen. Goffman beschreibt vier Phasen des korrektiven Prozesses: „Herausforderung, Angebot, Akzeptieren und Dank". Der erste Schritt ist dabei die Herausforderung, durch die auf das Fehlverhalten hingewiesen wird. Das Angebot eröffnet dem Missetäter die Chance der Wiedergutmachung oder einer entschuldigenden Umdeutung, die die Verantwortung von ihm nimmt. Oft reicht es nicht, nur eine rituelle Gutmachung zu leisten, manchmal müssen die Entschuldigungshandlungen mehrfach wiederholt werden, damit sie glaubhaft sind und wirklich – d. h. nicht nur formell – angenommen werden. Auch für den Annehmenden muss dies mit seinem Image und seiner Selbstachtung vereinbar sein. Die Funktion dieses Vierschrittes, dessen letzter Aspekt der Dank des Täters ist, dass er wieder akzeptiert ist, liegt in der Sicherung des Verhaltenskodex und damit auch des Beziehungsgefüges.

„Soll der Wettstreit ernsthaft beginnen, muß die durch den Verletzten signalisierte Herausforderung ernst sein, und der Gegenspieler muß es eindeutig ablehnen, Satisfaktion zu gewähren. Sind diese Reaktionsweisen gegeben, so verändern sie rückwirkend die Bedeutung der ursprünglichen Beleidigung und bilden den Anfang von etwas, was man manchmal einen ‚Zusammenstoß' nennt."[3]

Wenn der Übeltäter nicht Satisfaktion gewährt, wird auf andere Mittel zurückgegriffen, die dann die Grenze zum Krieg überschreiten können. Destruktive Aktionen, Revanche- und Racheakte sind häufig an der Tagesordnung. „Missachtest du mich, missachte ich dich! Schadest du mir, schade ich dir!" Wenn der Ausgleich nicht durch die Selbstabwertung des Täters und die damit verbundene Wiederaufwertung dessen, der rituell im Ungleichgewicht ist, erfolgt, so kann er ersatzweise auch durch die Abwertung des Beleidigers seitens des Beleidigten erreicht werden. So wird ein Kontenausgleich angestrebt, bei dem aufgerechnet wird, was wer wem angetan und eventuell auch wieder gutgemacht hat. Da es hier nicht so sehr um den Ausgleich positiver Verdienste geht, bekommt das „Heimzahlen" eine negative Bedeutung.

In diesem Sinne ist auch die Entstehung von Kriegen als Ausgleichshandlung zu verstehen. Es ist der Versuch, eine rituelle Ordnung durch Zwangsmittel (wieder)herzustellen. Ein Akteur (Person, Gruppe, Organisation, Unternehmen, Nation o. Ä.) hat die Grenzen dessen überschritten, was ihm nach Ansicht seiner Nachbarn gestattet ist; er wird „zur Ordnung gerufen", reagiert aber nicht in der geforderten Weise; schließlich erfolgt eine Strafaktion. Sie muss erfolgen, wenn der Herausforderer nicht als Bluffer dastehen will. Die Eskalation beginnt, und es kommt schließlich zum offenen Krieg. Verhindert werden kann dies, wenn es Regularien der Schlichtung oder der Eingrenzung von Gewalt (wie beim Duell) gibt, die eine weitere Eskalation verhindern.

Krieg kann aber auch als Weg, solch eine Ordnung zu ändern, verstanden werden. Er ist dann nicht so sehr Ausgleichshandlung, die ein verloren gegangenes Gleichgewicht wiederherstellt, sondern eine „Ungleichgewichtshandlung", d. h. ein Mittel, eine alte Ordnung aus der Balance zu bringen, um mit Gewalt eine neue zu etablieren.

Ob für die Analyse der Beziehungen sozialer Einheiten (Nationen, Stämme, Gruppen etc.) der Begriff „expressive Ordnung" ganz angemessen ist, mag dahingestellt sein. Schließlich ist er entwickelt worden, um Regeln der direkten Interaktion unter Menschen zu beschreiben. Die Teilnehmer an der Interaktion werden dabei als Individuen gesehen, die erleben, fühlen und denken, während sie sich in die Auseinandersetzung mit anderen begeben. Auch wenn man gelegentlich von der Stimmungslage einer Nation spricht, so scheint die Annahme, sie könne erleben etc., doch höchst problematisch. Soziale Systeme verfügen über keine Psyche, zumindest scheint solch eine Annahme konzeptuell nicht sehr nützlich. Dass dennoch Psychodynamik für die Entscheidungen sozialer Systeme eine Rolle spielen kann, ist am besten wohl durch ihre Kopplung mit psychischen Systemen zu erklären. Wenn Individuen als Mitglied von Regierungen die Macht haben, Entscheidungen zu treffen und durchzusetzen, dann kann ihre Psychodynamik zu einem die Politik bestimmenden Umweltfaktor werden. Je größer die Machtvollkommenheit des Einzelnen ist, umso mehr wird die internationale Ordnung zur expressiven Ordnung, und die Beziehungen der Regierenden, ihr persönlicher Stolz und ihre Ehre werden zu einem relevanten Faktor für die Beziehungen der Nationen. (Es ist daher nicht zufällig, dass in der Öffentlichkeit sehr genau registriert wird, welcher Staatsmann mit welch anderem Staatsmann in die Sauna geht.)

Die Entstehung des Ersten Weltkriegs kann beispielsweise nicht allein durch die weltpolitische und ökonomische Lage erklärt werden. Sie haben die Wahrscheinlichkeit eines Krieges zur damaligen Zeit zwar sicher sehr erhöht, aber es bedurfte der konkreten Personen (Kaiser Wilhelms II., Kaiser Franz-Josephs, Zar Nikolaus' usw.) bzw. ihrer Beziehungen zueinander und ihrer spezifischen Kommunikationen miteinander, die den Ausbruch des Krieges schließlich bewirkt haben. Und auch die Eskalation des Vietnamkriegs ist nicht ohne die Psychodynamik Lyndon B. Johnsons zu erklären. Allerdings wäre sie nicht so entscheidend geworden, hätte nicht der US-Kongress seine Kontrollfunktionen gegenüber der Regierung abgegeben. In dem Moment, wo einem Regierenden eine Blankovollmacht ausgestellt wird, besteht die Gefahr, dass seine Psychodynamik an die Stelle der Prozeduren tritt, die in Organisationen üblicherweise zu (meist intelligenteren) Entscheidungen führen.

Dass in der Beziehung zwischen Nationen expressive Ordnungen und persönliche Kommunikationen solch eine Bedeutung gewinnen können, lässt sich mit dem Mangel an Verrechtlichung erklären. Hier zeigt sich eine erstaunliche Analogie zwischen internationalen und familiären Beziehungen. In Intimbeziehungen gibt es keine Zentralgewalt, die entscheiden könnte, welche Maßstäbe an das gegenseitige Verhalten anzulegen sind, und die im Streitfall ein Machtwort sprechen oder für die Durchsetzung gewaltfreier Konfliktlösungsprozeduren sorgen könnte. Dasselbe kann für internationale Beziehungen gesagt werden: Es gibt (bislang) keine Zentralgewalt oder akzeptierte übergeordnete Autorität als neutralen Dritten, der nur parteilich für die rechtlichen Standards agiert und im Streitfall die Kontrolle über die Schlichtung und Entscheidung eines Konfliktes übernehmen könnte.

2. Stolz und Ehre

Der Begriff Image ist in seinem umgangssprachlichen Gebrauch relativ neutral. Man kann ein gutes oder ein schlechtes Image haben. Es scheint daher fraglich, ob er wirklich das bezeichnet, worum es bei den Ausgleichsmechanismen (von der Entschuldigung bis zum Krieg) geht. Denn das rituelle Gleichgewicht oder Ungleichgewicht bezieht sich nur auf die positive Seite des Images, d. h. auf das, was man verlieren kann. Es geht um die Wahrung und das Zerkratzen von „Gesicht", den gekränkten Stolz und die verlorene Ehre, das geschädigte Ansehen oder, in einer psychoanalytischen, auf das Individuum bezogenen Terminologie: um narzisstische Kränkungen, die öffentlich stattfinden. Dass der Aspekt der Öffentlichkeit zentral ist, spiegelt sich in den Begriffen Gesicht und Ansehen, aber auch Achtung, die allesamt auf äußerlich beobachtbares Verhalten verweisen und nicht auf psychische Geschehnisse. Es geht um die Konstruktion der Person in der Kommunikation und ihren Wert, die Beachtung und Zuschreibung von Wichtigkeit, die sie von anderen erwarten und sich selbst geben kann. Eine Beleidigung, von der niemand – auch der Beleidigte nicht – erfährt, beleidigt nicht.

Gegenseitige Achtung und Missachtung regeln die Kommunikation, speziell die „Außensteuerung" der Innensteuerung der Individuen. In unterschiedlichen Gesellschaften werden bestimmte Handlungen und Unterlassungen als Voraussetzung der Selbstachtung gefordert. Sie bilden gewissermaßen die Grenzen des sozial akzeptablen Verhaltens. Man überschreitet sie, wenn man tut, was „man nicht macht“, oder man nicht tut, was die „Regeln des Anstands“ erfordern. Solch ein Verhalten ist unter der eigenen „Würde“. Man entscheidet sich, sich nicht so zu verhalten, weil es „unter der Würde“ wäre.[4] Und auf der anderen Seite tut man manches, auch wenn man keine große Lust dazu hat, weil anderenfalls eine Bedrohung des eigenen Selbst- und Fremdbildes die Folge wäre. Dies ist eine der Voraussetzungen der Wahrung des eigenen Gesichts. Man muss „den Gang der Ereignisse“ *bedenken* und ihn so zu beeinflussen versuchen, dass man ohne Gesichtsverlust und Schädigung daraus hervorgeht. „Zeigt jemand diese Bedenken in erster Linie aus Eigeninteresse, dann spricht man in unserer Gesellschaft von Stolz; zeigt er sie aus Pflichtgefühl gegenüber größeren sozialen Gruppen und wird er von diesen Gruppen in seinem Tun noch unterstützt, dann spricht man von Ehrgefühl.“[5]

Wer sich gegen die Regeln ehrenhaften Verhaltens vergeht, dem droht die Ausgrenzung aus der jeweiligen Gemeinschaft. Ihm werden zum Beispiel die „bürgerlichen Ehrenrechte“ aberkannt, er wird unehrenhaft aus der Armee entlassen, mit Schimpf und Schande davongejagt usw. Der Kodex, der dieses Verhalten regelt, ist von gesellschaftlichem Subsystem zu Subsystem, von Gruppe zu Gruppe, von Kultur zu Kultur anders. Und seine Einhaltung wird unterschiedlich formalisiert überwacht. So gibt es Ehrengerichte usw. (bei Rechtsanwälten, bei Ärzten usw.), die auch diesen Bereich zu verrechtlichen versuchen. Im Allgemeinen aber handelt es sich hier um einen Verhaltenskodex, der gerade dort wirksam wird, wo keine rechtlichen Verfahren zur Feststellung seiner Erfüllung oder des Verstoßes gegen ihn zur Verfügung stehen.

Ehre und Stolz sorgen dafür, dass trotz der Unmöglichkeit der Außensteuerung menschlicher Individuen und sozialer Systeme (es gibt keine „instruktive Interaktion“) beide Systemtypen sich so verhalten, als ob sie außengesteuert wären. Mit den Worten Goffmans: Sie „machen aus jedem Menschen seinen eigenen Gefängniswärter; dies ist ein fundamentaler sozialer Zwang, auch wenn jeder Mensch seine Zelle gerne mag“.[6]

Der Begriff der Ehre ist in den letzten Jahrzehnten etwas aus der Mode gekommen. Dies dürfte daran liegen, dass Ehre in erster Linie als Standesehre verstanden wurde. Insofern findet mit der Verwendung des Begriffs Image vielleicht wirklich eine notwendige

Modernisierung statt. Doch das Phänomen, dass die Koordination von Selbst- und Fremdbeobachtung mit einem Bewertungsaspekt (Achtung/Missachtung) verbunden wird, der den sozialen Wert und Status eines Menschen beeinflusst, hat sich offenbar seit Jahrhunderten nicht geändert.

Das Wort „Ehre“ geht auf das althochdeutsche *era* (8. Jahrhundert.) zurück, das „Ansehen, Wertschätzung, Berühmtheit, Würde, Zierde, Ehrfurcht, Verehrung“[7] bedeutet. All diese Bedeutungen verweisen auf den oder die Beobachter. Die äußerlich wahrnehmbare Seite des Menschen – sein Verhalten, sein Image, die sozial konstruierte Person – ist es, die „an“-gesehen wird. Und die „An“-Erkennung zeigt, dass es mit dem Erkennen allein nicht genug ist, sie bedarf auch der Kommunikation. Denn so unterscheidet sich das Erkennen vom Anerkennen (einem Begriff, der ursprünglich aus der Rechtssprache des 16. Jahrhunderts stammt und für „bestätigen, würdigen, gelten lassen“[8] steht). Die ursprüngliche Bedeutung von Ehre, die klar einen hierarchischen Kontext, d. h. die Akzeptanz einer Oben-unten-Beziehung, bezeichnet, verweist auf die Verbindung zur Machtfrage.

Diesen Zusammenhang von Ehre und Macht betont auch Max Weber: „Und andererseits ist nicht nur Macht die Grundlage sozialer Ehre. Sondern umgekehrt kann soziale Ehre (Prestige) die Basis von Macht auch ökonomischer Art sein und war es häufig.“[9] Und er stellt einen Bezug zwischen (zu seiner Zeit noch ständischer) Lebensführung und Ehre her: „Inhaltlich findet die ständische Ehre ihren Ausdruck normalerweise vor allem in der Zumutung einer spezifischen Lebensführung an jeden, der dem Kreise angehören will.“[10]

Dies ist die Zeit, in der „Ehrenmänner“ sich duellierten, um sich gegenseitig ihrer Satisfaktionsfähigkeit zu versichern. Allen gegenüber, denen diese Eigenschaft nicht zugeschrieben wurde, bestand Distanz, Exklusivität und das Gefühl der Überlegenheit. Und der eigene Stolz erforderte ehrenhaftes Verhalten.

Ludgera Vogt[11], die den in jüngster Zeit wohl umfassendsten Überblick über das Phänomen und die Theorie der Ehre geliefert hat,[12] sieht in Ehre eine Wirkgröße, die im Zusammenspiel von stratifikatorischer Differenzierung und Integration den Zusammenhang moderner Gesellschaften steuert. Sie versucht damit, die Sichtweisen Max Webers und Georg Simmels zusammenzuführen. Während Weber Ehre als konstitutiven Faktor einer ständischen Differenzierung sah, der eng in Zusammenhang mit sozialen Machtkonstellationen steht, betrachtet Simmel[13] eher die integrative und Kohäsion stiftende Funktion der Ehre. Sie hat seines Erachtens die Funktion einer dritten normativen Steuerungsgröße, die zwischen Recht und Moral steht.[14]

„Die Ehre sichert der Gesellschaft das zweckmäßige Verhalten ihrer Mitglieder in den Fällen, in denen es durch äußerliche Gesetzgebung nicht erreicht werden kann; der Ehrkodex ist eine aus Zweckmäßigkeitsgründen geforderte Ergänzung des Kriminalkodex."[15]

Auch Alexis de Tocqueville sieht in der Ehre ein Mittel der Integration. „Die Ehre ist nichts anders als diese auf einen Sonderzustand gegründete Regel, laut welcher ein Volk oder eine Klasse Lob oder Tadel austeilt."[16] Er bezieht, anders als Simmel, Völker und Nationen in die „Sondergruppen" mit ein. Die Ehre bestimmt ihre Gruppenidentität zu einem guten Teil, das Wir-Gefühl, und leitet sich von den Sonderbedürfnissen der Nationen her. Tocqueville hat eine radikal funktionalistische Sichtweise, nach der die gruppenspezifische Ehre immer die „Werte, Normen oder Verhaltensweisen zu Tugenden erklärt, die im Hinblick auf die soziale Lage funktional sind."[17]

Pierre Bourdieu betont vor allem den bereits in Goffmans Überlegungen zum Image zentralen Aspekt von Achtung und Selbstachtung. Er sieht Ehre als eine Form des „symbolischen Kapitals". Die Achtung, die jemand erhält, dient innerhalb der Öffentlichkeit als Schutz vor Herausforderungen. Ehrenhaftes Verhalten ist gekennzeichnet durch Anstand, Zurückhaltung und Schamgefühl. Würde und Vornehmheit sind Elemente der öffentlichen Inszenierung, und Stolz wird als eine der Eigenschaften des Ehrenhaften betrachtet. Der gute Ruf ist schließlich eine besonders marktgängige Form des symbolischen Kapitals der Ehre, dem dann die Unehre als Gegenbegriff gegenübersteht.[18]

Über die Verknüpfung von Ehre und sozialem Status werden also Beziehungskonstellationen etabliert und kommunikativ anerkannt und bestätigt bzw. infrage gestellt. Ehre stellt auf diese Weise soziale Ordnung nicht nur dar, sondern auch her. Vogt fasst die Funktion von Ehre folgendermaßen zusammen: „Festzuhalten bleibt für eine erste Gegenstandsbestimmung in jedem Fall, dass wir es bei den vielfältigen Phänomenen, die unter der Chiffre ‚Ehre' in unterschiedlichen sozialen Kontexten verhandelt werden, mit Relationen der *Anerkennung und Wertschätzung* zu tun haben. Diese Relationen sind einerseits Objekt von Konkurrenzen und Wettbewerbskonstellationen und somit potentiell immer in Bewegung; andererseits können sie sich jedoch verfestigen und institutionalisieren, vor allem, wenn sie in anerkannten Zeichenformen Gestalt gewinnen. Ehre ist immer eine *Schnittstelle zwischen Innen und Außen, Akteur und System.*"[19]

Im Alltag zeigt sich dieser Wertschätzungsaspekt an der formelhaften Ehrbezeugung, die man zur Eröffnung eines Briefes verwendet („Sehr geehrter Herr ..."), um – noch bevor sie in Zweifel gezogen wird – die gegenseitige Anerkennung als satisfaktionsfähig zu signalisieren. Und vor Gericht werden Richter offiziell mit „Euer Ehren" angesprochen, was ihren Status als den streitenden Parteien übergeordnet für jedermann deutlich hervorhebt.

Aus systemtheoretischer Perspektive kann Ehre als eine Sinndimension gesehen werden, mit deren Hilfe sich die Kopplung psychischer und sozialer Systeme vollzieht. Für den Einzelnen ist die Ehre, die erwiesen oder in Zweifel gezogen wird, ein affektiv hoch bewerteter Faktor. Sie zeigt ihm, ob sein Überleben, die Akzeptanz, die Sicherheit und der Status innerhalb einer Gemeinschaft gesichert sind. Das Absprechen der Ehre ist nicht nur persönlich „kränkend" oder „verletzend" (beides körperliche Metaphern zur Beschreibung psychischer Perturbationen), sondern auch auf der sozialen Ebene mit der Drohung der Ausgrenzung und damit dem Ende der sozialen Existenz verbunden. Der Ausschluss aus der Gemeinschaft bzw. von den kollektiven Tätigkeiten ist so etwas wie der „symbolische Tod" des Akteurs. Ehre als symbolisches Kapital führt dazu, dass immer auf „zwei Ebenen" zugleich gespielt wird: „... der des Interesses, die uneingestanden bleibt, und der der Ehre, die proklamiert wird."[20]

Aber nicht nur in der Rangordnung interpersonaler Beziehungen spielen Stolz und Ehre eine zentrale Rolle, sondern auch in der zwischen Nationen. Vogt weist darauf hin, dass in einem Feld wie der internationalen Politik, in dem das Recht nicht greift, Fragen der Ehre an Bedeutung gewinnen. Sie könnten schließlich angesichts von „Gesichtsverlust" zu Krieg führen.[21] Allerdings bedarf es dazu der Selbst- und Fremdbeschreibung von Nationen als ehrenhaft oder unehrenhaft.

Mit der Entstehung der Nationen entstand so etwas wie ein „Kollektivsubjekt“ (Ende des 18., Anfang des 19. Jahrhunderts), um dessen Ehre gekämpft werden konnte. Man musste nicht mehr zum Kriegsdienst gepresst werden, sondern zog freiwillig und begeistert in den Krieg.[22] Hier dürfte noch eine andere Funktion der Ehre wichtig geworden sein. Innerhalb einer die Standesunterschiede betonenden Gesellschaft wie beispielsweise der des deutschen Kaiserreichs hatte die Beschwörung der nationalen Ehre einen egalisierenden, die Grenzen und Distanzen aufhebenden Effekt und ermöglichte es „jedem sozialstrukturell auch noch so niedriggestellten Menschen, sich als schicksalhaft ‚gemeintes‘ Mitglied einer auserwählten Gemeinschaft zu fühlen.“[23] Die nationale Ehre liefert „eine Art Identitätsmarker für das Kollektiv“, der dem unanschaulichen Begriff der Nation Anschaulichkeit verlieh[24] und auch heute wohl immer noch weitgehend verleiht.

3. Kontenausgleich

Ausgleichshandlungen können formalisiert auch im Sinne von Zahlungen verstanden werden, mit denen entsprechende Forderungen ausgeglichen werden. Jemand hat eine vermeintliche oder wirkliche Schuld auf sich geladen, und wenn er sich nicht entschuldigt, dann wird ihm – grammatisch-semantisch überraschend – „heimgezahlt“. Wenn er mehr heimgezahlt bekommt, als ihm angemessen erscheint, hat er nun seinerseits eine „Rechnung offen“, die er einklagt und schließlich eintreibt. Die Eskalation einer Rachedynamik beginnt …

Die Dynamik der Beziehung zwischen unterschiedlichen Akteuren, die eine gemeinsame Interaktionsgeschichte durchlaufen, kann ganz allgemein im Sinne einer gegenseitigen Kontoführung erklärt werden. Jeder der miteinander kommunizierenden Beobachter führt Buch darüber, was er und sein Partner sich gegenseitig Gutes oder Böses angetan haben. Jeder legt dabei seine eigenen Unterscheidungs-, Erklärungs- und Bewertungsmaßstäbe zugrunde. Nach dem Muster von Tauschgeschäften werden Geben und Nehmen bilanziert, und es wird überprüft, ob die Rechnung ausgeglichen ist. Es werden Kreditlinien gesetzt, Forderungen eingeklagt usw. Konflikte können und müssen immer dann entstehen, wenn die Beteiligten sich nicht über die Richtlinien der Bewertung von Verhalten und seine Bilanzierung einigen können.[25]

Die von Goffman beschriebenen Ausgleichshandlungen sorgen für die Versicherung der Übereinstimmung der Bewertung und schließlich die Glattstellung von Konten. Kriegerische Handlungen werden im Allgemeinen begonnen, wenn die Übereinstimmung in der Bewertung der Konten nicht erreicht werden kann. Es wird dann versucht, sein „Recht“ mit Gewalt zu erlangen.

Zu solch einer Konzeptualisierung passen die Vorstellungen Bourdieus von Ehre als „symbolischem Kapital“. Er geht dabei über die je individuelle Bewertung von Achtung und Missachtung hinaus und fokussiert die Aufmerksamkeit auf den sozialen Aspekt von Ehre als symbolischer Kapitalform. „Symbolisches Kapital funktioniert also wie eine Art Kredit, insofern einem Akteur von seiten einer Gruppe ein Vertrauensvorschuß gewährt wird; hier gleicht das symbolische Kapital der Ehre durchaus dem Sozialkapital der ‚guten Beziehungen‘.“[26] Mit seinem guten Namen kann man die unvorstellbarsten Geschäfte machen. Ehre ist wie andere Kapitalsorten eine knappe Ressource, „ganz als könne sich in Ehrensachen wie in Grundstücksangelegenheiten der eine nur auf Kosten des anderen bereichern.“[27]

Das scheint ein wichtiger Grund für die Auslösung von Kriegen oder Kämpfen. Wenn Ehre nach dem Prinzip des Nullsummenspiels verteilt wird, dann gibt es keine *Win-win*-Situationen – zumindest nicht in der konkreten Situation der Ehrbezeugung. Hier ist es immer einer, der dem anderen seine Ehrfurcht oder Ehrerbietung erweist. Auf die Dauer mag es unterschiedliche Bereiche geben, in denen die Rollen unterschiedlich verteilt sind, wodurch dann in der Beziehung Reziprozität entsteht (dann gibt es wahrscheinlich keine Kämpfe, es sei denn, einer der Beteiligten versucht, die Geschäftsgrundlage zu verändern). Wenn es aber ein durchgehendes Muster ist, dann wird durch Ehrbezeugungen Asymmetrie und Komplementarität angeboten bzw. hergestellt und aufrechterhalten bzw. bestätigt.

Bourdieus Analyse der Funktion von Ehre fügt sich in seinen Versuch, die ökonomische Logik sozialer Praxis aufzudecken. Die Logik des Kapitals ist auch die Logik des sozialen Lebens. Ihre wichtigsten Mechanismen sind Akkumulation, Investition und Transformation. Die Verteilung von Kapital entspricht der inneren Struktur der Gesellschaft. Zur Definition von „symbolischem Kapital" schreibt er: „Die soziale Stellung eines Akteurs ist folglich zu definieren anhand seiner Stellung innerhalb der einzelnen Felder, das heißt innerhalb der Verteilungsstruktur der in ihnen wirksamen Machtmittel: primär ökonomisches Kapital (in seinen diversen Arten), dann kulturelles und soziales Kapital, schließlich noch symbolisches Kapital als wahrgenommene und als legitim anerkannte Form der drei vorgenannten Kapitalien (gemeinhin als Prestige, Renommee usw. bezeichnet)."[28]

Vogt folgert, dass sich solch symbolisches Kapital als Resultat einer semiotischen Transformation der anderen Kapitalsorten entfaltet. Es bildet nicht nur diese anderen Kapitalien nach dem Muster einer „Widerspiegelung" sinnlich fassbar ab, sondern entfaltet Eigendynamiken. „Das symbolische Kapital unterliegt einer ganz eigenen und charakteristischen Logik von Akkumulation und Transformation. Es ist das Medium, über das sich gesellschaftliche Anerkennungsprozesse vollziehen."[29] Symbolisches Kapital sorgt als „Legitimitätsgenerator" dafür, dass soziale Ungleichheit in den Augen der Akteure als legitim akzeptiert wird. Vogt betont, dass symbolisches Kapital, mehr noch als das Geldkapital, auf seinem Zeichencharakter beruht. Es ist auf Kommunikation angewiesen. „Ehre bildet sich letztlich immer aufgrund von (öffentlichen) Urteilen. Der Gedanke der kommunikativen Konstruiertheit der Ehre verweist auf mögliche Funktionen des Ehrkapitals als *Kommunikationsmedium.*"[30]

Dementsprechend zieht sie eine Parallele zu den symbolisch generalisierten Kommunikationsmedien in Luhmanns Systemtheorie. Er selbst spricht von Ehre als „symbolisch generalisierter Interaktionsfähigkeit"[31]. Wo Ehre mit Macht korreliert ist, ergibt sich solch eine Sichtweise nahezu selbstverständlich. Ehrkommunikation macht die Annahme von an sich unwahrscheinlichen Kommunikationsangeboten wahrscheinlicher. Es wird Erwartbarkeit produziert und damit Komplexität reduziert. Die Drohung des Ehrverlustes ist es, die für die Anpassung an die Erwartungen durch an sich autonome Interaktionsteilnehmer sorgt.

Spinnt man diesen Gedanken fort, so geht es in der Ehrkommunikation darum, wer wem Ehrbezeugungen zu erweisen hat und wer von wem Ehrbezeugungen zu erwarten hat. Es ist eine Dynamik, die einer Kampflogik folgt. Dabei geht es um die Verteilung symbolischen Kapitals und um Benennungsmacht.[32]

Die Reziprozität der Beziehung der Beteiligten, die in dem Kampfmuster impliziert ist, steuert auch andere Tauschprozesse, wie sie ausführlich von Marcel Mauss[33] beschrieben wurden. Er analysiert die Logik des Gabentauschs in archaischen Gesellschaften, die ebenfalls einem Kampfmuster folgt. Was dabei jeweils heimgezahlt wird, sind allerdings keine aggressiven Akte, sondern als positiv bewertete Gaben. Seine Analysen sind für die Kriegsfrage deswegen von Bedeutung, da sie Tausch- und Handelsprozesse zwischen *sozialen* Einheiten beschreiben.

„In den Wirtschafts- und Rechtsordnungen, die den unseren vorausgegangen sind, begegnet man fast niemals dem einfachen Austausch von Gütern, Reichtümern und Produkten im Rahmen eines zwischen Individuen abgeschlossenen Handels. Zunächst einmal sind es nicht Individuen, sondern Kollektive, die sich gegenseitig verpflichten, die austauschen und kontrahieren; die am Vertrag beteiligten Personen sind moralische Personen: Clans, Stämme, Familien, die einander gegenübertreten, sei es als Gruppen auf dem Terrain selbst, sei es durch die Vermittlung ihrer Häuptlinge oder auch auf beide Weisen zugleich."[34]

Der Tausch zwischen diesen Einheiten ist obligatorisch, sodass sich ihm niemand entziehen kann. Dennoch ist er freiwillig, da im Blick auf das Wie und Wann ein weitgehender Spielraum besteht. Dass Gaben gegeben werden, ist offiziell ein Akt unabhängiger Entscheidung, wenn sie aber nicht gegeben werden, so hat das vorhersehbare Folgen. Sich an diese Regeln zu halten ist eine der Voraussetzungen für den Erhalt des Friedens. Es ist eine Form der Kommunikation, die Friedenswillen und die Aufrechterhaltung des Status quo symbolisiert.

„Es sind vor allem Höflichkeiten, Festessen, Rituale, Militärdienste, Frauen, Kinder, Tänze, Feste, Märkte, bei denen der Handel nur ein Moment und der Umlauf der Reichtümer nur eine Seite eines weit allgemeineren und weit beständigeren Vertrages ist. Schließlich vollziehen sich diese Leistungen und Gegenleistungen in einer eher freiwilligen Form, durch Geschenke, Gaben, obwohl sie im Grunde streng obligatorisch sind, bei Strafe des privaten oder öffentlichen Krieges. Wir haben vorgeschlagen, all dies das *System der totalen Leistungen* zu nennen."[35]

Mauss schlägt vor, derartige Institutionen, bei denen es um „totale Leistungen vom agonistischen Typ" geht, als „Potlatsch" zu bezeichnen. Diese totalen Leistungen beruhen nicht nur auf der Verpflichtung, die empfangenen Geschenke zu erwidern, sondern auch darauf, Geschenke zu machen und anzunehmen.[36]

Dass es sich hier um ein System handelt, mit dessen Hilfe Symmetrie hergestellt und kommuniziert wird, und dass dabei Ehre als Medium genutzt wird, scheint deutlich. „Die Pflicht des Nehmens ist nicht weniger zwingend. Man hat nicht das Recht, eine Gabe oder einen Potlatsch abzulehnen. So zu handeln hieße zugeben, daß man sich vor der Erwiderung fürchtet, hieße befürchten, ‚flach gedrückt' zu werden, solange man nicht erwidert hat. In Wahrheit heißt es, bereits ‚flach' sein; es bedeutet, dass jemandes Name ‚an Gewicht verliert', daß er sich im voraus als besiegt bekennt."[37]

Hier zeigt sich auch der Kampfcharakter. Wer nicht mithalten kann, hat verloren, er ist nicht ebenbürtig. Es ist die Logik des Kontenausgleichs. Auch Verhalten kann als eine Art Ware betrachtet werden, und wer handelt, der handelt dann eben. Es ist der Beziehungsaspekt der Kommunikation, der unabhängig davon, ob nun Frauen oder Höflichkeiten getauscht werden, die Bedeutung der Transaktionen bestimmt. Das gilt auf individueller Ebene ebenso wie auf kollektiver. Wer bekommt, muss geben, wenn er nicht in Abhängigkeit oder die unterlegene Position geraten will. Gaben anzunehmen zeigt die Bereitschaft, sich mit der anderen Partei auf eine Stufe zu stellen. Es ist wie mit dem Annehmen einer Forderung zum Duell. Sie signalisiert die gegenseitige Anerkennung als satisfaktionsfähig.

In dieselbe Richtung argumentierend, verweist Mauss darauf, dass Brahmanen, die Mitglieder der obersten Kaste in Indien, offiziell die Annahme jeglicher Gabe ablehnen: „Das heißt, daß das Band, das die Gabe zwischen Geber und Nehmer herstellt, zu stark für sie ist. Wie in allen Systemen, die wir bisher untersucht haben, und sogar noch in verstärktem Maße, sind die beiden allzu eng miteinander verbunden. Der Nehmer gerät gegenüber dem Geber in einen Zustand der Abhängigkeit."[38]

Kleine Geschenke erhalten die Freundschaft? Ja, aber nur, wenn sie klein genug sind. Denn sie enthalten möglicherweise auch ein Beziehungsangebot, das genau das Gegenteil mit sich bringt: die

Einladung, sich abhängig zu machen. Jemandem ein Geschenk zu machen, das der nicht erwidern kann, ist fast mit einer Kriegserklärung gleichzusetzen. Auf jeden Fall wird es nicht auf Dank stoßen, und das nicht nur in so genannten archaischen Gesellschaften. Es ist eine Herausforderung der Symmetrieerwartung, das Angebot einer asymmetrischen, komplementären Beziehung, die immer auch mit der Drohung der Demütigung verbunden ist.

Stellt man den Kampfaspekt beim Potlatsch in den Vordergrund, so gibt es einen gemeinsamen Nenner des Kampfes mit Gaben und mit Waffen: Es ist der in regelmäßigen Abständen durchgeführte Test, ob der Partner/Gegner (noch) ebenbürtig ist, bzw. der Versuch, ihn zu demütigen und selbst in die übergeordnete Position zu gelangen. Dabei ist die Herausforderung zu solch einem Kampf erst einmal als Anerkennung der Symmetrie zu bewerten. Solange die Herausforderung angenommen wird und Gabe durch Gabe angemessen und möglicherweise noch mit Zinsen beantwortet wird, ist die gegenseitige Definition der Beziehung als gleichwertig und ehrenhaft konsensuell bestätigt.

Aus seiner Beobachtung der kabylischen Berbergesellschaft entwickelt Bourdieu einige allgemeine Grundregeln solcher Ehrkämpfe.

„1. Der Gegner muß für eine Herausforderung als würdig erachtet werden, er muß ‚fähig' sein, die Herausforderung anzunehmen. Er ist als ebenbürtiger Partner anzuerkennen …
2. Der Gegner muß die jeweiligen Spielregeln kennen.
3. Das Gefühl der Ebenbürtigkeit der Ehre kann mit ‚faktischer Ungleichheit', d. h. mit unterschiedlichem Besitz etc., koexistieren …
4. Die Herausforderung bedeutet immer Anerkennung von Ehrenhaftigkeit. Sie bietet die Möglichkeit der Selbsterfahrung und Identitätsbildung.
5. Wer einen Mann herausfordert …, der unfähig ist, die Herausforderung anzunehmen, entehrt sich selbst. Wenn man in dieser Weise jemanden entehren will, so fällt das auf einen selber zurück, d. h., man erleidet einen klaren Verlust an symbolischem Kapital.
6. Eine Herausforderung wiederum verdient nur dann angenommen zu werden, wenn sie von einem an Ehre ebenbürtigen Mann

ausgesprochen wird. Mißachtet man diese Regel, resultiert daraus ebenfalls ein symbolischer Verlust.
7. Man kann aber einen Herausforderer auch dadurch entehren, daß man seine Herausforderung trotz seiner Ebenbürtigkeit einfach ignoriert.
8. Clever ist es in jedem Fall, jemanden so weit zu bringen, daß er sich selber entehrt. Ein Akteur sollte also in einem Kampf nicht immer offensiv vorgehen, er darf seinen Vorteil nicht zu weit treiben und muß Mäßigung üben.
9. Rache gegen einen der Ehre Unwürdigen ist unehrenhaft.
10. Ein Kampf von mehreren gegen einen wird von den Ehr-Regeln untersagt und mit dem Verlust der Ehre bestraft."[39]

Dies sind ziemlich genau die Kriterien, die van Creveld[40] angibt, wenn er zwischen Krieg und Schlächterei unterscheidet. Es sind die Regeln, die den trinitarischen Krieg oder auch die Fairness im Sport bestimmen.

Besondere Bedeutung für die Frage nach dem Zusammenhang von Ehre und Kriegsbeginn spielen Entehrungen. Man ehrt sich gegenseitig und bestätigt sich so die Friedlichkeit der Beziehung. Und wenn man denn jemanden entehrt, so riskiert man nicht nur, im Gegenzug auch entehrt zu werden, sondern den Krieg. Diese Konsequenz liegt in der Logik des Tauschs.

„Entehrungen sind so strukturiert, daß ein Akteur A einem Akteur B das symbolische Kapital abspricht und somit z. B. das Renommee, die persönliche Integrität oder den Wert der Lebensführung streitig macht."[41]

Über lancierte Beleidigungen, „Rufmord" und „Ehrabschneidungen" kann ein Machtkampf stattfinden, der dazu dient, den Einfluss einer Person oder Gruppe durch Reduktion ihrer Reputation und Autorität oder auch durch Infragestellung ihrer Führungsposition zu schmälern oder zu beenden.

Die Funktion von Entehrungen kann zusammenfassend folgendermaßen klassifiziert werden: (1) Sie bestätigen die bestehende Werteordnung, indem sie abweichendes Verhalten sanktionieren; oder aber, wenn es um das Beziehungsgefüge statt abstrakter Werte geht, dann bestätigen sie durch ihre strafende Wirkung die Rangordnung (von Personen, sozialen Einheiten usw.). (2) Sie führen zu einer inhaltlichen Veränderung der Werteordnung bzw. der Rangordnung. In Verlaufe von Revolutionen tritt beispielsweise an die Stelle der Unterordnung der einen Partei ihre Dominanz oder zumindest ihre Gleichheit der anderen Partei gegenüber. (3) Sie können den Wertekonsens und damit die Selbstbeschreibung als zusammengehörige Einheit zerstören und zur Spaltung, schließlich zu Kampf und Krieg führen. Es geht dabei dann um die als gültig zu akzeptierenden Werte bzw. die Frage, wer wem seine Werte aufzwingen kann bzw. wer wen unterwirft.[42]

In ähnlicher Weise sieht auch Nietzsche, der sich schon sehr früh mit dieser Thematik beschäftigt hat, eine enge Beziehung zwischen Ehre, Macht und Rache. So Schreibt er: „Denn der Ehrende erkennt die Macht an, das heißt, er fürchtet sie: sein Zustand ist Ehrfurcht“[43], und an anderer Stelle: „Wenn unsere *Ehre* durch den Gegner gelitten hat, so vermag die Rache sie *wiederherzustellen*. Sie hat aber in jedem Falle einen Schaden erlitten, wenn man uns absichtlich ein Leid zufügte: denn der Gegner bewies damit, dass er uns nicht *fürchtete*. Durch die Rache beweisen wir, dass wir auch ihn nicht fürchten: darin liegt die Ausgleichung, die Wiederherstellung“[44], und schließlich: „‚Rache‘ – das Verlangen nach Vergeltung – ist nicht das Gefühl, dass Unrecht geschehen sei, sondern dass ich besiegt bin – und dass ich mit allen Mitteln jetzt meine Geltung wiederherstellen muss.“[45] Je nachdem, ob die Ehre in den Augen der anderen (der Welt) oder nur in den Augen des Beleidigers beschädigt ist, sind andere Formen der Rache zu favorisieren. Im letzteren Fall wird die geheime Rache vorgezogen, im ersteren die öffentliche. „Je nachdem er sich stark oder schwach in die Seele des Täters und der Zuschauer hineindenkt, wird seine Rache erbitterter oder zahmer sein; fehlt ihm diese Art Phantasie ganz, so wird er gar nicht an Rache denken, denn das Gefühl der ‚Ehre‘ ist dann bei ihm nicht vorhanden, also auch nicht zu verletzen. Ebenso wird er nicht an Rache denken, wenn er den Täter und die Zuschauer der Tat verachtet: weil sie ihm keine Ehre geben können als Verachtete; und demnach auch keine Ehre nehmen können.“[46]

4. Schismogenese

Das aus systemtheoretischer Sicht wohl nützlichste Modell, Beziehungen zwischen Akteuren, seien es nun Individuen oder soziale Einheiten, zu kategorisieren, hat Gregory Bateson entwickelt.[47] In seinem Artikel *Kulturberührung und Schismogenese*[48] betrachtet er nicht nur, wie zwei Gemeinwesen mit verschiedenen Kulturen sich aufeinander beziehen, wenn sie miteinander in Kontakt kommen (interagieren, kommunizieren), sondern er erstreckt seine Untersuchung auch auf die Berührung differenzierter Gruppen innerhalb derselben Gemeinschaft. Mithilfe dieser Fokussierung gelingt es ihm nicht nur, unterschiedliche Beziehungsformen zu beschreiben, sondern darüber hinaus auch die Dynamik ihrer Entwicklung zu erklären.

Wo immer zwei Akteure (Systeme) aufeinander treffen, so lassen sich seine Überlegungen zusammenfassen, kommt es entweder zu „(a) der vollständigen Verschmelzung der ursprünglich unterschiedlichen Gruppen, (b) der Eliminierung einer oder beider Gruppen, (c) dem Fortbestehen beider Gruppen in dynamischem Gleichgewicht innerhalb einer größeren Gemeinschaft."[49]

Im ersten Fall entsteht eine neue Einheit, deren Charakteristika weder mit denen des einen noch denen des anderen Ausgangssystem identisch sind. Beide haben ihre ursprüngliche Identität aufgegeben und gemeinsam eine neue, von den alten Einheiten unterscheidbare Einheit gebildet. Auch im zweiten Fall kommt es zur Veränderung der Identität – wer nicht überlebt, verliert auch seine Identität. Eine oder gar beide Einheiten lösen sich auf und hören auf zu existieren. Dies ist ein Ergebnis, das im Kriegsfall droht: Die beteiligten Parteien riskieren ihre Existenz. Im dritten Fall kommt es zu dem, was dem außen stehenden Beobachter schließlich als interne Differenzierung erscheint. Es wird eine übergeordnete Einheit gebildet, innerhalb deren es Subsysteme gibt, deren Beziehung dafür sorgt, dass die Interaktion funktioniert und ein für alle Beteiligten (wenn auch vielleicht nur vorübergehend) akzeptabler Gleichgewichtszustand dynamisch aufrechterhalten bleibt. Die Differenzierungen innerhalb einer einzigen Kultur bzw eines einzigen gesellschaftlichen Systems folgen Mechanismen, die denen bei der Berührung fremder Kulturen analog sind.

Die Möglichkeiten der Differenzierung lassen sich dabei prinzipiell in zwei Kategorien fassen: „(a) Fälle, in denen die Beziehung vor allem *symmetrisch* ist, z. B. in der Differenzierung von Hälften, Clans, Dörfern und von Nationen Europas; und (b) Fälle, in denen die Beziehung *komplementär* ist, z. B. in der Differenzierung sozialer

Schichten, Klassen, Kasten, Altersstufen und, in einigen Fällen, in der kulturellen Differenzierung zwischen den Geschlechtern."[50]

Diese Beziehungsformen sind das Ergebnis von Differenzierungsprozessen, innerhalb deren entweder die Gleichheit oder die Unterschiedlichkeit der beteiligten Gruppen betont wird. Auch wenn die Gleichheit im Fokus der Aufmerksamkeit steht, ist die Abgrenzung zwischen beiden Gruppen eindeutig. Dies wird dadurch sichergestellt, dass die Kommunikations- und Interaktionsregeln einer klaren Innen-außen-Unterscheidung folgen. „Die Mitglieder der Gruppe A" zeigen „Verhaltensmuster A, B, C in ihrem Umgang miteinander, nehmen aber in ihrem Umgang mit Mitgliedern der Gruppe B die Muster X, Y, Z an. Ähnlich nimmt Gruppe B die Muster A, B, C untereinander an, zeigt aber gegenüber A die Muster X, Y, Z. Es wird also ein Standpunkt aufgebaut, bei dem das Verhalten X, Y, Z die Standard-Erwiderung auf X, Y, Z ist."[51]

Auf diese Weise wird zwischen denen, die zur eigenen Gruppe oder Einheit gehören, und denen, die zu einer anderen Einheit gehören, unterschieden. Innerhalb der jeweiligen Gruppe mag es große Differenzen, Hierarchien, Rangordnungen usw. geben, aber die Beziehung der beiden sozialen Einheiten beruht auf dem stillschweigenden und praktizierten Einverständnis gegenseitiger Gleichbehandlung.

Bei der komplementären Differenzierung behandeln sich die Gruppen gegenseitig grundlegend unterschiedlich. „Die Mitglieder der Gruppe A behandeln einander ... mit den Mustern L, M, N und zeigen Muster O, P, Q im Umgang mit der Gruppe B. Als Erwiderung auf O, P, Q zeigen die Mitglieder der Gruppe B die Muster U, V, W, aber untereinander nehmen sie die Muster R, S, T an. Es kommt also dazu, dass O, P, Q die Erwiderung auf U, V, W ist und umgekehrt."[52]

Beide Muster, das symmetrische und das komplementäre, können zu einer Eskalation führen, zu einer „progressiven Differenzierung" oder „*Schismogenese*", zum Zusammenbruch des Systems.

Das Muster der symmetrischen Schismogenese illustriert Bateson folgendermaßen: „Wenn beispielsweise die Muster X, Y, Z Prahlerei einschließen, werden wir sehen, daß Prahlerei die Erwiderung auf Prahlerei ist, indem jede Gruppe die andere zur übertriebenen Betonung des Musters treibt; ein Prozeß, der nur zu immer extremerer

Rivalität und letzten Endes zu Feindschaft und zum Zusammenbruch des ganzen Systems führt, wenn er nicht eingeschränkt wird."[53]

Die komplementäre Schismogenese skizziert er mit folgendem Beispiel: „Wenn beispielsweise die Serie O, P, Q Muster einschließt, die kulturell als zustimmend angesehen werden, während U, V, W kulturelle Unterwürfigkeit beinhaltet, dann ist wahrscheinlich, dass Unterwürfigkeit weitere Zustimmung fördert, die ihrerseits zu weiterer Unterwürfigkeit führen wird."[54]

Es handelt sich nach Batesons Auffassung also in beiden Fällen um positive, d. h. sich selbst verstärkende Mechanismen. Bei dieser Beschreibung bleiben die Wirklichkeitskonstruktionen, ihre Selbst- und Fremdbeschreibungen sowie die Beschreibung ihrer Beziehung aus der Innenperspektive der Beteiligten ausgeklammert. Bezieht man die aber mit ein, so erweisen sich beide Eskalationsdynamiken, die auch und gerade für die Erklärung kriegerischer Konflikte von zentraler Bedeutung sind, als paradox oder zumindest widersprüchlich.

Nehmen wir als Beispiel die „symmetrische Eskalation"[55]. Hier scheint aus der Außenperspektive gleiches Verhalten mit gleichem Verhalten beantwortet zu werden. Prahlerei wird durch größere Prahlerei beantwortet, großzügige Gaben werden durch noch verschwenderischere Geschenke in den Schatten gestellt, hohe Rüstungsausgaben durch gesteigerte Ausgaben gekontert. Bei genauerer Betrachtung lassen sich Rüstungsausgaben, ob sie nun höher oder niedriger sind, zwar demselben Typ von Verhalten zuordnen, sie unterscheiden sich aber in ihrer Quantität. Es gibt neben der qualitativen Symmetrie eine quantitative Asymmetrie, die, wenn sie nicht ausgeglichen oder umgekehrt wird, zu einer Asymmetrie der Beziehung führt. Wer im Rüstungswettlauf den Kürzeren zieht, gerät in die unterlegene Position. Die Qualität der Beziehung schlägt um von der Symmetrie in die Komplementarität.

Was sich rein phänomenologisch aus der Außenperspektive als symmetrische Eskalation darstellt, erscheint aus der Innenperspektive als Versuch, eine komplementäre Beziehung herzustellen oder, auf der Gegenseite, ihre Entstehung zu verhindern.

Ähnliches kann für die „komplementäre Eskalation" gesagt werden. Die Verstärkung der Unterschiede kann ein solches Maß annehmen, dass sie für eine Partei nicht mehr tolerierbar – z. B. nicht mit ihrer Selbstachtung oder anderen, etwa ökonomischen, Interessen vereinbar – ist. Was bis dahin aus der Außenperspektive als konsensuell praktizierte komplementäre Beziehung erschien, kippt nun um in einen Kampf um die Symmetrie oder die Umkehrung der Dominanzverhältnisse.

Im Extremfall wird solch ein Kampf um die Beziehungsdefinition dann mit Waffengewalt ausgefochten. Es kommt zum Krieg, bei dem das eigene Überleben riskiert wird, weil – so kann vermutet werden – das eigene Überleben in Form einer lebbaren, z. B. mit der Selbstachtung vereinbaren Identität als autonomer Einheit sowieso schon bedroht ist, wenn die eskalierende Dynamik in der bisherigen Form weiterläuft.

Bateson weist denn auch stets darauf hin, dass es nur zum Zusammenbruch des Systems kommt, wenn die positiven Rückkopplungsmechanismen keine Einschränkung erfahren. Systeme, die symmetrische und komplementäre Differenzierung erlauben, aber dennoch die Schismogenese verhindern, nennt er reziprok. „Bei diesem Typ werden die Verhaltensmuster X und Y von Mitgliedern jeder Gruppe in ihrem Umgang mit der anderen Gruppe angenommen, aber anstelle des symmetrischen Systems, bei dem X die Erwiderung auf X und Y die Erwiderung auf Y ist, finden wir hier, daß Y durch X erwidert wird. Daher ist das Verhalten in jedem einzelnen Fall asymmetrisch, die Symmetrie wird aber über eine große Anzahl von Fällen zurückgewonnen, da Gruppe A manchmal X zeigt, worauf Gruppe B mit Y erwidert, und manchmal zeigt Gruppe A Y, worauf Gruppe B mit X erwidert.“[56]

Hier erweist sich, dass in der Selbst-, Fremd- und Beziehungsbeschreibung der Kommunikationspartner eine Zeitdimension wirksam wird und die Beziehungsdefinition nicht nur augenblicksbezogen erfolgt. Wer einen Tennispartner hat, gegen den er immer verliert bzw. gewinnt, dürfte auf Dauer kein Interesse an der Fortführung der Interaktion haben. Es kommt zum Zusammenbruch der Beziehung. Erst die Reziprozität, die Annahme und Erfahrung, dass sowohl der eine als auch der andere gewinnen kann, macht die Fortführung des Spiels lohnend.

Reziprozität ist gewissermaßen das Gegenbild zur symmetrischen Eskalation. Aus der Außenperspektive erscheint die Interaktion als komplementär, wenn auch von Situation zu Situation mit wechselndem Vorzeichen. Aus der Innenperspektive werden die komplementären Verhaltensweisen aber gewählt, um auf Dauer die Symmetrie zu erhalten. Durch zu viel Ungleichheit würde sie gefährdet.

Dies ist ein Muster, das die Wahrscheinlichkeit gewalttätiger Konflikte minimiert. Es hat allerdings auch seinen Preis: Es verhindert die *Maximierung* irgendwelcher individueller Verhaltensqualitäten, die zu Ungleichheit führen könnten.

Als ein System, in dem zur Schismogenese führende kumulative Interaktionen systematisch verhindert werden, analysiert Bateson die Gesellschaftsstruktur auf Bali.[57] Obwohl er sie nicht als Modell für eine friedliche Gesellschaft verstanden wissen will, sondern lediglich als Beispiel für die Nichtbeobachtbarkeit von Schismogenese, zeigen sich vielfältige Gemeinsamkeiten zu den Kommunikationsregeln und Lebensbedingungen der Xingu-Indianer. Es handelt sich dabei aber offensichtlich um keinen Weg, Frieden aktiv herzustellen, sondern eher um die Möglichkeit, die Wahrscheinlichkeit des Krieges durch systematische Vermeidung der Konfliktkommunikation zu verringern.

Diesem Ziel dienen vor allem die Verfahrensweisen, die bei Streitigkeiten zur Anwendung kommen. Sie führen keine „Lösung" herbei, wie immer die inhaltlich aussehen könnte, sondern zielen auf Unterdrückung der offenen Auseinandersetzung. „Wenn sich zwei Menschen gestritten haben, werden sie formal zum Amt des örtlichen Radscha gehen und dort ihren Streit melden, wobei sie sich einigen, dass derjenige, der den anderen anspricht, eine Strafe bezahlen oder den Göttern ein Opfer bringen soll. Wenn der Streit später beigelegt wird, kann dieser Vertrag formal aufgehoben werden. Kleinere – aber ähnliche – Vermeidungen ... werden selbst von kleinen Kindern in ihren Streitigkeiten praktiziert. Es ist vielleicht bezeichnend, dass dieses Vorgehen keinen Versuch darstellt, die Protagonisten weg von der Feindseligkeit und hin zur Freundschaft zu führen. Eher handelt es sich um eine formale Anerkennung des Status ihrer wechselseitigen Beziehung und vielleicht in gewisser Weise eine Festlegung ihrer Beziehung auf diesen Status."[58]

Mit einer derartigen Prozedur wird der Ausdruck von Affekten unterbunden. Die Streitparteien mögen für sich grollen und innerlich erregt sein, es kommt aber zu keinem öffentlichen Ausdruck oder gar Ausagieren aggressiver Gefühle. Und ein Konflikt ist eben nur ein *sozialer* Konflikt, wenn er in die Kommunikation tritt. Das wird verhindert. Was nicht kommuniziert wird, kann so behandelt werden, als ob es nicht existierte. Es wird sich so allerdings auch nicht verändern, Schritte zur Entwicklung oder Neudefinition von Beziehungen werden unwahrscheinlich.

Auch die Prinzipien der Kriegführung zwischen unterschiedlichen Königreichen orientieren sich eher daran, die tätliche Auseinandersetzung zu vermeiden. Dies wird erreicht durch verlassenes Niemandsland, das zwischen den Territorien liegt und für Abstand sorgt, durch Wälle, Gräben und andere Befestigungen, die als Grenze eine Art „wechselseitiger Maginot-Linien-Psychologie" ermöglichen.[59]

Als unspezifische, das allgemeine Konfliktpotenzial reduzierende Kontextvariablen sind auf Bali die äußeren Lebensbedingungen zu nennen. Niemand muss hungern, es herrscht eine „Ökonomie des Überflusses", nicht der Knappheit. Weder individuell noch kollektiv wird versucht, Wert zu maximieren, sodass sich wenig Konkurrenzbeziehungen entwickeln. Die gesamte Kindererziehung scheint darauf gerichtet, kumulative konkurrierende Interaktionen zu entmutigen. Dies wird noch dadurch verstärkt, dass eine Sozialstruktur mit einer starken hierarchischen Ordnung (Kastensystem) besteht, die durch Geburt vorgegeben und nicht aktiv veränderbar ist. Diese vertikale Orientierung bestimmt den Platz, der jedem Einzelnen zukommt; sie legt damit auch die Kommunikationsregeln und die formalen interpersonellen Beziehungen fest. „Wenn jeder die Kaste des anderen kennt, dann wissen sie beide, welche Etiketten und Sprachformen sie wählen müssen, und dann kann die Konversation weitergehen. Ohne eine solche Orientierung ist der Balinese stumm."[60]

Die Aktivitäten sind wenig an individuellen Zwecken orientiert, sondern finden ihren Sinn in sich selbst oder aber in gemeinschaftlichen Zielen. Sie dienen mehr dazu, soziale Regeln und Traditionen am Leben zu erhalten und fortzuführen, als persönliche Wünsche zu befriedigen. „Handlungen, die kulturell richtig ... sind, werden anerkannt und ästhetisch geschätzt. Zulässige Handlungen ... sind von mehr oder weniger neutralem Wert; wohingegen unzulässige Handlungen ... mißbilligt und vermieden werden müssen."[61] Allgemein scheint es als hoher Wert erachtet, sich in größeren Gruppen zu befinden. „Umgekehrt bedeutet es ein so großes Unglück, die

Gruppenzugehörigkeit zu verlieren, daß die Androhung dieses Verlustes eine der schlimmsten Sanktionen in der Kultur ist."[62]

Die gegebene Ordnung wird nicht als von Menschen gemacht, sondern als „natürliche Struktur des Universums" erlebt. Wer gegen sie verstößt, wird „für nichts Schlimmeres als Dummheit und Ungeschicktheit verantwortlich gemacht … Überdies muß hervorgehoben werden, daß diese Muster, die richtiges und zulässiges Verhalten definieren, außerordentlich komplex sind (besonders die Sprachregeln), und daß der einzelne Balinese (selbst in gewissem Maße innerhalb seiner Familie) ständig in der Angst lebt, einen Fehler zu machen."[63]

In seiner Schismogenese-Theorie geht Bateson davon aus, dass Individuen und Gruppen immaterielle Werte wie Prestige, Selbstachtung oder gar Unterwürfigkeit maximieren. Auf Bali ist das nicht der Fall. Hier wird es vermieden, irgendeine Variable zu maximieren. Stattdessen scheint es eher darum zu gehen, Stabilität zu maximieren. Es kommt zu kontinuierlichen, „nicht auf Fortschritt ausgerichteten"[64] Veränderungen, die den Status sozialer Beziehungen nicht verändern, sondern erhalten. Doch deren Veränderung dürfte einer der wichtigsten Gründe sein, um sich überhaupt auf die mit Krieg verbundenen Risiken einzulassen. Der Preis, der für solche Vermeidungsstrategien zu zahlen ist, liegt in genau dem, was auch ihr Gewinn ist: in der Stabilität des Systems, der Unwahrscheinlichkeit von Entwicklung und Veränderung, von „Fortschritt". Ob dies positiv oder negativ zu bewerten ist, muss – wie denn sonst – auch hier der Beobachter entscheiden.

X. Soziale Funktionen des Krieges

1. Funktion versus Intention

Untersucht man Kriege, so scheint aus systemtheoretischer Sicht die Analyse in zwei Richtungen von besonderem Interesse zu sein: in Richtung der Absichten derer, die sich zu kriegerischen Akten entscheiden, und in Richtung der Wirkungen, die sie damit erzielen. Dass beides miteinander identisch ist, d. h. die Absichten auch zu den angestrebten Zielen führen, dürfte eher die Ausnahme als die Regel sein. Die Zukunft ist generell nur in sehr begrenztem Maße vorhersehbar, vor allem, wenn es sich um solch komplexe Geschehnisse wie die Interaktion und Kommunikation innerhalb und zwischen „nicht-trivialen"*, d. h. in ihrem Verhalten nicht berechenbaren Systemen handelt. Für Kriegszeiten, die als Ausnahmezustände nicht einmal erlauben, mit dem zu rechnen, was sonst stillschweigend als „normal" vorausgesetzt und erwartet werden kann (sowohl im Hinblick auf zwischenmenschliche Umgangsformen als auch auf die psychische Dynamik der Beteiligten), gilt das erst recht.

Für denjenigen, der sich theoretisch oder praktisch mit Kriegsfragen beschäftigt, heißt dies, dass er gut daran tut, beide Ebenen, die der Intentionen der beteiligten Akteure (sei es nun einer Person, eines Gremiums oder sonst eines sozialen System – soweit man den beiden letzteren Absichten zuschreiben kann) und die der Funktionen der getroffenen Maßnahmen, getrennt zu betrachten, um sie dann eventuell zueinander in Beziehung setzen zu können. Mit

* Als „nicht-triviale Maschinen" charakterisiert Heinz von Foerster Systeme, deren Verhalten nicht mithilfe von Input-Output-Beobachtung analysierbar ist. Die Wirkung eines Inputs bleibt daher prinzipiell nicht vorhersehbar; vgl. von Foerster (1988).

Funktion(en) sollen hier ganz allgemein aus der Außenperspektive – manchmal auch erst im Rückblick – beobachtbare Wirkungen, seien sie nun von den Beteiligten beabsichtigt oder nicht beabsichtigt, ihnen durchschaubar und bewusst oder aufgrund blinder Flecken verborgen, gemeint sein.

Wenn wir zwischen psychischen und sozialen Systemen unterscheiden, so empfiehlt es sich, für beide Systemtypen die Gegenüberstellung von Intention und Funktion getrennt vorzunehmen. Denn was für den Einzelnen nützlich und von ihm positiv bewertet und erstrebt sein kann, kann für das Sozialsystem katastrophal sein – und umgekehrt. Was dem Stolz und der Ehre eines Führers – zumindest seiner eigenen Einschätzung nach – dient, ist für sein Volk oder seine Gefolgschaft nur zu oft schädlich und entwürdigend …

Einige der bis hierher referierten Beispiele – vor allem das des Vietnamkrieges – zeigen, dass zwischen den Absichten und den Wirkungen von Entscheidungen (z. B. des US-amerikanischen Kabinetts) ein großer Unterschied besteht. Zu erklären ist dies relativ einfach: Beide am Konflikt beteiligten Kommunikationsparteien legen ihren Entscheidungen ihr eigenes, in sich scheinbar schlüssiges und konsistentes Weltbild zugrunde. Wie ihre aufgrund dieser Wirklichkeitskonstruktionen vorgenommenen Entscheidungen und Handlungen zu verstehen sind (oder sein sollen), scheint ihnen unmissverständlich. Das Problem ist nur, dass die jeweils gegnerische Partei ebenfalls ein ihre Vorannahmen bestätigendes Weltbild konstruiert hat und die Maßnahmen des Gegners im Allgemeinen anders oder gar entgegengesetzt interpretiert, als von ihm gemeint. Die Botschaften, die dem Gegner durch eigene Handlungen gegeben werden, sind immer vieldeutig, und sie können immer in sehr unterschiedlicher Weise gedeutet werden.

Sobald man also erst einmal auf der Ebene des Agierens (analoge Kommunikation) angekommen ist, bleiben wenig Klärungsmöglichkeiten hinsichtlich der eigenen Motive. Sicher ist auch Sprache keine digitale, eineindeutige Form menschlicher Kommunikation. Sie eröffnet aber die Chance, Optionen durchzuspielen und zur Probe zu handeln, ohne dass auf schon vollzogene Taten reagiert werden muss, die in der gegenseitigen Kontoführung zu Buche schlagen und Handlungszwänge mit sich zu bringen scheinen.

Da bei nichttrivialen Systemen (bei der Psyche wie bei Kommunikationssystemen) nicht vorhersehbar ist, welche internen Prozesse durch einen Input ausgelöst werden, kann man als an der Kommunikation Beteiligter nie sicher vorhersagen, welche Reaktionen man bei seinem Gegenüber auslöst. Das Gegenteil von „gut" ist daher tatsächlich oft die „gute Absicht". Der Mensch denkt, Gott (die Eigengesetzlichkeit selbst organisierter Systeme) lenkt.

2. Soziale Konflikte

Kriege sind eine Sonderform von Konflikten, sodass, was für alle Konflikte gesagt werden kann, auch für Kriege seine Gültigkeit hat. Die abstrakteste und im Kontext systemtheoretischer Überlegungen nützlichste Definition hat wohl Niklas Luhmann geliefert, der – seiner Theoriearchitektur entsprechend – auf Kommunikationen als Elemente sozialer Systeme fokussiert:

„Von Konflikten wollen wir immer dann sprechen, wenn einer Kommunikation widersprochen wird. Man könnte auch formulieren: wenn ein Widerspruch kommuniziert wird. Ein Konflikt ist die operative Verselbständigung eines Widerspruchs durch Kommunikation. Ein Konflikt liegt also nur dann vor, wenn Erwartungen kommuniziert werden und das Nichtakzeptieren der Kommunikation rückkommuniziert wird. Die Erwartung braucht sich nicht auf das Verhalten dessen zu beziehen, der ablehnt; sie kann auch Dritte betreffen oder in einer Zustandsbeschreibung bestehen, die der, dem sie mitgeteilt wird, nicht glaubt – *sofern er es sagt.*

Der Konfliktbegriff ist damit auf einen präzise und empirisch faßbaren Kommunikationsvorgang bezogen: auf ein kommuniziertes ‚Nein', das eine vorherige Kommunikation beantwortet."[1]

Dieser Definition Luhmanns sei hier widersprochen. Sie scheint nicht ausreichend, um die Dynamik von Konflikten als sozialen Systemen ausreichend zu erfassen. Die Kommunikation eines Widerspruchs oder eines „Nein" ist zunächst ja nicht mehr als ein einmaliges Ereignis, bei dem kommuniziert wird, dass Erwartungen nicht erfüllt werden. Man fragt einen Menschen beim Mittagessen: „Darf ich Ihnen noch Kartoffeln geben?", und er sagt: „Nein, danke!" Wo liegt da der Konflikt? Er entsteht erst, wenn dieser Widerspruch, d. h. die Kommunikation der Negation, ihrerseits negiert wird. Um einen Konflikt zu produzieren, bedarf es der doppelten Negation, dem Widerspruch muss widersprochen werden. Wenn dem „Nein, danke!“ ein „Doch, Sie nehmen jetzt auf jeden Fall noch Kartoffeln!“ folgt, haben wir bzw. die Beteiligten es mit einem Konflikt zu tun. Von hier aus entfalten sich die Möglichkeiten des weiteren Verlaufs:

a) Der Widerspruch wird nicht weiter kommuniziert – der Konflikt endet, er ist entschieden.

b) Dem Widerspruch wird widersprochen – der Konflikt bleibt unentschieden und kann chronifizieren. Er muss das allerdings nicht, denn er kann auch einfach vergessen werden.

Wo Konflikte – zum Beispiel die intrapsychischen, erlebten Widersprüche der Kommunikationsteilnehmer – nicht in die Kommunikation treten, gibt es keinen sozialen Konflikt. Dies ist ein wichtiger Aspekt der Kopplung sozialer und psychischer Systeme. In beiden kann ein unterschiedliches Konfliktniveau bestehen, das soziale System kann beispielsweise die subjektive Konfliktfreiheit der einzelnen Mitglieder unterschiedlicher Parteien dafür nutzen, um seine eigenen Konflikte – zwischen den Parteien – herzustellen oder am Leben zu halten. Und zu einem Muster der sozialen Konfliktorganisation und -kommunikation können unterschiedliche psychische Muster passen. Dennoch sind beide Systeme nicht vollkommen unabhängig voneinander: Sie müssen auch zueinander passen*, wenn sie sich nicht gegenseitig „stören“ oder „anregen“ (= perturbieren) und so zu Auslösern für Veränderungen werden sollen.

Angesichts des Umstandes, dass in sozialen Systemen viele unterschiedliche Teilnehmer beteiligt sind, sind Konflikte unvermeidlich und an der Tagesordnung. Einzelne Personen oder Parteien stimmen sich in ihren Wünschen, Zielen oder Entscheidungen gegenseitig nicht nur nicht zu (passive Negation/schwacher Konflikt), sondern sie widersprechen oder bekämpfen sich manchmal gegenseitig (aktive Negation/starker Konflikt). Solche Konflikte lösen sich meist von selbst, weil die Widersprüche entweder nicht weiterkommuniziert, vergessen oder explizit zurückgenommen werden.

* Was natürlich eine tautologische Formulierung ist, wenn „Passen“ im Sinne von Ernst von Glasersfeld bedeutet, dass Wirklichkeitskonstruktionen so gestaltet sind, dass sie keinen Anstoß erregen und man mit ihnen überleben kann oder, anders gesagt, dass die (kognitive) Landkarte nicht die Landschaft abbilden muss, sondern es reicht, wenn man sich mit ihr orientieren kann; vgl. von Glasersfeld (1981).

Aber auch, wenn der Konflikt weiterläuft und aktiv lebendig gehalten wird, so ist er nichts, was per se negativ bewertet werden müsste. Er sorgt dafür, dass die Kommunikation, die Autopoiese des jeweiligen Kommunikationssystems, weiterbestehen bleibt.[2]

Dies dürfte auf der sozialen Ebene eine der wichtigsten Funktionen von Konflikten überhaupt sein: Die Kommunikation und damit die Beziehung der Beteiligten bleibt aufrechterhalten, sie wird – solange der Konflikt nicht entschieden ist – ständig aufs Neue reinszeniert. Und das ist ein zweiter, eng damit verbundener Aspekt der Funktionalität von Konflikten: Die Nichtentscheidung wird chronifiziert, die Unentschiedenheit oder gar Unentscheidbarkeit wird bestätigt.

Ob dies positiv oder negativ zu bewerten ist, hängt von der Beobachtungsperspektive ab.* Wenn es darum geht, Entscheidungen zu forcieren – womöglich gar unter Zeitdruck –, dann müssen Konflikte negativ bewertet werden. Wenn es darum geht, Entscheidungen zu verhindern oder Zeit zu gewinnen, dann können sie auch positiv bewertet werden.

Insofern ist der Einschätzung Niklas Luhmanns, der Konflikte als Parasiten sozialer Systeme betrachtet, nur teilweise zuzustimmen. Er sieht sie als soziale Systeme, die in anderen sozialen Systemen entstehen, aber nicht den Status von Teilsystemen einnehmen – so weit, so gut; er identifiziert Konflikte aber generell mit der Form kommunizierten Widerspruchs, die wir hier als „starken Konflikt" bezeichnet haben, d. h. mit der aktiven Negation, und er unterscheidet nicht zwischen der Kommunikation der Nichtzustimmung und dem aktiven Schädigen des anderen:

„Ihr Auslöseanlaß und der Katalysator ihrer eigenen Ordnung ist eine Negativversion von doppelter Kontingenz: Ich tue nicht, was du möchtest, wenn du nicht tust, was ich möchte. Die doppelte Negation hat zwei Seiten: Einerseits läßt sie als Negation völlig offen, was positiv geschieht; andererseits gewinnt sie durch die Doppelung die Möglichkeit der Selbstreferenz und damit eine eigentümliche Präzision: Ego betrachtet (zunächst in Grenzen, dann allgemein) das, was Alter schadet, ebendeshalb als eigenen Nutzen, weil er annimmt, daß

* So lässt sich in Paarbeziehungen häufig beobachten, dass es der Konflikt ist, der die Bindung der beiden erhält: Solange man miteinander kämpft, beweist man sich gegenseitig seine Wichtigkeit …

Alter das, was Ego schadet, als eigenen Nutzen ansieht. Entsprechendes gilt für Alter. Auf beiden Seiten also *doppelte* Kontingenz. Das Interpretationsmuster rastet bei den Erwartungen in bezug auf Alter ego ein: Ego nimmt an, dass Alter (als Alter ego) das Konfliktmuster schon praktiziert (wie immer vorsichtig, verdeckt, begrenzt), und zieht daraus für sich die Konsequenzen. Alter beobachtet dies und zieht daraus für sich die Konsequenzen. Ein Konflikt kann deshalb objektiv fast anlaßlos entstehen. Es genügt, wenn auf eine wie immer vage Erwartungsannahmezumutung mit einem wie immer vorsichtigen Nein reagiert wird. Ein solches Ereignis legt es nahe, und je deutlicher es formuliert wird, um so zwingender ist es, auf das Nein als Nein zu reagieren, sei es mit Versuchen der Ummotivierung, sei es schließlich mit puren Sanktionen nach dem Schema: Mir nützt, was dir schadet."[3]

Hier scheint Luhmann den Unterschied zwischen Nichtzustimmen und Gegnerschaft für nicht relevant zu erachten. Auch die Nichtzustimmung kann kommuniziert werden, der Unterschied zur Feindschaft besteht aber gerade darin, dass keine Alternative zu den Zielen des anderen verfolgt werden muss und *nicht* die Absicht, dem anderen zu schaden, gegeben sein muss. Jemand schlägt vor, einen bestimmten Weg einzuschlagen, man ist nicht einverstanden und geht nicht mit. Das heißt aber nicht, dass man einen Weg in eine andere Richtung kennt oder geht oder bevorzugt. Man fühlt sich ganz wohl da, wo man gerade ist, oder hat bislang kein attraktiveres Ziel finden können, ist unentschieden usw. Konflikt, wie Luhmann ihn definiert, scheint immer schon der Krieg zu sein, bei dem die gegenseitige Schädigung zum handlungsbestimmenden Motiv für die Beteiligten wird und die Freiheitsgrade der Entscheidung reduziert werden bzw. Entscheidungsschlachten toben.

„Jeder kann alle Möglichkeiten aktualisieren, die den anderen benachteiligen, und je mehr dies geschieht, um so mehr ist es plausibel. Das System erreicht zu hohe Interdependenz. Ein Wort gibt das andere, jede Aktivität muß und kann mit irgendwelchen anderen beantwortet werden. Die destruktive Kraft des Konfliktes liegt nicht in ihm selbst und erst recht nicht in den Schäden an Reputation, Handlungspotential, Wohlstand oder Leben, die er den Beteiligten zufügt; sie liegt in dem Verhältnis zum System, in dem der Konflikt Anlaß und Ausgang gefunden hatte – etwa im Verhältnis zum Nachbarn, in der Ehe oder Familie, in der politischen Partei, im Betrieb, in den internationalen Beziehungen usw. Insofern eignet sich die Metapher der parasitären Existenz von Konflikten; aber das Parasitentum ist hier typisch nicht auf Symbiose angelegt, sondern tendiert zur Absorption des gastgebenden Systems durch den Konflikt in dem Maße, als alle Aufmerksamkeit und alle Ressourcen für den Konflikt beansprucht werden."[4]

Diese negative Bewertung von Konflikten kann dazu führen, ihre für das Überleben des jeweiligen Systems nützlichen Funktionen zu übersehen. Sie können nämlich anzeigen, wenn und wo ein soziales System an die Grenzen seines Aktionsraumes trifft und wo seine Freiheit endet. Sie gewinnen als Widersprüche, die in die Kommunikation und damit in den Fokus der Aufmerksamkeit und des Bewusstseins treten, ihre Funktion im Rahmen der – um wieder eine Metapher Luhmanns zu verwenden – „Immunreaktion" sozialer Systeme. Sie haben eine „Alarmierfunktion"[5] und signalisieren, dass etwas geschehen muss. Das System erregt in der Interaktion mit seinen Umwelten in einer Weise „Anstoß", die interne Folgen hat. Solche Widersprüche oder Konflikte verweisen auf eine prekäre System-Umwelt-Beziehung, die zu entgleisen droht, wenn nicht darauf reagiert wird.

Wenn der Widerspruch beseitigt wird und der Konflikt sich in nichts auflöst, kann das System so bleiben, wie es war. Wenn dies nicht gelingt, dann wird das System sich verändern und sich im Extremfall auflösen. Die Chance, die in jedem Konflikt (bzw. Widerspruch) liegt, besteht in der eigenen Veränderung, der eigenen Entwicklung. Aber darin liegt auch sein Risiko, denn Entwicklung ist nicht immer positiv zu bewerten.

3. Krieg als autopoietisches System

Welche offiziellen und sachlichen Ursachen für den Beginn eines Krieges benannt werden mögen, sie haben meist wenig mit den Mechanismen zu tun, die für seine Fortsetzung sorgen. Der Krieg schafft sich seine eigenen Gründe, wenn er erst einmal begonnen hat. Insofern kann man ihn als autopoietisches System betrachten. Wie andere autopoietische Systeme, bleibt auch der Krieg nur erhalten, solange die ihn charakterisierenden Operationen fortgesetzt werden.

Diese Operationen sind Aktionen, die den Gegner schädigen und sein Überleben bedrohen oder zumindest von ihm so gedeutet werden. Sie scheinen jeweils – aus der Innenperspektive der Beteiligten – durch die schädigende Absicht des Feindes erklärt. Sie überschreiten die Grenzen der passiven Negation, d. h. der Nichtzustimmung und des kommunizierten Widerspruchs, es kommt zum Austausch aktiv negierender Handlungen zwischen beiden Seiten.

Von von Clausewitz stammt die Formulierung, die Waffenentscheidung sei für alle großen und kleinen Operationen des Krieges, was die bare Zahlung für den Wechselhandel sei.[6] Der Vergleich mit Zahlungen scheint nützlich, um die Mechanismen, durch die Kriege sich selbst organisiert am Leben erhalten, verständlich zu machen.

Im Wirtschaftssystem sind Zahlungen die Operationen, die seine Autopoiese aufrechterhalten. Ähnlich wie bei Zahlungen, folgen auch kriegerische Operationen einem binären Schematismus. Analog zu den Zahlungen, die entweder geleistet oder erhalten werden, können auch bei feindseligen Aktionen Geben und Nehmen unterschieden werden. Anders als in der Wirtschaft, wo das Medium Geld dafür sorgt, dass derjenige, der eine Zahlung erhält, seinerseits an einen Dritten eine Zahlung leisten kann, bleiben kriegerische Interaktionen auf der Stufe des Tauschs stehen. Was einem der Gegner an Leid zugefügt hat, wird auch ihm heimgezahlt. Derartige in Bezug auf den erlittenen Schaden (Verletzung, Bedrohung der Integrität und Überlebensfähigkeit, Vernichtung) offene Rechnungen sorgen für die Bindung der Gegner aneinander. Da meist nicht objektivierbar ist, wer mit den kriegerischen, den Gegner schädigenden Aktionen begonnen hat, vollzieht jede der Parteien als Beobachterin ihre eigenen Interpunktionen. Und da Kriege nun einmal aus Grausamkeiten bestehen, die man dem Gegner zufügt, ist die Wahrscheinlichkeit groß, dass Grausamkeiten Grausamkeiten hervorbringen. Jede der beiden Parteien sieht sich in der Opferrolle und hat noch offene Rechnungen, die es auszugleichen gilt. Wenn beide Seiten das tun, so entsteht eine Rachedynamik, zu deren Beendigung es innerhalb des Systems keine verfügbaren Regeln und Mechanismen gibt. Es mag Erschöpfungspausen geben, aber solange die Erinnerung an das jeweils erlittene Leid aufrechterhalten wird und die beteiligten Parteien denken, sie könnten den Gegner zwingen, den von ihnen festgesetzten Preis zu zahlen, kann solch ein kriegerisches Beziehungs- und Interaktionsmuster sich im Prinzip ewig fortsetzen. Die über Jahrhunderte immer wieder aufflackernden Kriege auf dem Balkan sind ein Beleg dafür. Es sind keine neuen Kriege, sondern es ist die Fortsetzung eines alten, nicht beendeten Krieges.

Hier zeigt sich ein wesentlicher Unterschied zur Funktion von Zahlungen im Wirtschaftssystem. Durch ihren Vollzug lassen sich Geschäfte im Allgemeinen eindeutig als abgeschlossen und beendet definieren. Die Verwendung von Geld als „Gedächtnis" ermöglicht, dass diese Transaktion in der Zukunft „erinnert" und nutzbar gemacht werden kann, auch wenn die Interaktions- und Kommunikationsteilnehmer wechseln. Man kann das Geld, das man vom einen Geschäftspartner bzw. im Rahmen des einen Geschäfts erhalten hat, verwenden, um ein neues Geschäft mit einem anderen Partner zu tätigen. Im Falle des Krieges gibt es solche die Beziehung der „Partner" entkoppelnde Medien nicht. Man rächt sich nicht an B dafür, dass A einem ein Leid angetan hat (es sei denn, man sieht B als Repräsentanten einer Einheit, zu der auch A gehört, und unterscheidet nicht zwischen den einzelnen Repräsentanten: mitgegangen, mitgefangen ...).

Ein zweiter, eng damit verbundener Mechanismus sorgt für die Fortsetzung einmal begonnener Kriege. Wenn das Ziel des Krieges das Gewinnen ist, so ist die Sorge, zu verlieren, ein Grund, den Kampf fortzusetzen. Ziel des Krieges ist dann, die Entscheidung zu verhindern bzw. den Zustand der Unentschiedenheit aufrechtzuerhalten. Solange ein Krieg nicht verloren ist, so lange besteht die Hoffnung, doch noch irgendwie zu gewinnen.

Einen Krieg nicht zu verlieren ist leichter, als ihn zu gewinnen. Solange der im Kampf Unterlegene nicht vernichtet ist, hat er gewissermaßen das Vetorecht gegenüber dem Sieg des Überlegenen. Er muss seine Niederlage anerkennen (kapitulieren) und erhält somit die Definitionsmacht über Sieg und Niederlage. Wenn der Krieg nicht kommunikativ durch die Anerkennung der Niederlage beendet wird, gibt es keinen Sieger. Der Überlegene muss damit rechnen, dass der Unterlegene die Kampfhandlungen wieder aufnimmt. Nur seine totale Vernichtung kann zu einem von der Zustimmung des Verlierers unabhängigen Sieg führen.

Dies dürfte nicht nur einer der Gründe für die Entstehung von „Endlösungs"- und „Endsiegs"-Ideen sein, sondern auch einer der

Mechanismen, die dafür sorgen, dass Kriege nicht beendet werden, auch wenn sich schon lange niemand mehr erinnert, warum sie begonnen wurden.

4. Durch Krieg bewirkte Veränderungen

a) Die Etablierung oder Auflösung von Macht

Untersucht man aus der Perspektive des außen stehenden Beobachters die Wirkungen und Folgen beendeter Kriege, bei denen es (wie im Zweiten Weltkrieg) eindeutige Sieger und Verlierer gibt (eine Partei hat kapituliert und damit ihre Niederlage anerkannt), so gibt es zwei prinzipiell unterschiedliche Typen von Resultaten. Im einen Fall ist das Ergebnis die Etablierung einer Machtbeziehung, im anderen die Beendigung einer Machtbeziehung.

Beginnen wir mit dem ersten Fall, der Etablierung von Macht. Ausgangssituation ist – aus der Außenperspektive betrachtet – eine symmetrische Beziehung. Durch den Krieg wird sie in eine asymmetrische (komplementäre) Beziehung zwischen einem „Machthaber" und einem „Machtunterworfenen" verwandelt. Während vor dem Krieg keiner der Partner dem anderen untergeordnet war, gibt es nach dem Krieg eine Partei, die herrscht, und eine, die sich beherrschen lässt. Das Resultat des Krieges ist eine Veränderung der Definition der Beziehung zwischen den beteiligten Parteien.

Aus systemtheoretischer Sicht ist Macht als „symbolisch generalisiertes Kommunikationsmedium"[7] zu verstehen. Solche Medien tragen zur Regulation und Strukturierung von Kommunikationsprozessen bei, indem sie im Prinzip unwahrscheinliches Verhalten wahrscheinlich machen. Die Kommunikationsteilnehmer nehmen eine *gemeinsame*, symbolisch vermittelte Kontextmarkierung vor, welche ihre Beobachtungen und Erwartungen steuert. Auf diese Weise wird die Komplexität der Situation reduziert. Der Spielraum der Verhaltensselektion der Interaktionsteilnehmer wird dadurch begrenzt. Im Falle der Machtkommunikation beschreiben die „an sich" autonomen, d. h. innengesteuerten, durch ihre internen Strukturen in ihrem Verhalten bestimmten Interaktions- und Kommunikationspartner ihre Beziehung zueinander als Machtbeziehung. Sie sind sich dabei über ihre Positionen innerhalb der komplementären Beziehung einig. Es steht außer Zweifel, wer der Machthaber und wer der Machtunterworfene ist. Diese Art geteilter Beziehungsdefinition erhöht die Wahrscheinlichkeit, dass der Machtunterworfene seine Handlungen gemäß den Entscheidungen des Machthabers (bzw. den ihm zugeschriebenen Entscheidungen) vollzieht.

Angesichts der Tatsache, dass menschliche Individuen oder auch soziale Systeme (z. B. Organisationen, Staaten) autopoietische, strukturdeterminierte Systeme sind, ist dies eigentlich nicht zu erwarten. Dass sie sich dennoch – „freiwillig" – so verhalten, hat mit der dargestellten Schematisierung ihrer Beobachtung nach dem Muster Machthaber/Machtunterworfener zu tun. Dem Machthaber wird zugeschrieben, im Zweifelsfall den Machtunterworfenen negativ sanktionieren zu *können*, falls der sich nicht den Entscheidungen des Machthabers gemäß verhält. Machtbeziehungen führen dazu, dass einer der Beteiligten sich – autonom und innengesteuert – so verhält, wie es von ihm verlangt wird.

Solche Machtbeziehungen entstehen, wenn in Interaktionsbeziehungen die jeweiligen Vor- und Nachteile, die für die Teilnehmer aus der Interaktion resultieren, unterschiedlich (d. h. asymmetrisch) sind. Den Gegner zu töten, zu vernichten, seine Existenz zu beenden (das gilt auch für soziale Systeme) ist die ultimative Form der negativen Sanktion. Der gewonnene Krieg „beweist" de facto, welcher Partei die Macht zugeschrieben werden muss.

Ab nun wird das Zusammenleben wieder einfacher. Macht reduziert die Komplexität und Unberechenbarkeit, die aus der Autonomie und Nichttrivialität autopoietischer Systeme resultiert. Sie sorgt für Erwartungssicherheit. Es ist klar, wer das Sagen hat und wer wahrscheinlich (wenn er negative Sanktionen vermeiden will) gehorchen wird.

Gewalt ist zur Etablierung und Aufrechterhaltung von Macht nicht nötig. Es reicht, dass die eine Partei über größere oder gewichtigere Sanktionsmöglichkeiten verfügt als die andere. Solange diese unterschiedlichen Möglichkeiten kommuniziert und als selbstverständlich vorausgesetzt werden, kann Macht als Organisationsprinzip wirksam werden. Die Steuerung sozialer Systeme wird möglich, d. h., es bedarf keiner Akte der Gewalt, um den Gegner zur Erfüllung des eigenen Willens zu bringen. Es ist der Schatten der Zukunft, der Horizont möglicher Gewalt, die vorauseilendem Gehorsam seinen Sinn verleihen.

Die Anwendung von Gewalt hat allerdings einen wichtigen Vorteil: Sie bezieht die biologischen Umwelten sozialer Systeme (menschliche Körper) ein. Auf diese Weise nutzt sie eine Sanktionsmöglichkeit, die unabhängig von kulturellen Unterschieden immer und überall als wirksam vorausgesetzt werden kann. „Die Möglichkeit von Gewaltanwendung ist für den Betroffenen *nicht ignorierbar*; sie bietet dem Überlegenen *hohe Sicherheit* in der Verfolgung seiner Ziele; sie ist *nahezu universell verwendbar*, da sie als Mittel weder an bestimmte Ziele noch an bestimmte Situationen oder an bestimmte Motivlagen des Betroffenen gebunden ist; sie ist schließlich, da es um relativ einfaches Handeln geht, *gut organisierbar* und damit unter Ausschluß von Selbstbefriedigung *zentralisierbar*. Dazu kommt, daß Gewalt jene Eigenschaft einer *asymmetrischen Ordnung* der relativen Präferenzen aufweist, die bei der Machtbildung erforderlich ist: Sie ist für den Überlegenen weniger unangenehm als für den Unterlegenen."[8]

Im zweiten Fall haben wir es mit der entgegengesetzten Situation zu tun: Die Machtbeziehung, die vor dem Krieg bestand, wird aufgelöst. Der Krieg beginnt, wenn die unterlegene Partei ihre Position als machtunterworfene nicht mehr akzeptiert. Dies manifestiert sich im Allgemeinen darin, dass sie sich nicht mehr den Entscheidungen des Machthabers unterwirft, die erwarteten, die Machtbeziehung immer wieder bestätigenden Ehrbezeigungen verweigert (keine Ehr- oder andere Furcht zeigt) oder gar eigene Machtansprüche äußert. Macht funktioniert dann nicht mehr als Steuerungsmechanismus im Zusammenleben der Beteiligten. Üblicherweise ist dies der Zeitpunkt, zu dem der bisherige Machthaber auf seine Macht pocht, sie thematisiert, Unterwerfung einfordert und schließlich mit Gewalt droht. Die Macht ist infrage gestellt, und es kommt zum Krieg, um die – wie sich gezeigt hat: offene – Machtfrage zu beantworten. In ihm wird die Unklarheit und Unentscheidbarkeit aufgelöst, wer sich den Entscheidungen wessen zu beugen hat.

Wie immer der Krieg ausgeht, er führt im „Idealfall" – wenn es Gewinner und Verlierer gibt – zu dieser Klarheit. Entweder der vorherige Machthaber zeigt, dass ihm diese Rolle immer noch zu Recht zugeschrieben werden muss, und die Asymmetrie der Beziehung bleibt bestehen. Oder aber der zuvor Machtunterworfene beweist sich als nicht mehr der Macht unterworfen. Im Extremfall können sich die Positionen durch solch einen Krieg umkehren, es gibt aber –

zum Beispiel im Rahmen der durch die antikolonialistischen Befreiungsbewegungen geführten Unabhängigkeitskriege – auch den Fall, dass aus einer vor dem Krieg asymmterischen Beziehung eine symmetrische Beziehung wird. Die früheren Kolonien sitzen neben ihren früheren Kolonialherren in den Gremien der UNO, bestücken gemeinsam Friedenstruppen usw.

Gemeinsamer Nenner beider Formen des Kriegsausgangs sind nichtumstrittene, keinen Widerspruch provozierende, d. h. von den gegnerischen Parteien in der Kommunikation faktisch bestätigte Definition der Beziehung, sei sie nun symmetrisch oder asymmetrisch.

Ganz allgemein können gewaltsame Vorgehensweisen eines Machthabers als Hinweis darauf gewertet werden, dass seine Macht nicht mehr als selbstverständlich vorausgesetzt wird und damit brüchig geworden ist. Nur wenn Macht umstritten ist, bedarf es der Gewalt – im Extremfall des Krieges.

b) Veränderungen innerhalb der kämpfenden Parteien

Im Blick auf die Beziehung zwischen den gegnerischen Parteien konnte festgestellt werden, dass das Resultat eines entschiedenen, durch Sieg bzw. Niederlage beendeten Krieges die Etablierung oder Auflösung von Macht als Regelungsmechanismus der Interaktion *zwischen* den Gegnern ist. Solange noch gekämpft wird oder nur Kampfpausen bestehen (d. h. die Niederlage nicht akzeptiert ist), hat Krieg aber noch eine andere soziale Funktion, die sich auf die sozialen Prozesse *innerhalb* der Parteien bezieht. Auch hier werden Machtstrukturen etabliert oder stabilisiert.

Die Vernichtung der Existenz des jeweiligen sozialen Systems ist für all seine Mitglieder eine zu vermeidende Alternative, soweit ihr eigenes Überleben mit dem der sozialen Einheit gekoppelt ist. Bedrohungen von außen sind immer als intern wirkende Machtfaktoren nutzbar. Menschen ziehen freiwillig in den Krieg, weil der Möglichkeit, durch einen äußeren Feind vernichtet zu werden, innerhalb der zu vermeidenden Alternative ein kaum zu überbietender Wert zugebilligt wird. Wo die Zugehörigkeit zu einer sozialen Einheit Bestandteil der individuellen Identität ist (und das ist bei den meisten Menschen so), wird die Bedrohung der sozialen Einheit zur individuellen Bedrohung – wenn nicht des Lebens, so doch der eigenen Identität.

Angesichts dieser ultimativen Vermeidungsalternative werden alle anderen internen Konflikte unbedeutend. Wenn die Freund-Feind-Unterscheidung mit der Innen-außen-Unterscheidung des sozialen Systems zusammenfällt, wird innerhalb des Systems eine Integration erzielt, die außerhalb von Kriegszeiten schwer vorstellbar ist. In Bezug auf die Bedrohung erfolgt eine Koordinierung der Wirklichkeitskonstruktionen. Man teilt dieselben Beschreibungen der Situation, ihre Erklärung und ihre Bewertung. In dieser Hinsicht kommt es zu einer Symmetrisierung der internen Beziehungen, durch welche die Merkmale der Gleichheit der Mitglieder in den Fokus der Aufmerksamkeit gerückt werden, während die Merkmale der Unterscheidung in den Hintergrund treten (wenn auch nicht unbedingt vergessen werden). Alle potenziellen inhaltlich begründeten Konflikte werden relativ unwichtig und – *für die Zeit des Krieges* – zurückgestellt.

Zu beobachten war dieses Phänomen in jüngster Zeit beispielhaft an den Reaktionen der innerserbischen Opposition auf die Bombardierung Serbiens durch die NATO im Frühjahr 1999. Die unmittelbare Bedrohung durch die Bomben führte dazu, dass selbst die entschiedensten Gegner des Regimes empört ihre Stimme zum Protest erhoben.

Kriege haben, so lässt sich zusammenfassen, auch innerhalb der kämpfenden Parteien eine komplexitätsreduzierende Wirkung. Sie fördern die Entstehung oder Aufrechterhaltung einer gemeinsamen „Wir-Identität" ihrer Mitglieder. Manchmal führen sie dazu, dass diese Identität überhaupt erst entwickelt wird. So erwies sich im Verlauf des Bosnienkrieges 1992/1993, dass die muslimischen Bosnier erst durch die Versuche der Kroaten und Serben, sie als „Volk" zu vernichten, eine Identität als abgegrenzte soziale Einheit entwickelten. Mit den Worten eines bosnischen Soldaten: „ Ich habe mich nie als Muslim gesehen. Ich weiß nicht, wie man betet, ich war nie in einer Moschee, ich bin Europäer, wie Sie. Ich will nicht, dass die arabische Welt uns hilft, ich will, dass Europa uns hilft. Aber nun muss ich mich als Muslim betrachten, nicht im religiösen Sinn, sondern als Mitglied eines Volkes. Nun, wo uns die Vernichtung droht, muss ich verstehen, was an mir und meinen Leuten ist, das sie vernichten wollen."[9]

Die intern wirksame Entdifferenzierung und Gleichschaltung lässt sich politisch zur Stabilisierung bestehender Machtverhältnisse nutzen. Während eines Krieges genießen Regierungen im Allgemeinen eine hohes Maß an Unterstützung durch ihre Bevölkerung. So hatte George Bush in seiner gesamten Amtszeit die höchste Zustimmung für seine Politik während des Golfkrieges. Sie hielt allerdings nur, solange der Krieg währte. Bereits wenige Monate nach Kriegsende gelang es ihm nicht einmal mehr, als Präsident wieder gewählt zu werden.

Wir haben es, wenn wir die interne und die externe Funktion von Kriegen betrachten, mit einem interessanten Wechselspiel zu tun. Konflikte in der Außenbeziehung und das Misslingen der Kooperation mit externen Partnern führen zur Reduzierung der Konflikte und zur Steigerung der Kooperation intern.

c) Die Entstehung des Politischen als Folge von Krieg

Fasst man die systeminternen und die zwischen sozialen Systemen ausgelösten Wirkungen von Kriegen zusammen, so kann man die Entstehung des Phänomenbereichs der Politik als Folge – und zirkulär damit verknüpft: Ursache – von Kriegen betrachten.

In seiner Arbeit *Der Begriff des Politischen* vertritt Carl Schmitt die Meinung, die „spezifisch politische Unterscheidung, auf welche sich die politischen Handlungen und Motive zurückführen lassen, ist die Unterscheidung von *Freund* und *Feind*".[10] Es sei die Unterscheidung, der gegenüber alle anderen Unterscheidungen verblassen und in den Hintergrund treten, seien sie nun religiös, wirtschaftlich, moralisch, kulturell oder was immer. „Politisch" bezeichnet in diesem Sinne „kein eigenes Sachgebiet, sondern nur den Intensitätsgrad einer Assoziation oder Dissoziation von Menschen, deren Motive religiöser, nationaler (im ethnischen oder kulturellen Sinne), wirtschaftlicher oder anderer Art sein können und zu verschiedenen Zeiten verschiedene Verbindungen und Trennungen bewirken."[11] Und an anderer Stelle: „Er [der Feind] ist eben der andere, der Fremde, und es genügt zu seinem Wesen, daß er in einem besonders intensiven Sinne existentiell etwas anderes und Fremdes ist, daß im extremen Fall Konflikte mit ihm möglich sind, die weder durch eine im voraus getroffene generelle Normierung noch durch den Spruch eines ‚unbeteiligten' und daher ‚unparteiischen' Dritten entschieden werden können … Den extremen Konfliktsfall können nur die Beteiligten selbst unter sich ausmachen; namentlich kann jeder von ihnen nur selbst entscheiden, ob das Anderssein des Fremden im konkret vorliegenden Konfliktsfalle die Negation der eigenen Art Existenz bedeutet und deshalb abgewehrt oder bekämpft wird, um die eigene, seinsmäßige Art von Leben zu bewahren."[12]

Wenn wir bei der in der vorliegenden Studie verwendeten Terminologie bleiben, so schafft die Unterscheidung Freund/Feind Überlebenseinheiten, die nicht *inhaltlich*, sondern *formal* definiert sind. Sie bezeichnet eine klare Innen-außen-Unterscheidung, was immer die konkreten Merkmale der Unterscheidung der Zugehörigkeit zur Innen- oder Außenseite im Einzelnen sein mögen. Die so entstehenden Einheiten sind „politische Einheiten", und sie sind für ihre Mitglieder Identität stiftend. Es entstehen Gruppierungen, die deswegen „maßgebend" sind, weil sie sich am „Ernstfall", dem möglichen Kampf, am Erhalt der eigenen Existenz und Identität, orientieren. Infolge „der Orientierung an dem möglichen Ernstfall des effektiven Kampfes gegen einen effektiven Feind ist die politische Einheit notwendig entweder die für die Freund- oder Feindgruppierung maßgebende Einheit und in diesem (nicht in irgendeinem absolutistischen) Sinne souverän, oder sie ist überhaupt nicht vorhanden."[13] Mit anderen Worten: Die Bedrohung des Überlebens im Kampf schafft die politische Einheit der vielen, z. B. den Staat, unabhängig von allen inhaltlichen Motiven.

Den Kriegsbegriff verwendet Schmitt im traditionellen Sinne: „Krieg ist bewaffneter Kampf zwischen organisierten politischen Einheiten, Bürgerkrieg bewaffneter Kampf innerhalb einer (dadurch aber problematisch werdenden) organisierten Einheit."[14] Und er sieht, wie van Creveld, die Bedrohung der Existenz als ein Charakteristikum des Krieges: „Der Krieg folgt aus der Feindschaft, denn diese ist seinsmäßige Negierung eines anderen Seins. Krieg ist nur die äußerste Realisierung der Feindschaft."[15]

Der Begriff des Feindes ist seines Erachtens im Verhältnis zu Krieg der primäre Begriff. Erst muss es die Feindschaft geben, damit es zum Krieg kommen kann.[16] Das scheint aber aus systemischer Sicht eine nicht haltbare Auffassung, da sie die Zirkularität der Wechselbeziehung von kriegerischer Interaktion und Wirklichkeitskonstruktion im Sinne einer geradlinigen Ursache-Wirkungs-Beziehung interpunktiert. Die Analyse tatsächlicher Kriege zeigt, dass Kriege, wenn sie erst einmal begonnen haben, die Tendenz haben, Gruppierungen nach dem Freund-Feind-Muster entstehen zu lassen und – eng damit verbunden, aber nicht kausal dafür – die Weltbilder der Beteiligten gleichzuschalten, sodass schließlich die Welt binär nach dem Freund-Feind-Schema konstruiert wird.

Verwendet man, wie hier vorgeschlagen, den Begriff Krieg allgemeiner für ein spezifisches Interaktions- und Kommunikationsmuster, bei dem die Kontrahenten ihre Existenz aufs Spiel setzen, so kann die Entstehung politischer Einheiten (innen: Freunde/außen: Feinde) auch als eine Möglichkeit verstanden werden, die Bedrohung durch mögliche kriegerische Interaktionen zu bewältigen. „Gemeinsam sind wir stark", so könnte das Prinzip lauten, das zur Bildung wehrhafter sozialer Einheiten und schließlich zur Polis führte. Die Zugehörigkeit zu solch einer Überlebenseinheit erhöhte für jeden Einzelnen die Wahrscheinlichkeit des Überlebens. Und die Entstehung solcher aus „Freunden" bestehenden handelnden Einheiten eröffnete die Möglichkeit, mit Feinden politisch umzugehen. Gewalt war nun nicht mehr der einzige Weg der Konfliktlösung, interindividuelle Konflikte konnten zu politischen Konflikten werden.

Wenn man solch ein Verständnis des Politischen oder der Politik hat, so kann der Krieg auch als ein Versagen der Politik – nicht ihre Fortsetzung – betrachtet werden. Das gewaltfreie Management der Freund-Feind-Unterscheidung ist zusammengebrochen, sodass der Kampf als Möglichkeit, Freund-Feind-Konflikte zu entscheiden, realisiert wird.

5. Krieg als Mittel zum Zweck

a) Kriegsziel: Veränderung des Status quo

Kriege sind zwangsläufig eng mit sozialen Veränderungsprozessen verbunden. Deswegen empfiehlt es sich, zwischen unterschiedlichen Bedingungsmustern derartiger Veränderungen zu differenzieren. Als Erstes soll hier die Rolle von Gewalt bei dem Versuch, den Status quo zu verändern, untersucht werden.

Wenn innerhalb einer Beziehung die eine Partei meint, die Beziehung müsse anders als bisher definiert werden, und die andere Partei teilt diese Sichtweise nicht, lassen sich mehrere Konstellationen unterscheiden.

Im ersten Fall soll aus einer symmetrischen eine asymmetrische Beziehung werden. Aus bis dahin unabhängigen Staaten sollen nun zum Beispiel Kolonien, Provinzen, „Vasallenstaaten" eines größeren, weltumspannenden „Reichs" etc. werden. Wenn die betreffende soziale Einheit zustimmt, so verläuft solch eine Neustrukturierung ohne Gewalt (Beispiel: der „Anschluss" Österreichs an das Dritte Reich 1938; der Wunsch von Hawaii, fünfzigster amerikanischer Bundesstaat zu werden). Gelingt dies ohne Gewalt, kann es als Anerkennung von Machtverhältnissen gewertet werden. Derjenige Partner, der sich so freiwillig unterwirft, verspricht sich einen Gewinn oder zumindest die Vermeidung eines Verlustes dadurch.

Sind diejenigen, die auf diese Weise einer größeren Einheit einverleibt werden sollen, nicht einverstanden, so kommt es zu einem Typus Krieg, den man als *Eroberungskrieg* bezeichnen kann. Es geht um die gewaltsame Unterwerfung, das Aufzwingen des eigenen Willens. Der Angriff Deutschlands auf Polen, der den Beginn des Zweiten Weltkriegs markierte, kann in diesem Sinne interpretiert werden.

Gelingt die Eroberung (im traditionellen Krieg als Gewinn von Territorium, heute als Gewinn von Einfluss), so funktioniert im idealtypischen Fall nach Beendigung des Krieges Macht als Medium der Steuerung der Kommunikation. Gelingt sie nicht, so ist der Angriff erfolgreich abgewehrt, der symmetrische Status quo bleibt entweder erhalten, oder aber es entsteht eine asymmetrische Beziehung mit umgekehrtem Vorzeichen. Der Angreifer wird selbst unterworfen. Auch hier lässt sich auf Beispiele aus dem Zweiten Weltkrieg zurückgreifen. Japan und Deutschland als Staaten, die mit gewaltsamen Aktionen ihre expansionistischen Ziele durchzusetzen versuchten, wurden unterworfen. Die Macht der alliierten Sieger war nach dem Krieg nicht zu bezweifeln, die Asymmetrie der Beziehung stand nicht zu Debatte, die Komplexität der Situation war reduziert. Es war klar, wer das „Sagen" hatte …

Im zweiten Typus von Krieg, in dem es um die Veränderung des Status quo geht, wird versucht, aus einer asymmetrischen Beziehung eine symmetrische Beziehung zu machen. Auch hier kann wieder vorausgeschickt werden, dass diese Änderung der Beziehungsdefinition kein Problem darstellt, wenn die beteiligten Parteien sich einig sind. So sind in den 60er-Jahren viele afrikanische und asiatische Staaten von ihren Kolonialmächten in die Selbstbestimmung entlassen worden, ohne dass es dazu irgendwelcher kriegerischer Auseinandersetzungen bedurfte. Allerdings geschah dies erst, nachdem in anderen Kolonien blutige Kriege geführt worden waren. Dieser Typus Krieg, bei dem bis dahin machtunterworfene soziale Einheiten sich nicht mehr den vermeintlichen Machtverhältnissen entsprechend verhalten und versuchen, die Machthaber gewaltsam (z. B. durch Terrorakte, Sabotage, Anschläge usw.) zu vertreiben, lässt sich als *Befreiungskrieg* bezeichnen. Beispiele dafür gab es im 20. Jahrhundert zur Genüge.

Ganz allgemein kann festgestellt werden, dass Befreiungskriege gute Erfolgsaussichten haben, da sie sich mit der Negation der Macht begnügen können. Wie das Beispiel Gandhis gezeigt hat, bedarf es noch nicht einmal der Gewalt, um die Asymmetrie aufzulösen, wenn es gelingt, andere Formen der negativen Sanktionen im Machtkampf zu nutzen (z. B. die Empörung der Weltöffentlichkeit über das brutale Vorgehen der britischen Truppen gegen wehr- und waffenlose indische Demonstranten).[17]

Dass Gewaltlosigkeit sogar langfristig die ökonomischere Weise ist, die eigene Unabhängigkeit zu gewinnen, belegt der Vietnamkrieg. Die Vietnamesen haben ihn zwar gewonnen, doch es war ein Pyrrhussieg. Dazu werden Siege, bei denen die an sich schwächere Partei gewinnt, sehr leicht, da die Unterlegenen sich auf anderen Gebieten rächen. Im Falle von Vietnam haben die USA den Gewinnern – anders als beispielsweise dem Kriegsverlierer Deutschland nach dem Zweiten Weltkrieg im Rahmen des Marshallplans – keinerlei Hilfen zukommen lassen. Auch mehr als 25 Jahre nach Kriegsende hat Vietnam daher immer noch an den Kriegsschäden zu tragen. Eine Unterstützung wie für Deutschland wäre angesichts der Kränkung, gegen einen Schwächeren verloren zu haben, wohl auch zu viel verlangt gewesen. Wenn der Stärkere gewinnt, so kann er ehrenvoll handeln und sich großzügig zeigen. Wenn er verliert, hat er sowieso schon die Ehre verloren und will nicht auch noch Geld geben und damit obendrein „der Dumme“ sein. Zu alledem hat der Vietnamkrieg nicht dazu geführt, eine von allen Beteiligten akzeptierte Beziehungsdefinition, sei sie nun symmetrisch oder asymmetrisch, herbeizuführen. Die Beziehung zu den USA war vor und nach dem Krieg asymmetrisch: Die USA sind die Stärkeren und Mächtigeren, und keiner würde es in Zweifel ziehen, hätten sie nicht diesen Krieg geführt.

b) Kriegsziel: Bewahrung des Status quo

Kriege werden nicht nur geführt, um Veränderungen herbeizuführen, sondern auch, um Veränderungen zu verhindern. Auch hier haben wir es wieder mit zwei gegensätzlichen Situationen zu tun. Im ersten Fall wird versucht, eine symmetrische Beziehung aufrechtzuerhalten, d. h. die Entstehung von Asymmetrie zu verhindern; die andere Partei soll daran gehindert werden, mächtig zu werden. Um dieses Ziel zu erreichen, wird sie „präventiv" geschädigt (also kein Fair Play wie in Konkurrenzsituationen) und in ihren Entwicklungsmöglichkeiten begrenzt. Die letzte Konsequenz ist der Versuch, sie zu vernichten.

Eng verbunden damit und nicht immer klar davon zu unterscheiden (zumindest, was die Konsequenzen betrifft) ist der zweite Fall, bei dem versucht wird, eine asymmetrische Beziehung aufrechtzuerhalten. im Allgemeinen heißt das: Eine Machtbeziehung soll konserviert oder wiederhergestellt werden.

Wenn die Grundlagen der Beziehung zwischen den Parteien sich so weit verändert haben, dass eine Verschiebung der Machtverhältnisse droht, wird mit Gewalt versucht, den ursprünglichen Zustand wiederherzustellen. Ein gutes Beispiel dafür liefern die Aktionen der Serben im Kosovo in den späten 90er-Jahren, die schließlich zur Intervention der NATO führten.

Im Kosovo gibt es zwei Bevölkerungsgruppen, die sich als verschiedenen ethnischen Gruppen zugehörig definieren. Beide Gruppen folgen unterschiedlichen kulturellen Mustern, was sich unter anderem in den jeweiligen Geburtenraten und einer nicht parallel verlaufenden demographischen Entwicklung niederschlägt. Dießenbacher[18] sieht hierin einen der Hauptgründe für das Ausbrechen der Gewaltätigkeiten. Die muslimischen Albaner haben aufgrund ihrer religiösen Vorschriften eine weit höhere Geburtenrate. Sie war 1961 mit 41,1 Geburten pro 1000 Einwohner die höchste Europas (Anfang der 70er-Jahre 32 Geburten pro 1000 Einwohner). Die Geburtenrate der orthodoxen Serben ist weit geringer. So verdreifachte sich die Bevölkerung des Kosovo von 1949 bis 1999 von 733 000 auf 2,1 Mio., und der Anteil der ethnischen Albaner stieg von 68 Prozent auf 90 Prozent.[19]

Es kam zunehmend zur Polarisierung zwischen den Albanern, die angesichts der Zunahme der Bevölkerung keine ökonomische Existenzgrundlage mehr sahen, und den Serben, die sich in ihrem

Minderheitenstatus immer mehr bedroht fühlten. Man kann wohl davon ausgehen, dass durch diese Entwicklung ein wie auch immer prekäres Gleichgewicht von allen Beteiligten als gefährdet angesehen wurde. Es kam daher zu Gegen-„Reaktionen". 1987 wurde dadurch ein Eskalationsschritt vollzogen, dass die serbische Minderheit von der Zentralregierung in Belgrad Unterstützung erhielt: Der Autonomiestatus des Kosovo wurde aufgehoben, Albanisch wurde als Unterrichtssprache verboten, ebenso albanische Zeitungen und Fernsehsender, und es begann die systematische Vertreibung von Albanern. „Mit diesem Angriff erfuhr ihr Empfinden von Überzähligkeit, das bis dahin nur eine existenzielle Kränkung gewesen war, eine politische Radikalisierung. Die Menschen nahmen sich fortan nicht mehr privat wahr, sondern nach dem, was sie im politischen Kampf sein würden: entweder Freunde oder Feinde."[20]

Für die Albaner ergab sich eine neue, Sinn stiftende Aufgabe: der Kampf um die Unabhängigkeit. Die jugoslawische Staatsmacht antwortete mit ethnischen „Säuberungsaktionen". Dem setzten die Albaner wiederum Partisanentaktiken entgegen.

Die Unterscheidungslinien des Konfliktes folgten im Bewusstsein der Beteiligten ethnischen Kriterien. Die Biologie machte den Feind, was nicht ganz ohne Begründung zu sein scheint, wenn man die Rolle der unterschiedlichen Geburtenraten in beiden Bevölkerungsgruppen betrachtet. Allerdings waren sie natürlich nicht biologisch begründet, sondern kulturell und/oder ökonomisch. Auf jeden Fall wurde auf der biologischen Ebene vonseiten der Serben gekämpft, indem albanische Frauen vergewaltigt wurden, um serbischen Genen zur Verbreitung zu verhelfen, und Albanern wurden die Geschlechtsteile verstümmelt, um sie an der Fortpflanzung zu hindern.

All dies kann als Versuch verstanden werden, einen längst vergangenen Status in der Beziehung der beiden Bevölkerungsgruppen wiederherzustellen bzw. eine Entwicklung zurückzudrehen und ungeschehen zu machen.

Die Kriegsart, die derartigen Zielen dient, kann man wohl berechtigterweise als *revisionistischen Krieg* bezeichnen.

c) „Frieden stiftende" Interventionen durch Dritte

Das Beispiel Kosovo führt uns zwangsläufig zu einer weiteren Möglichkeit des Kriegseintritts: der kriegerischen Intervention durch

Dritte. Eine bislang nicht an dem Konflikt beteiligte Partei mischt sich durch eigene kriegerische Handlungen in den Krieg zweier anderer Parteien ein.

Wie immer man die konkreten Gründe, die zu solch einer Entscheidung führen mögen, auch bewerten mag, aus der Außenperspektive kann festgestellt werden, dass solche Interventionen generell nur dann erfolgen, wenn der dritte Akteur seine Neutralität verloren hat und parteiisch geworden ist.

Parteilichkeit heißt in diesem Zusammenhang nicht unbedingt, dass zugunsten einer der kämpfenden Parteien „an sich" eingegriffen wird, es kann auch zugunsten irgendwelcher abstrakter Werte interveniert werden (z. B. der „Menschenrechte", des „Schutzes vor dem Weltkommunismus", der Durchsetzung völkerrechtlicher Verfahrensweisen etc.). Aber – unabhängig von ihrer inhaltlichen Begründung – die Aufnahme kriegerischer Handlungen folgt den oben diskutierten Schemata.

Auch die gewalttätigen Interventionen Dritter sind Ausdruck von Machtlosigkeit. Und auch sie führen nur dann zu Frieden, wenn unter den Kriegsteilnehmern eine tragfähige Einigung über ihre Beziehung stattfindet. Wo das nicht der Fall ist, kann eine äußere Macht für eine vorübergehende Waffenruhe sorgen. Sie muss dazu aber ihr eigenes Gewaltmonopol durchsetzen und aufrechterhalten können. Konkret heißt das, dass die Drohung mit Gewalt sichtbar und präsent gehalten werden muss, was mit erheblichem personellem und finanziellem Aufwand verbunden ist.

Die (Besatzungs-)Macht der intervenierenden Partei vertagt die Klärung der Frage, wer unter den ursprünglichen Gegnern der Stärkere ist. Die Unentscheidbarkeit der Machtfrage, die zum Krieg geführt hatte, chronifiziert.

Es gibt daher gute Gründe dafür, lokale Kriege sich selbst zu überlassen. So argumentiert beispielsweise Edward Luttwak vom *Center for Strategic and International Studies* in Washington, jede Einmischung in solche Konflikte würde sie nur „künstlich einfrieren und den Kriegszustand unendlich aufrechterhalten, indem die schwächere Seite vor den Konsequenzen geschützt wird, die damit verbunden sind, keine Konzessionen für den Frieden zu machen." Wenn zugunsten der schwächeren Seite interveniert werde, so werde die stärkere davon abgehalten, einen entscheidenden Sieg zu erlangen, was schließlich die „einzige sinnvolle Funktion" von Kriegen sei.[21]

Dem ist aus systemtheoretischer Sicht zuzustimmen und entgegenzuhalten, dass Sichraushalten wie Sicheinmischen seinen Preis hat. Es ist eine Frage der Einschätzung durch den Dritten, ob die Konsequenzen des einen oder des anderen für ihn kurzfristig wie langfristig leichter auszuhalten sind.

6. Krieg als Fortsetzung der Politik mit anderen Mitteln?

Seit Clausewitz[22] gilt die Doktrin, der Krieg sei die Fortsetzung der Politik mit anderen Mitteln, d. h. ein rationales Mittel zum Erreichen von Zielen. Verfolgt man den tatsächlichen Ablauf von Kriegen, so wird deutlich, dass sich die zu Beginn vorgegebenen sachlichen Ziele und Interessen im Verlauf von Kriegen verändern. Bei den länger dauernden Kriegen weiß irgendwann keiner mehr, was denn zu Beginn die „offiziellen" Gründe waren, die Kampfhandlungen zu beginnen. Und wenn man Kriege im Rückblick unter Kosten-Nutzen-Gesichtspunkten betrachtet, erweisen sie sich im Allgemeinen als irrational.

In dem von Michael Cranna herausgegebenen Buch *The True Cost of Conflict*[23] wird versucht, die tatsächlichen Kosten und Gewinne durch Kriege für die Beteiligten quantitativ und qualitativ abzuschätzen. Das ist zwar nicht immer ganz genau möglich, da viele der relevanten Daten nicht freigegeben oder nur begrenzt erhoben sind, aber es lassen sich doch immerhin begründete Schätzungen erstellen. Eine weitere Schwierigkeit resultiert daraus, dass die alternative Entwicklungsperspektive, d. h. das Abschätzen dessen, was passiert wäre, wenn es nicht zum bewaffneten Konflikt gekommen wäre, stets hypothetisch bleiben muss. Solche Studien sind daher zwangsläufig immer in gewissem Maße spekulativ, vor allem, was den vermuteten Gewinn durch einen Krieg betrifft.

Als Beispiel soll hier der 2. Golfkrieg betrachtet und einige der Daten sollen referiert werden.

Im Irak sind mindestens 56 000 irakische Soldaten und 3000 Zivilisten ums Leben gekommen. Es gibt aber auch Schätzungen, die von 115 000 Soldaten und 3500 Zivilisten sprechen. Über 40 Tonnen Uran, die im Verlauf der Kampfhandlungen in die Umwelt geraten sind, gefährden die Gesundheit von 500 000 Bewohnern, falls es ins Trinkwasser und die Nahrungskette gelangt. 50 000 Menschen dürften eine eingeschränkte Lebenserwartung wegen der Luftverschmutzung durch die brennenden Ölquellen haben. Die Sterblichkeit von Kleinkindern stieg um 100 Prozent von 1990 bis 1992.

Während vor den Wirtschaftssanktionen die Inflationsrate im Irak 45 % betrug, ist sie zwischen August 1990 und Januar 1991, bedingt durch die Steigerung der Lebensmittelpreise, auf 1000 % gestiegen. Das Bruttosozialprodukt sank von 66 Mrd. US-$ im Jahre 1989 auf 245 Mio. US-$ im Jahre 1991. Die Kosten für den Wiederaufbau betragen schätzungsweise 100–200 Mrd. US-$.[24]

Wie der UN-Beauftragte Martti Ahtisaari es formulierte, wurde der Irak in ein „präindustrielles Zeitalter" zurückgebombt.[25]

In Kuwait wurden 200 Gebäude (Hotels, ein Museum, Büchereien, Hospitäler, das Parlament etc.) beim Abzug der Irakis in Brand gesetzt und zerstört.

In den ersten fünf Monaten der Besetzung sollen 10 000 Personen in Haft genommen worden sein, 1000 sind getötet worden.

Aber auch für die anderen Beteiligten hat sich der Krieg ökonomisch nicht gerechnet. Das gilt nicht nur für Kuwait und Saudi-Arabien, sondern auch für die westlichen Länder, denen eine wichtiger Exportmarkt verloren gegangen ist, die Kosten für den Kriegseinsatz mal ganz beiseite gelassen.

Krieg ist generell kein taugliches Mittel zur Durchsetzung *sachlicher* politischer oder ökonomischer Ziele. So bleibt als wesentliches – dann langfristig möglicherweise auch auf politischer und ökonomischer Ebene wirksames – Ziel die Herstellung einer Machtbeziehung oder ihre Beseitigung (aber dass das sich rechnet, ist auch nicht sicher).

7. Bedingungen der Entstehung von Kriegen

Meist finden Kriege irgendwann ein Ende, die Bedingungen, die Kriege zum Ausbruch bringen und aufrechterhalten, sind dann offenbar nicht mehr gegeben. Dass die Faktoren, die einen Krieg aufrechterhalten, andere sind als die, die ihn auslösen, muss noch einmal betont werden. Wenn er erst einmal begonnen hat, erhält der Krieg sich selbst. Dennoch kann man davon ausgehen, dass am Ende eines Krieges die Bedingungen für seinen Beginn nicht mehr gegeben sind. Die Betrachtung der durch den Krieg bewirkten Veränderungen kann daher als Leitfaden zur Analyse der Bedingungen für das Ausbrechen von Kriegen dienen.

Kriege werden immer nur zwischen gegeneinander abgegrenzten autopoietischen Systemen (seien es nun Nationen, Staaten, Organisationen, Stämme, „Völker“, Banden oder Individuen) geführt, die miteinander kommunizieren und die eine Kommunikations- bzw. Interaktionsgeschichte miteinander verbindet. Wer nichts vom andern weiß, führt nicht mit ihm Krieg. Erst die (gemeinsame) Ko-Evolution, die bei autopoietischen Systemen immer eine Geschichte der gegenseitigen Anregungen und Störungen für die eigene Entwicklung („Perturbationen“ bei Maturana[26], „Irritationen“ bei Luhmann[27]) ist, liefert den Hintergrund für Kriege (allerdings nicht nur für Kriege, sondern auch für freundlichere Formen der Interaktion).

Wenn solche Systeme die Interaktion und Kommunikation miteinander nicht vermeiden können, weil sie sich z. B. als Nachbarn nicht aus dem Wege gehen können, dann bilden sie füreinander Umwelten, die jeweils gegenseitig die (Über-)Lebensbedingungen bestimmen. Zwischen ihnen gibt es zwar keine „instruktive Interaktion“[28] im dem Sinne, dass das Verhalten des einen Systems die deterministische Ursache für das Verhalten des anderen Systems wäre, aber es gibt die Möglichkeit der *destruktiven* Interaktion. Man kann sich gegenseitig stören, in seinem Verhaltensspielraum begrenzen, verletzen und, als letztes Mittel, vernichten.

Die unterschiedlichen Möglichkeiten zweier Partner, durch ihr jeweiliges Verhalten für den anderen Wirkungen zu erzielen, die von ihm negativ bewertet werden, bilden die Grundlage für die Entwicklung von Machtbeziehungen. Aber auch die *konstruktive* Interaktion kann längerfristig zur Entstehung von Macht führen. Die Kommunikationsteilnehmer können sich prinzipiell ja auch gegenseitig nutzen, unterstützen, helfen usw. Und wenn sie schlau sind, tun sie das auch, da dies ihre eigene Überlebenswahrscheinlichkeit im Rahmen evolutionärer Prozesse erhöht.[29] Dennoch kann es auch hier zu einem Ungleichgewicht des Angewiesenseins auf Kooperation kommen. Die Drohung mit dem Entzug von Vergünstigungen ist, gemessen an den gewohnten Erwartungen, dann ebenfalls eine negative Sanktion, die als Machtmittel verstanden werden kann.[30]

Wo immer autonome, autopoietische Systeme (seien es nun soziale Systeme oder Individuen) eine gemeinsame Geschichte durchlaufen, entstehen in ihrer Ko-Evolution repetitive Interaktions- und

Kommunikationsmuster, die – auf einer abstrakteren Ebene – als Merkmal für die Symmetrie oder Asymmetrie ihrer Beziehung betrachtet werden können.

Aus der Außenperspektive der Beobachtung kann festgestellt werden, dass diese Beziehungen so lange ihre Qualität erhalten, wie keiner der Beziehungspartner sein Veto dagegen erhebt. Zu einer Beziehung gehören immer zwei, und zum Erhalt des Status quo gehört die zumindest implizite Zustimmung der Beteiligten (d. h., es wird auf der von außen beobachtbaren Handlungsebene kein offener Widerstand artikuliert oder praktiziert).

Weder Symmetrie noch Asymmetrie der Beziehung sind Grund, einen Krieg zu beginnen. Solange die Beteiligten sich über ihre Beziehungsdefinition einig sind, besteht kein Anlass zur Gewaltanwendung. Dies ändert sich, sobald eine der beiden Seiten die Spielregeln der gewohnten, d. h. erwarteten Interaktion und Kommunikation offen infrage stellt – und damit die Art der Beziehung.

Dies geschieht im Allgemeinen, wenn im Laufe der gemeinsamen Geschichte beide Partner sich unterschiedlich entwickeln und deswegen im Urteil zumindest einer der Parteien die Beziehung – und damit die Spielregeln der Interaktion und Kommunikation – neu definiert werden müsste.

Wenn solche unterschiedlichen Entwicklungen als selbstverständlich vorausgesetzt und erwartet werden, gibt es meist gesellschaftlich vorgegebene Spielregeln zur Neudefinition der Beziehung. Als Beispiel sei hier die zu Beginn asymmetrische Beziehung zwischen Eltern und Kindern (die auch als Machtbeziehung verstanden werden kann) genannt, die sich mit zunehmender Entwicklung der Kinder verändert und deren Symmetrisierung über die Zuschreibung von „Mündigkeit“ in den meisten Gesellschaftsformen gesetzlich geregelt ist.

Wenn im Rahmen koevolutiver Prozesse beide Parteien sich einig sind, dass es einer Neudefinition der Beziehung bedarf, ist das Problem im Allgemeinen schon zum größten Teil gelöst. Man braucht sich dann nur noch über die Regeln, wie in Zukunft zu verfahren ist, auf einer technischen Ebene zu einigen. Als Beispiel und Metapher aus dem Zivilleben sei hier die Beziehung zwischen einem Senior- und Juniorpartner innerhalb einer Firma, z. B. einer Anwalts- oder Wirtschaftsberaterkanzlei, genannt. Mit der Dauer der Partnerschaft werden die Unterschiede zwischen beiden geringer, der Junior erwirbt Erfahrung, Kompetenz, Zugang zum Markt usw., was ihm in der Beziehung zum Senior immer größere Unabhängigkeit verschafft. Dessen Möglichkeiten, den Junior negativ zu sanktionieren, nehmen ab, und irgendwie müssen diese veränderten Machtverhältnisse ihren Niederschlag in der Beziehungsdefinition der beiden finden. Entweder es gelingt die Einigung über eine gleichberechtigte Partnerschaft, oder aber die beiden trennen sich, und der Junior gründet seine eigene, autonome Firma. Beides sind Möglichkeiten, der veränderten Beziehung auf friedliche Weise gerecht zu werden. Es gibt aber noch eine dritten Weg, der gar nicht so selten beschritten wird: Es beginnt ein Krieg zwischen den Beteiligten, bei dem jeder versucht, dem anderen seinen Willen aufzuzwingen. Man trennt sich nicht, sondern intensiviert seine Beziehung (zumindest, was die emotionalen Folgen betrifft), indem man versucht, sich gegenseitig zu beweisen, dass man derjenige ist, der dem anderen mehr schaden kann als umgekehrt.

Welches sind nun die Faktoren, die zur Entscheidung für einen dieser drei Wege führen? Im ersten Fall, der gemeinsamen Neuaushandlung der Beziehungsdefinition, teilen beide Partner offenbar die Wirklichkeitskonstruktion, dass eine Veränderung stattgefunden hat, und sie sind bereit, sie auch formal anzuerkennen. Das heißt aber, dass dies für die Beteiligten mit konkreten Veränderungen ihrer Lebensbedingungen verbunden sein kann (z. B. mit einer beschränkteren Entscheidungskompetenz des Seniors, anderer Verteilung des Einkommens, mehr Arbeit und Verantwortung für den Junior etc.) und sie dies akzeptieren. Im zweiten Fall sind die Beteiligten sich einig, dass sie sich nicht einigen können. Das soziale System „gemeinsame Firma" spaltet sich in zwei gegeneinander abgegrenzte, autonome Einheiten, die eventuell miteinander konkurrieren (was aber nicht unbedingt der Fall sein muss). Entstanden ist in jedem Fall eine symmetrische Beziehung, allerdings zwischen neu definierten Einheiten. Sie können sich, wenn sie wollen, aus dem Wege gehen und sich ignorieren. Wenn sie das tun, so besteht zwischen ihnen keinerlei Machtbeziehung mehr, sie haben im Extremfall einfach nichts mehr miteinander zu tun, es gibt keine Notwendigkeit der Interaktion und Kommunikation.

Zu kriegerischen Auseinandersetzungen kommt es, wenn die beteiligten Parteien sich nicht einig darüber sind, dass bzw. wie sich ihre Beziehung im Laufe der Geschichte geändert hat und wie in

Zukunft das Zusammenleben organisiert werden soll, und sich auch nicht darüber einigen können, dass sie sich nicht einigen können. Wenn sie dies könnten, stünde ihnen die Option offen, die Frage unentschieden zu lassen, das Feld zu räumen, sich zu trennen und einander aus dem Wege zu gehen. Nur wenn diese Möglichkeit der Trennung nicht gegeben ist oder nicht gewählt wird, kann es zum Kriege kommen. Es ist der Versuch, eine Einigung zu erzwingen. Man versucht, dem anderen zu *beweisen*, dass man der Mächtigere ist. Der Weg dazu ergibt sich aus der Logik der Macht: Es wird negativ sanktioniert.

Wenn beide Parteien das wechselseitig tun, so ist dies der Beginn einer symmetrischen Eskalation.[31] Der paradoxe Gehalt dieser Dynamik besteht darin, dass der Kampf um die Herstellung der Asymmetrie der Beziehung faktisch zur Symmetrie der Beziehung führt. Die Gegner passen sich in ihren Mitteln immer mehr aneinander an, sie imitieren sich gegenseitig und werden sich immer ähnlicher.

Die Anwendung von Gewalt ist dann der letzte (verzweifelte?) Versuch, die Gegenpartei zur Anerkennung der Asymmetrie zu zwingen. Mit von Clausewitz' Worten: „Der Krieg ist also ein Akt der Gewalt, um den Gegner zur Erfüllung unseres Willens zu zwingen."[32] Doch das ist in jedem Fall ein Ausdruck von Machtlosigkeit.

So kann als Bedingung für den Ausbruch von Kriegen festgestellt werden: Macht als Medium der Regulation von Interaktion und Kommunikation funktioniert nicht (mehr), deswegen wird versucht, sie (wieder)herzustellen.

Die Einsicht, dass Macht nicht zur Regulierung der Beziehung funktioniert, kann aber auch dazu führen, dass scheinbar ewig wirksame Kriegsmuster („Erbfeinde") beendet werden. Dies kann am Beispiel der deutsch-französischen Beziehungen illustriert werden. Bis zum Ende des Zweiten Weltkriegs lässt sich das Verhältnis beider Nationen über zig Jahre als eine Abfolge von Kriegen beschreiben, in denen mal die eine Seite die andere, dann wieder die andere die eine „geschlagen" und „gedemütigt" hat. Territorien (Elsass, Lothringen, das Rheinland) wurden besetzt und, je nachdem, wer gerade Gewinner oder Verlierer war, der einen oder anderen Nation zugeschlagen.

Nach dem Zweiten Weltkrieg änderte sich dieses Muster aber, und im Moment – soweit Zukunft prognostizierbar ist – erscheint ein weiterer deutsch-französischer Krieg höchst unwahrscheinlich. Wie lässt sich dies erklären?

Eine Hypothese, die im Sinne der hier vorgetragenen Argumentation plausibel erscheint, ist, dass sich letztlich beide Parteien nicht als Gewinner des Zweiten Weltkrieges definieren konnten. Frankreich war zwar offiziell eine der Sieger- und Besatzungsmächte, aber ohne das Eintreten der USA in diesen Krieg, die Landung der alliierten Truppen in der Normandie usw. hätte Frankreich diesen Krieg kaum aus eigener Kraft gewonnen. An den Konferenzen von Teheran, Jalta und Potsdam, auf denen die Nachkriegsordnung festgelegt wurde, durfte Frankreich nicht teilnehmen. „Wäre es nach den Wünschen der Amerikaner und Russen gegangen, so hätte Frankreich weder eine eigene Besatzungszone noch einen Sitz im Alliierten Kontrollrat für das besetzte Deutschland erhalten."[33] Frankreich war aus dem Kreis der Großen ausgeschlossen.

Deutschland, auf der anderen Seite, erlebte eine vernichtende Niederlage, die ihren Niederschlag in der totalen Kapitulation fand. Nach dem Krieg standen sich also zwei mehr oder weniger gedemütigte Partner gegenüber, wobei die Franzosen die relativ übergeordnete Position innehatten. Eigentlicher Sieger und nunmehr unumstrittene Weltmacht – als Dritter – waren nun die USA. Angesichts der militärischen Übermacht der Vereinigten Staaten nach dem Zweiten Weltkrieg entstand zwischen Deutschland und Frankreich eine für beide akzeptable Symmetrie.

Doch dies allein dürfte nicht ausreichend gewesen sein, das tradierte Muster zu unterbrechen. In der Nachkriegszeit war es für Deutschland angesichts der Nazi-Gräuel, um der Selbstachtung willen, nötig, eine Diskontinuität zwischen der neuen Bundesrepublik Deutschland und dem alten Deutschen Reich in seiner Selbstdefinition herzustellen. Es kam bei den Politikern wie auch in der Öffentlichkeit zur Identifikation mit den Gewinnern, d. h. den Amerikanern. Sie waren auch historisch als Modell anschlussfähig, da sie auch schon vor dem Krieg – selbst zur Nazi-Zeit – eine positive Bewertung in der Bevölkerung fanden. Das zeigte sich unter anderem in der bereitwilligen Übernahme amerikanischer Moden, der Musik und anderer Aspekte des *American Way of Life*[34]. Man hatte keine gemeinsame Geschichte mit den Amerikanern, die mit einer Notwendigkeit der gegenseitigen Abgrenzung verbunden gewesen wäre. Die USA waren zwar nun schon zweimal im Krieg mit

Deutschland, aber sie waren keine Nachbarn. Und die verheerende Niederlage war die Niederlage Nazi-Deutschlands, von dem man sich angesichts der nur schwer zu verleugnenden Gräueltaten nunmehr schon aus psychohygienischen Gründen distanzieren musste. Welch besserer Weg bot sich dafür an, als sich mit den Siegern zu identifizieren?

Ein weiterer Faktor, dessen Wirkung schwer einzuschätzen ist, der aber gleichwohl nicht unterschätzt werden sollte, sind die beteiligten Politiker: Adenauer und de Gaulle. Sie beide ließen ihre volle Autorität für die Versöhnung wirksam werden. Ihre individuellen Einschätzungen der politischen Lage in Europa passten in einzigartiger Weise zusammen, wenn auch aus gegensätzlichen Gründen.

Für de Gaulle war es grundlegendes Ziel der französischen Politik, die Einigung eines zentralistischen Deutschland zu verhindern. „Da Preußen als Macht untergegangen ist, gibt es auch das von ihm geschaffene einheitliche Deutschland nicht mehr. Es gibt Deutsche, und es gibt sogar Deutschländer (Allemagnes)", erklärte er auf einer Pressekonferenz im Oktober 1945.[35]

Komplementär dazu war die Position Adenauers, der einen rheinischen Separatismus vertrat und bereits unmittelbar nach Ende des Ersten Weltkrieges eine „Westdeutsche Republik" forderte, um so den Sicherheitsbedürfnissen Frankreichs gerecht zu werden. In einer Rede am 1. Februar 1919 im Kölner Rathaus formulierte er sehr entschieden: „Entweder wir kommen direkt oder als Pufferstaat zu Frankreich, oder wir werden eine Westdeutsche Republik. Ein Drittes gibt es nicht …"[36] Er konnte sich zu der Zeit mit seinen Vorstellungen nicht durchsetzen. Dies konnte er erst, als die deutsch-französische Versöhnung weltpolitisch eigentlich keine Bedeutung mehr hatte. Mit den Worten eines seiner Biografen: „Man kann auch verstehen, daß er der Beendigung der jahrhundertealten ‚Erbfeindschaft' im Westen ein Gewicht beimaß, das ihm in einem von zwei außereuropäischen Großmächten beherrschten Europa nicht mehr zukam. Die deutsch-französische Aussöhnung war unmöglich gewesen, solange sie dringend nötig war, sie wurde erst möglich, nachdem sie einen erheblichen Teil ihrer geschichtlichen Bedeutung verloren hatte."[37]

Die Interessen der beiden Politiker trafen sich: Für Adenauer war die Integration in den Westen eines der Hauptziele, und dafür war Frankreich als Partner von zentraler Bedeutung. Und für de

Gaulle war es ein Albtraum, es könne zu einer germano-russischen Allianz kommen.[38] Darüber hinaus ging es ihm darum, ein Gegengewicht gegen die Übermacht der USA innerhalb der westlichen Allianz aufzubauen. Daher wurde für ihn die Kooperation mit der Bundesrepublik Deutschland unverzichtbar.

Den Kontext all dieser Gruppierungen lieferte aber die Ost-West-Unterscheidung. Die vermeintliche oder wirkliche Bedrohung durch den Weltkommunismus sorgte für die Notwendigkeit, innerhalb des westlichen wie des östlichen Bündnisses die Konflikte zu begrenzen.

Hätten Adenauer und mit ihm die westdeutsche Politik den Schwerpunkt auf die Wiedervereinigung gelegt und ein neutrales Deutschland angestrebt, so wären wohl andere Grenzziehungen und andere soziale und politische Einheiten entstanden. Und ob es dann auch zur „deutsch-französischen Freundschaft" oder zumindest zur Reduzierung der Konfliktwahrscheinlichkeit gekommen wäre, darf infrage gestellt werden.

Um die Quintessenz aus diesem Beispiel zu ziehen: Gedächtnisverlust ist eine Möglichkeit, ein historisches Erbe zu bewältigen. Sich von der eigenen Vergangenheit distanzieren und sie vergessen oder verdrängen zu müssen eröffnet den Weg, neue und andersartige Beziehungen zu seinen Nachbarn zu etablieren. Übermächtige Dritte fördern dabei die Kooperation zwischen den Schwächeren. Sie ermöglichen eine friedliche Symmetrie untereinander, wenn diesem Dritten gegenüber eine Asymmetrie, d. h. eine Machtbeziehung, besteht, die nicht infrage gestellt wird.

XI. Die Lust am Kämpfen

1. Krieg als quasireligiöse Erfahrung

„Stell dir vor, es ist Krieg, und keiner geht hin!", so lautete der bereits erwähnte Slogan der Friedensbewegung. Er richtete sehr zielgenau die Aufmerksamkeit auf ein schwer zu erklärendes Phänomen: Warum wurden Kriege im Laufe der Geschichte oft mit solch großer Begeisterung von denen, deren Leben aufs Spiel gesetzt wurde, begrüßt? Warum geht überhaupt jemand hin, wo doch eigentlich nur Leid und Tod zu erwarten sind? Wie kommt es, dass Menschen freiwillig ihr Leben im Kampf riskieren?

Der Annahme, irgendjemand ziehe in den Krieg, um irgendwelche persönlichen Interessen durchzusetzen, widerspricht der bereits mehrfach zitierte Militärhistoriker van Creveld entschieden und plausibel: „Die Antwort darauf, warum das Kämpfen nie eine Frage des Interesses sein kann, ist letztlich – um es schlicht zu sagen: Tote haben keine Interessen ... Die Gründe, die Menschen dazu bewegen, bereitwillig ihr Leben hinzugeben, sind deshalb keineswegs immer dieselben wie die Ziele, für die das Gemeinwesen in den Krieg zieht. Auch kommt es nicht selten vor, daß der einzelne keine Ahnung vom Ziel der Gemeinschaft hat ... Daß ein Mensch für seine Interessen sterben sollte, macht keinen Sinn; daß er für die Interessen von jemand oder etwas anderem sterben sollte, noch weniger."[1]

Es bedarf also anderer Erklärungen. Die evolutionäre Psychologie, die Ethologie und die Soziobiologie suchen sie in einem genetischen Erbe. Mit analogen Mechanismen meint Barbara Ehrenreich Krieg evolutionär erklären zu können: „Jahrtausendelange Angst scheint uns einen weiteren Darwinschen Algorithmus eingeprägt zu haben: Angesichts der Gefahr gilt es, sich zusammenzuschließen und ein neues, vielköpfiges Wesen zu werden, das größer ist als die einzelnen Individuen."[2]

Sie sieht in Kriegen „Blutrituale", durch die aus der frühen Vorgeschichte der Menschheit stammende traumatische Erfahrungen wiederholt werden: die Rolle des Opfers, der Beute, der man nur in der Gemeinschaft durch Opferung eines Mitgliedes dieser Gemeinschaft entkommen konnte. Wenn eine Gruppe von Menschen von Raubtieren verfolgt wurde, so gab es manchmal nur eine Rettung: einen von ihnen „den Wölfen zum Fraß vorwerfen" und opfern. Opferrituale bilden daher in vielerlei Hinsicht Raubtierangriffe nach.[3] Ein Einzelner wird aus der Gruppe ausgewählt und auf sehr blutige Weise geschlachtet. Tierny schildert die dabei erlebbaren analogen Gefühle: hohe Erregung, rasendes Schreien, ein „Gefühl höchster Gefahr", schließlich „unendliche Erleichterung" und Schuldgefühle, dass „er statt meiner starb".[4] Der Ethnologe Maurice Bloch bewertet dies als religiöse Praktik: „Die dramatische Verwandlung der Beute in den Jäger ... liegt den verschiedenen Praktiken zugrunde, die wir leicht unter dem Begriff ‚Religion' subsumieren können."[5] Und sein Kollege Karl Luckert stellt fest, dass die Götter jagender Völker „hauptsächlich den Hominiden überlegene Jäger" waren, „die daher vor allen in Raubtiergestalt erschienen."[6] Die Sicherheit in der Gemeinschaft vor diesen bedrohlichen Göttern bilde, so meint Barbara Ehrenreich, die Grundlage religiöser Rituale. Im kollektiven Handeln komme es zum „angstlösenden Machtrausch", einer physiologischen Reaktion, die den Ritualen eine starke emotionale Bedeutung gebe. Höre man Geschichten, die vom Krieg handeln, so sei Entsetzen, Ehrfurcht, Opferbereitschaft das Thema. „Und dies sind genau die Gefühle, die unserer Vorstellung von einem mystischen Ganzen Vorschub leisten – von einem Volk oder einem allumfassenden Gott, von dem wir einzelne nur Teile sind."[7]

Die psychischen Wirkungen der nicht nur fantasierten größeren Einheit, sondern der in Armeen praktizierten koordinierten Aktionen einer Menge von Menschen beschreibt William H. McNeill am Beispiel des Exerzierens: „Wenn eine Gruppe von Männern über längere Zeit im gleichen Takt Arm- und Beinmuskeln bewegt, lässt dies eine zwar primitive, aber starke soziale Bindung zwischen ihnen entstehen."[8] Es kommt zu dem, was man „Phasenangleichung" nennt, zu einer individuellen „Entgrenzung" wie in anderen ekstatischen Erlebnisweisen und der Gruppentrance. Die Armee wird zu einer Art übergeordnetem, „höherem" Lebewesen, in dem die Individualität des Einzelnen – auch und gerade in seinem Erleben – in einer größeren Ganzheit aufgeht. Solche Abläufe, die mit der Koordination der Handlungen der beteiligten Individuen verbunden sind, findet man auch bei anderen, religiösen Ritualen (z. B. beim gemeinsamen Tanzen beim Sonnentanz, beim gemeinsamen Singen, Niederknien, Aufstehen, Nachbeten der Worte eines Vorbeters bei Gottesdiensten usw.). Sie sind eine Form der Massenbildung, wie sie von Canetti beschrieben wurde (siehe oben).

Eine ähnliche die Aufmerksamkeit auf die Überschreitung der Grenzen des Individuums richtende Erklärung liefert auch van Creveld: „So gesehen ist der Krieg der großartige Beweis, daß der Mensch *nicht* durch selbstsüchtige Interessen getrieben ist; wie die ursprüngliche Bedeutung des Ausdrucks *berserker* (heiliger Kämpfer) bezeugt, ist der Krieg in mancher Hinsicht die altruistischste aller menschlichen Tätigkeiten, darin der Sphäre des Heiligen verwandt und in sie übergehend."[9]

Dieser Sakramentcharakter, das Auflösen der individuellen Grenzen und Aufgehen in einer größeren, sozialen Überlebenseinheit, hat im Erleben der Beteiligten rauschartige Qualitäten, wie sie auch bei anderen Massenaktivitäten wie (manchmal) bei Pilgerfahrten, Gottesdiensten, Papstmessen oder den Massenritualen anderer Religionen zu beobachten sind. Sie werden aber offenbar auch und gerade durch die Bedrohung des eigenen Überlebens, d. h. durch die Unberechenbarkeit des Risikos, ausgelöst und verstärkt. Große Kriegführer sind deswegen in den Krieg gezogen, weil er erregend ist. Seit Homer wird in der Literatur die Ansicht vertreten, dass nur derjenige ganz er selbst sein kann, der sein Leben aufs Spiel setzt: „Da der Kämpfer alles aufs Spiel setzt, muss ihm die Sache, für die er kämpft, wertvoller vorkommen als das eigene Leben."[10] Welche „Sachen" das konkret auch immer sein mögen, es sind meist mythisch überhöhte Ziele und Zwecke, die einer rationalen Überprüfung nicht zugänglich sind oder sein müssen.

Als exemplarisch für das Erleben als Frontsoldat im Ersten Weltkrieg seien hier einige Zitate aus Ernst Jüngers autobiografischem Buch *In Stahlgewittern* angeführt:

„Die Große Schlacht bedeutete eine Wendemarke auch in meinem Inneren, und nicht nur deshalb, weil ich von nun an den Verlust des Krieges für möglich hielt.

Die ungeheure Ballung der Kräfte in der Schicksalsstunde, in der um eine ferne Zukunft gerungen wurde, und die Entfesselung, die ihr so überraschend, so bestürzend folgte, hatten mich zum ersten Male in die Tiefe überpersönlicher Bereiche geführt. Das unterschied sich von allem bisher Erlebten; es war eine Einweihung, die nicht nur die glühenden Kammern des Schreckens öffnete, sondern auch durch sie hindurchführte."[11]

„Es bot sich hier wieder derselbe Anblick, den ich schon so oft vor Angriffen in mich aufgenommen hatte: das Bild einer im Zwielicht harrenden Schar, die bei Kurzschüssen tiefe, einheitliche Verbeugungen vollführt oder sich zu Boden wirft, während sich die Erregung steigert – ein Bild, das den Geist fesselt wie ein furchtbares schweigendes Zeremoniell, durch welches das Blutopfer sich ankündet."[12]

„Nun hatte es mich endlich erwischt. Gleichzeitig mit der Wahrnehmung des Treffers fühlte ich, wie das Geschoß ins Leben schnitt. Schon an der Straße von Mory hatte ich die Hand des Todes gespürt – diesmal griff er fester und deutlicher zu. Als ich schwer auf die Sohle des Grabens schlug, hatte ich die Überzeugung, daß es unwiderruflich zu Ende war. Und seltsamerweise gehört dieser Augenblick zu den ganz wenigen, von denen ich sagen kann, daß sie wirklich glücklich gewesen sind. In ihm begriff ich, wie durch einen Blitz erleuchtet, mein Leben in seiner innersten Gestalt. Ich spürte ein ungläubiges Erstaunen darüber, daß es gerade hier zu Ende sein sollte, aber dieses Erstaunen war von einer sehr heiteren Art. Dann hörte ich das Feuer immer schwächer werden, als sänke ich wie ein Stein tief unter die Oberfläche eines brausenden Wassers hinab. Dort war weder Krieg noch Feindschaft mehr."[13]

2. Krieg als Entertainment – Die Suche nach dem „Kick"

Aus einer etwas distanzierteren und nüchterneren Perspektive kann man feststellen, dass das Riskieren des eigenen Lebens alle anderen den Alltag bestimmenden Werte und Konflikte relativiert. So verlieren auch die gewohnten Machtstrukturen und all die Begrenzungen, die das „Realitätsprinzip“ ausmachen, an Bedeutung. Wer sich in seinem Alltagsleben äußeren Mächten unterwirft, weil er anderenfalls negative Konsequenzen befürchtet, gewinnt im Krieg eine neue Unabhängigkeit. Was sollte er vermeiden wollen, wo er bereits das Schlimmste, seine Vernichtung, riskiert? Die so gewonnene Freiheit dürfte für die meisten Menschen einen unvergleichlichen Zustand darstellen, wie er ansonsten nur zu erreichen ist, wenn man das gegenwärtige Leben nur als Schein betrachtet. Wie bei anderen Glücksspielen, scheint der ansonsten selbstverständlich akzeptierte „rationale“ Umgang mit materiellen Gütern, die Kalkulation von Chancen und Risiken, von Kosten und Nutzen, das Denken an die Zukunft für eine Zeit intensiven Erlebens – hier und jetzt – außer Kraft gesetzt und ohne Bedeutung.[14]

Ein Umstand, den auch Nietzsche in seiner Einschätzung des Krieges als Energielieferant für „mattwerdende Völker“ (an welchem fragwürdigen Merkmal der Unterscheidung man die Energie auch immer erkennen mag) hervorhebt: „Einstweilen kennen wir keine anderen Mittel, wodurch mattwerdenden Völkern jene rauhe Energie des Feldlagers, jene tiefe unpersönliche rauhe Energie des Feldlagers, jener tiefe unpersönliche Haß, jene Mörder-Kaltblütigkeit mit gutem Gewissen, jene gemeinsame organisierende Glut in der Vernichtung des Feindes, jene stolze Gleichgültigkeit gegen große Verluste, gegen das eigene Dasein und das der Befreundeten, jenes dumpfe erdbebenhafte Erschüttern der Seele ebenso stark und sicher mitgeteilt werden könnte, wie dies jeder große Krieg tut.“[15]

Was kann den Krieg und die damit verbundenen psychischen Wirkungen, seine Lust, das Vergessen des Alltags, die erdbebenhafte Erschütterung ersetzen? Nietzsche sieht Abenteuer- und Erlebnisurlaube als Surrogate dafür, Veranstaltungen, die sich auch heute großer Beliebtheit erfreuen: „Die jetzigen Engländer, welche im ganzen auch dem Kriege abgesagt zu haben scheinen, ergreifen ein anders Mittel, um jene entschwindenden Kräfte neu zu erzeugen: jene gefährlichen Entdeckungsreisen, Durchschiffungen, Erkletterungen, zu wissenschaftlichen Zwecken, wie es heißt, unternommen, in Wahrheit, um überschüssige Kraft aus Abenteuern und Gefahren aller Art mit nach Hause zu bringen.“[16]

Dieser Energie liefernde Effekt scheint sich bei realen Kriegen relativ schnell zu verschleißen. Je länger Kriege dauern und je länger sie tatsächlich erlitten werden, umso weniger wird von derartigen ekstatischen, entgrenzenden Erfahrungen berichtet. Trotzdem kann man wohl mit van Creveld feststellen, dass der Zweck des Krieges für die beteiligten Kämpfer das Kämpfen ist. Betrachtet man das Individuum als Überlebenseinheit, so ist es sinnlos, für die Interessen anderer zu sterben. „Da es fast ebenso sinnlos ist, für die eigenen Interessen zu sterben, liegt der Gedanke nahe, daß Menschen *nur* in dem Maße kämpfen, als sie den Krieg selbst und alles in seinem Umkreis als Zweck erfahren. Sofern Krieg vor allem andern aus dem Kämpfen besteht – mit anderen Worten, einem freiwilligen Umgang mit Gefahr –, ist er nicht die Fortsetzung der Politik, sondern des Sports."[17]

Und der Sport, der in Kriegen praktiziert wird, ist ein Männersport. In manchen vortechnischen Gesellschaften waren die Namen für Mann und Krieger dieselben. Um ein Mann zu werden, musste man in den Krieg gezogen sein, und man musste Kriege führen, um Männer zu machen. So wurden Kriege zum Zweck der männlichen Initiation vom Zaune gebrochen. Was sollten die jungen Männer auch sonst mit ihrer freien Zeit anfangen, wenn das ihre sozial vorgegebene Identität ausmachte?[18]

Es mag aber auch auf physiologischer Ebene Unterschiede zwischen Männern und Frauen geben, die dafür sorgen, dass Männer größere Freude am Kämpfen zu haben scheinen als Frauen. Doch wenn man erfolgreiche Sportlerinnen heute interviewt, so zeigt sich, dass auch sie sich als Kriegerinnen erleben und bereit sind, für einen Sieg „zu sterben". Viele Spitzenathleten erleben den sportlichen Wettbewerb als Krieg, bei dem nur einer überleben kann. Mit den Worten von Michael Clarkson, der als Sportjournalist über Jahre Kontakt mit Erfolgsathleten hatte und ein Buch über die psychophysischen Strategien dieser *modern-age warriors* verfasst hat: „Sie beschützen nicht ihre Körper oder ihre Familien vor Schaden, sondern sie schützen ihr Territorium, ihren Stolz, ihr Ego. Für sie ist es kein unbedeutender Krieg."[19] Er schildert am Beispiel einer Vielzahl von Champions, wie sie in ihrer Selbst- und Fremdbeschreibung den Wettkampf als Krieg mit allen dazugehörigen negativen Affekten wie Hass, Furcht, Ärger erleben. Ihr Erfolg, so scheint es, beruht gerade darauf, dass sie mithilfe dieser Affekte körperliche Reaktionsschemata aktivieren können, die es ihnen ermöglichen, auch noch die letzten Kraftreserven auszuschöpfen. Aber die psychophysischen Wechselbeziehungen erstrecken sich nicht allein auf die Aktivierung von Energiereserven, sondern sie führen auch zu veränderten Bewusstseinszuständen, die manchmal eine Sucht erzeugende Wirkung haben.

Es sind tranceartige Zustände, wie Pelé sie beschrieben hat: „Ich spielte das ganze Spiel wie in einer Trance… Ich fühlte, ich konnte durch ihre ganze Mannschaft dribbeln, fast physisch durch sie hindurchgehen.“[20]

Hinzu kommen Erfahrungen, wie sie auch Menschen, die unter extremen Druck oder in lebensbedrohliche Situationen geraten, berichten: eine geschärfte Konzentration und gesteigerte Fähigkeiten, die das zu erreichende Ziel größer erscheinen lassen; ein Gefühl, alles in Zeitlupe zu erleben, wodurch mehr Zeit zu reagieren bleibt; ein Gefühl der Macht und Kontrolle; verringertes Schmerzempfinden und eine emotionale Distanzierung von dem, was in der Umgebung passiert. Auch das Erleben, den eigenen Körper zu verlassen und sich selbst von außen zu beobachten, wird immer wieder berichtet.[21]

Das subjektive Erleben, sich im Krieg zu befinden und um sein – zumindest psychisches – Überleben zu kämpfen, führt bei Sportlern offenbar zur Umstellung körperlicher Reaktionsschemata, die nicht nur zu besonderen körperlichen Leistungen befähigen, sondern die skizzierten psychischen Wirkungen haben.

Im Kampf, so kann man zusammenfassen, werden soziales System, Psyche und Organismus in einer spezifischen Weise strukturell gekoppelt. Der auf Kampf eingestellte Organismus produziert aufgrund seiner physiologischen Notfallreaktionen (Hormonausschüttungen etc.) eine Umwelt für die Psyche, die bestimmte lustvolle Erlebensweisen wahrscheinlicher macht, und die Lust am Kampf sorgt ihrerseits dafür, dass Menschen eben doch oder gerade dann hingehen, wenn Krieg (als Sport) oder Sport (als Krieg) *ist* …

Untersucht man die physiologische Ebene, so lassen sich grob zwei Muster der Reaktion auf Bedrohungen unterscheiden. Hans Selye, der Erfinder des Begriffs Stress, charakterisiert sie folgendermaßen: „Diese beiden Reaktionstypen, von denen die Homöostase im Wesentlichen abhängt, sind bekannt als *syntoxisch*, von *syn*, was ‚zusammen' bedeutet, und *katatoxisch*, von *kata*, was ‚gegen' bedeutet. Der erste hilft uns, den Aggressor zu dulden, während der zweite ihn zerstört.“[22]

In ihren physiologischen Einzelheiten sind diese Muster nicht vollständig erforscht. Es lässt sich jedoch sagen, dass die syntoxische Reaktion im Falle der Niederlage oder, besser gesagt: der Selbstbeschreibung als Verlierer wahrscheinlich wird. Die Situation wird so erlebt, als ob es sich nicht lohnte oder nicht möglich wäre, zu kämpfen oder zu fliehen. Physiologisch ist dies mit hormonellen Veränderungen gekoppelt (z. B. Steigerung der ACTH- und Kortikosteron-Ausschüttung, Senkung der Testosteron-Ausschüttung); auf der Verhaltensebene mit eingeschränkter Mobilität, Unterwerfung, geringem mütterlichem und sexuellem Antrieb. Erlebt wird die Situation im Allgemeinen als Kontrollverlust, und die Reaktion darauf erscheint eher depressiv.[23]

Dem steht das Kampf-und-Flucht-Muster gegenüber, das zu aktivieren Spitzensportler offenbar in der Lage sind und das im Krieg zwangsläufig und automatisch durch die reale Bedrohung von Leib und Leben aktiviert wird. Hier ist der Ausgang des Kampfes noch offen, und Emotionen wie Furcht, Ärger, Wut, Aggression und Hass werden nicht nur erlebt, sondern auch offen gezeigt – als Element des Kampfes. Hormonell kommt es zur Steigerung der Noradrenalin-, Adrenalin- und Testosteron-Ausschüttung. Darüber hinaus kommt es zur vermehrten Produktion von Neurotransmittern wie Serotonin und Dopamin, vor allem aber von Endorphinen. Sie haben eine der Einnahme von Drogen analoge Wirkung, die charakteristisch für derartige Ausnahmezustände ist. Als vom Körper produzierte Äquivalente von Morphinen verringern sie die Empfindlichkeit gegenüber Schmerz, wirken also so, als ob ein Fixer sich Morphium spritzte.

Zwischen den psychischen Selbst- und Fremdbeschreibungen als Kämpfer bzw. Gewinner und Verlierer und den biologischen Wirkungen besteht eine zirkuläre Beziehung. Beide bedingen sich gegenseitig und verstärken sich gegenseitig. Sieg und Niederlage, Dominanz und Unterwerfung erhalten auf diese Weise auch immer eine körperliche Bedeutung.

So verweist Eibl-Eibesfeldt darauf, dass jeder „Sieg", d. h. „jedes Erreichen einer Dominanzposistion, beim Mann über einen hormonalen Reflex belohnt wird. Mißt man den Spiegel des männlichen Hormons im Blut von Tennisspielern vor einem Match und danach, dann stellt man bei siegreichem Ausgang einen steilen Anstieg des Bluttestosteronspiegels fest, bei Niederlage eine deutliches Absinken. Interessanterweise beobachtet man dasselbe Phänomen bei Medizinstudenten, wenn sie eine Prüfung gut bestanden haben beziehungsweise durchgefallen sind. Der Hormonreflex weist auf das Reptilerbe in unserem Verhalten hin. Das Reptilhirn bildet immerhin noch eine faustgroße Masse im Zentrum unseres Hirns. Die Hormonausschüttung stellt eine physiologische Belohnung für Erfolge dar, und da jeder Erfolg belohnt wird und es für das Dominanzstreben keinerlei sättigende Endsituation gibt, neigt das System zur Eskalation."[24]

Zieht man diese Zusammenhänge in Betracht, so scheint es programmatisch und irgendwie berechtigt, dass die Kreateure des Opiats „Heroin" ihm einen Namen gegeben haben, der an den Heros, den Helden, gemahnt, als der man sich nach seiner Einnahme fühlt („because of the inflated notion of the personality which follows its use").[25]

Eibl-Eibesfeldt sieht in einer genetischen Disposition zum Dominanzstreben die Ursache für die Freude am Kämpfen. Diese Zuschreibung von Ursache und Wirkung erscheint aber problematisch, denn es ist ebenso plausibel anzunehmen, dass das Dominanzstreben nur instrumentalisiert wird, um zur Hormonausschüttung, zum „High"-Gefühl, zu kommen. Kriege und Konflikte, Kämpfe und Herausforderungen jeder Art sind dann deswegen so attraktiv, weil sie den „Kick" versprechen, das ultimative Erlebnis, das biologisch erzeugte High des Hormonflusses. Dafür sprechen weitere Befunde der Verhaltensforschung, die zeigen, dass man die Gelegenheit zum Kämpfen auch als Dressuranreiz verwenden kann: Kampffische lernen es beispielsweise, bestimmte Aufgaben zu erfüllen, wenn sie zur Belohnung mit einer Attrappe oder einem Artgenossen kämpfen dürfen.[26] Analoges gilt für Mäuse, die ein Labyrinth durchlaufen lernen sollen.[27]

Wenn man Ratten, Affen und andere Säugetiere darauf dressiert, sich mittels eines Hebels über eine ins Hirn implantierte Elektrode aggressive Verhaltensweisen zu aktivieren, so reizen sich die Tiere ohne Ende. Sie vermeiden hingegen Reizungen, die zur Aktivierung des Fluchtverhaltens führen.

Durch Hirnreizung kann bei unterschiedlichen Tierarten die „Kampfappetenz" erhöht werden. Experimentell wurden dabei keine koordinierten motorischen Schemata ausgelöst, sondern die Lust oder Bereitschaft zu kämpfen. „War jedoch kein Gegner da, dann wurde dieser Drang auch nicht ausgelebt. Ranghohe Rhesus-Männchen suchten sich unter dem Einfluß des Hirnreizes rangniedere Männchen als Opfer. Weibchen ließen sie stets unbehelligt. Rangniedere dagegen griffen nie einen Ranghöheren an. War kein untergeordnetes Opfer da, dann blieben sie passiv."[28] Dies scheint ein Beleg dafür zu sein, dass soziale Kognition mindestens ebenso eine Voraussetzung für kriegerische Aktivitäten ist wie die Erregung bestimmter Hirnareale – zumindest bei Rhesusaffen.

Die Hirnforschung liefert obendrein Befunde dafür, dass intensive Beziehungen bzw. eine Interaktion, die durch starke Gefühle charakterisiert ist, bei positiven wie negativen Affekten ähnliche Wirkungen hat: „Ärger und Angriffsverhalten sind ferner von langsamen Theta-Wellen hoher Amplitude aus den Regionen des Hippocampus begleitet, ähnlich wie Reaktionen positiver – ‚freudiger' – Zuwendung."[29] Die Zuwendung, so würde man es umgangssprachlich wohl sagen, ist in beiden Fällen sehr intensiv und mit Freude verbunden.

Auch wenn es problematisch ist, derartige tierexperimentelle Ergebnisse auf den Menschen zu übertragen, ist doch zu vermuten, dass Krieg für die beteiligten Krieger – Sport für die beteiligten Sportler – wie für die mit einer der kämpfenden Parteien/Teams identifizierten Zuschauer eine das Erleben intensivierende Wirkung hat. Er sorgt für Spannung und dann, da die nicht auf Dauer auszuhalten ist, für Entspannung. Mit den Worten Gregory Batesons: „Wenn es irgendein grundlegendes menschliches Charakteristikum gibt, das den Menschen für Kämpfe empfänglich macht, dann scheint es diese Hoffnung auf Entlastung von der Spannung durch totale Beanspruchung zu sein. Im Fall des Krieges ist dieser Faktor zweifellos oft sehr wichtig. Die eigentliche Wahrheit – daß in der modernen Kriegführung nur sehr wenige der Beteiligten diese höhepunktartige Entspannung erreichen – scheint kaum gegen den hinterhältigen Mythos des ‚totalen Krieges' zu sprechen."[30]

Krieg kann also in seiner Wirkung wohl mit Fug und Recht als Form des Entertainments betrachtet werden: als ultimatives Entertainment, an dem gemessen alle anderen Formen von Sport, Spiel, (Ent-)Spannung nur einen müden Abklatsch darstellen.

3. Kriegsgeschichten – Die Reise des Helden

a) Denken in Geschichten

Zu den wichtigsten Schemata, die unsere Wirklichkeitskonstruktionen leiten, gehören Mythen und Geschichten. Menschen denken in Geschichten.[31]

Sie bieten dem Einzelnen wie unterschiedlichen Kulturen die Möglichkeit, die Komplexität der Welt auf eine emotional faszinierende Weise zu reduzieren. Es ist nicht die einzige Methode, aber sicher, über die Jahrhunderte gesehen, die effektivste. Geschichten sind Theorien überlegen, da sie eine Ordnung in gerade die Phänomene bringen, die für Menschen von besonderer Relevanz sind: in all das, was zwischen Menschen geschieht. Sie beschreiben Liebe und Hass, Geburt und Tod, Aufstieg und Fall, die unvorhersehbaren Wendungen des Schicksals im Laufe der Zeit, vor allem aber Kriege.

Als Muster der Wirklichkeitskonstruktion bilden sie geschlossene Gestalten mit einem Anfang und einem Ende und einem charakteristischen dramaturgischen Aufbau, der den Prozesscharakter des Lebens illustriert: Beziehungs- und Interaktionsmuster, die manchmal unerwarteten Veränderungen unterworfen sind, individuelle Handlungsstrategien und ihre Konsequenzen, die Verknüpfung von Vergangenheit, Gegenwart und Zukunft.

Ihr Vorteil gegenüber Theorien als Weltmodellen besteht unter anderem darin, dass sie nicht fordern, in die „objektive" Außenperspektive des Beobachters zu gehen – oder zumindest nicht nur –, sondern, ganz im Gegenteil, den Rezipienten aufgrund ihrer Suggestionskraft in die Innenperspektive der Beteiligten ziehen. Er kann sich mit den Akteuren identifizieren, mit ihnen fühlen, genießen und leiden. Und – das ist aus systemischer Sicht von Bedeutung – Geschichten zeigen, dass Menschen im Allgemeinen in einem Beziehungsnetz agieren, das mehr als nur zwei Personen umfasst.

Unterscheidet man die Innen- und die Außenperspektive der Beobachtung, so werden beide Blickwinkel durch das Erzählen oder Inszenieren von Geschichten in idealer Weise miteinander verknüpft. Als unbeteiligter Zuhörer oder Zuschauer kann man die „Zwangsläufigkeit" des Geschehens rational und nüchtern beobachten und erklären: Und als mit den Akteuren Fühlender versteht man, wie es jemandem geht, der in solch einer oder einer ähnlichen Geschichte steckt.

Die erzählten Geschichten bilden gemeinsam ein Medium, das durch diese eigenen Merkmale und Strukturen den vermeintlich objektiven Fakten seine eigene Struktur aufprägt. Ereignisse werden nach den dramaturgischen Mustern, die in den Geschichten des jeweiligen Kulturkreises vorgegeben sind, unterschieden und zeitlich geordnet, mitgeteilt und verstanden. Geschichten liefern Interpretationsrahmen zur Deutung der Welt. Sie spielen eine zentrale Rolle beim Verstehen in sozialen Systeme, da sie die zwischenmenschliche Kommunikation in besonderer (sub)kulturspezifischer Weise leiten.

Aus systemischer Sicht kann jede Geschichte als Konkretisierung einer Menge von Spielregeln verstanden werden. Illustrieren lässt sich solch ein Verständnis von Geschichten, wenn man Videospiele betrachtet, die als Vorlage für Hollywood-Filme dienten (z. B. *Mortal Combat*). Spiele wie Geschichten haben einen Anfang und ein Ende, sie engen den Rahmen der Handlungsmöglichkeiten ein, ohne die zu erwartenden Ereignisse zu determinieren. Auf diese Weise entsteht eine Balance zwischen Vorhersagbarkeit und Nichtvorhersagbarkeit, zwischen positiver und negativer Erwartung, zwischen Hoffnung und Befürchtung, kurz gesagt: Es entsteht Spannung. Spiele sind in diesem Sinne die abstrakten Muster, die konkreten Spielen zugrunde liegen, und Geschichten die Konkretisierung von Spielen. Die Akteure und Rollen in den Geschichten stehen – als Personalisierung – für die Funktionen innerhalb des Spiels.

Blickt man mit solch einem Verständnis von Geschichten auf unsere Kultur – jede Kultur –, so wird deutlich, dass Geschichten einen Aspekt des Gedächtnisses von Kulturen darstellen. Durch sie wurden spezifische Werte und Vorstellungen seit ewigen Zeiten, lange vor der Erfindung der Schrift, von einer Generation auf die nächste tradiert. Kriegsgeschichten gehören, zumindest in der europäischen Kultur, seit jeher dazu. Und auch heute bilden sie einen wesentlichen Bestandteil dessen, was man als Entertainment oder Unterhaltungsindustrie bezeichnen kann. Das fängt bei Hollywood-Filmen über tatsächliche Kriege an – sie haben jeweils in den zehn bis zwanzig Jahren nach dem Ende großer Kriege (Zweiter Weltkrieg, Vietnamkrieg) ihre hohe Zeit –, geht weiter mit Thrillern, in denen eher personenbezogene Kriegsmuster (Held gegen Bösewicht) gezeigt werden, und endet bei der gar nicht mehr zu überblickenden Zahl von Videospielen, die dem Kampfschema folgen.

Und selbstverständlich gehört auch der Sport dazu, bei dem es zwar nicht real um Leben und Tod geht, der aber in seiner Metaphorik noch die verborgenen Wurzeln seiner Herkunft zeigt: Die Punkte, die man erzielt, sind oft genug „Treffer"; es werden Turniere veranstaltet, in denen zum Beispiel beim Golf bei Gleichstand oder auch beim Eishockey so lange weiter gespielt wird, bis einer der Gegner durch „Sudden Death" aus dem Spiel fällt; viele der olympischen Wettbewerbe werden mit Waffen ausgetragen oder stellen die domestizierte Form von Kampfformen dar, die auch in realen Konflikten verwendet werden/wurden: Fechten, Bogen- oder Pistoleschießen, Boxen, Ringen, asiatische Kampftechniken, Speerwurf, wahrscheinlich ja auch Hammerwerfen usw.

b) Heldenmythen

Ein zentrales Muster von Geschichten findet sich in Heldenmythen. Es handelt sich dabei fast ausschließlich um Kriegsgeschichten (in welch anderer Art von Geschichten könnte man sonst zum Helden werden?). Deswegen werden nach Kriegen auch Denkmäler für die gefallenen Helden errichtet und Heldengedenktage eingerichtet.

Das derartigen Geschichten zugrunde liegende Muster findet sich in den Mythen des Altertums genauso wie in gegenwärtigen Heldensagen. Nur dass an die Stelle des Odysseus und der Eroberung Trojas oder der Götter, ihrer Lieblinge und all der anderen Gestalten, die den Olymp besiedeln, Akteure aus der Gegenwart treten. Die Schemata, nach denen sie konstruiert sind, bilden ein unbewusstes Muster, das offenbar für Menschen weltweit affektiv wie kognitiv verständlich und einfühlbar ist. Dies dürfte auch der Grund dafür sein, dass erfolgreiche Drehbücher von Hollywood-Filmen den dramaturgischen Mustern des Heldenmythos folgen und inzwischen bewusst ihnen entsprechend verfasst werden. Drehbücher sind daher so etwas wie Rezepte zur Kreation von Helden- und Kriegsmythen.

Im Folgenden sollen die Elemente solcher Heldenmythen skizziert und aus einer systemischen Perspektive kommentiert werden. Die These dabei ist die, dass sich heute wie vor ewigen Zeiten unsere Vorstellungen im Zusammenhang mit Krieg an der „Reise des Helden" orientieren.

Die wahrscheinlich ausführlichste, zumindest aber bekannteste Analyse von Mythen dürfte von Joseph Campbell stammen. Er hat in seinem Buch *Der Heros in tausend Gestalten*[32] Heldenmythen in unterschiedlichen Kulturen studiert und die sie verbindenden Interaktions- und Beziehungsmuster dargestellt. Dass es dieselben oder ähnliche Muster sind, die ein gutes Filmdrehbuch von einem schlechten unterscheiden, ist die Grundannahme eines Lehrbuchs des Drehbuchschreibens, das von Christopher Vogler[33] verfasst wurde (seiner Darstellung folgen die hier skizzierten Rezepte zur Herstellung von Heldenmythen).

c) Die Akteure und ihre Funktionen

Die Akteure in der Geschichte lassen sich als Funktionsträger betrachten, die eine charakteristische Aufgabe für die Geschichte (bzw. für den hier interessierenden Kontext und, allgemeiner gesagt: das soziale System „Krieg") erfüllen. Sie bzw. ihre Rollen sorgen dafür, dass die Handlung vorankommt, eine Vielzahl von Hindernissen überwunden und schließlich die Geschichte zu einem Ende gebracht wird.

Aus systemtheoretischer Sicht muss betont werden, dass die einzelnen unterscheidbaren Funktionen nicht unbedingt an bestimmte Rollen gebunden sein müssen. Sie können auch abwechselnd von unterschiedlichen Personen übernommen werden, und ihre Rollen können sich in ihrer Funktion im Laufe der Zeit ändern usw. Dennoch sollen hier der Vereinfachung halber Funktion und Rolle gleichgesetzt werden (soweit nicht ausdrücklich anders erwähnt).

Der Held

Das griechische Wort für Held ist *Heros*, und es bedeutet „Halbgott". Es leitet sich vom selben Wortstamm wie „schützen" oder auch „dienen" ab.* Diese Herkunft der Bedeutung des Begriffs verweist bereits auf eine soziale Funktion des Heldentums, die mit der Überwindung oder Aufhebung von begrenzten individuellen Interessen zu tun hat und dazu führt, dass Helden verehrt werden und einen besonderen Status gewinnen. Doch bis zu diesem Punkt, an dem aus einem gewöhnlichen Durchschnittsmenschen ein Held wird, der über sich hinauswächst, ist es ein weiter Weg. Aber, das sei betont,

* Was die Herkunft des Wortes Heros angeht, geben unterschiedliche etymologische Wörterbücher allerdings unterschiedliche Auskünfte. So wird auch die Ansicht vertreten, es leite sich vom weiblichen Götternamen Hera her (vgl. Pfeifer 1995, S. 535).

auch und gerade der Held erfüllt eine Funktion innerhalb eines Kommunikationssystems, die von jedem sozialen System in Zeiten des Krieges erfüllt wird. Sie ist meist nicht allein einer Person zugeschrieben, wie dies in Geschichten geschieht – oder sie wird erst nachträglich einer Person zugeschrieben, ebenweil sich dann die besseren Geschichten erzählen lassen.

Die dramaturgische Funktion dieser Rolle innerhalb einer Geschichte ist eng verknüpft mit der zunächst offensichtlichen Gewöhnlichkeit des Helden. Er hat Bedürfnisse und Wünsche, die universell sind. Er will überleben, sucht Liebe, Verständnis und persönlichen Erfolg, er strebt aber auch nach Gerechtigkeit. Er ist nicht perfekt oder ideal, sondern hat Fehler und Makel. Er zeigt Widersprüche, weist Brüche in seiner Persönlichkeit auf und steckt in Konflikten. Der Beobachter (Leser, Zuhörer oder Zuschauer), der auch ein Selbstbeobachter sein kann, bewertet ihn affektiv weder als ganz gut noch ganz schlecht. Er zeigt sich widersprüchlich und voller Konflikte. Er steht damit für ein System, das nicht aus einem Guss und nicht vollständig mit sich im Reinen ist. Aber gerade wegen dieser Widersprüchlichkeit wird dem Beobachter bzw. einer Vielzahl von Beobachtern die Identifikation mit ihm möglich. Er ist ein „echter" Mensch, der Zuschauer verliert die distanzierte Außenperspektive und wird in die Handlung hineingezogen.

Dem Helden kommt aber auch innerhalb der Geschichte eine zentrale Aufgabe zu: Er ist es, der die Handlung weitertreibt. In den wichtigen Augenblicken trifft er die Entscheidungen (zumindest lassen sie sich personalisieren und ihm zurechnen), die nicht nur für ihn, sondern für ein größeres soziales System (mindestens eine Zweierbeziehung, meist jedoch ein größeres Gemeinwesen) von großer, oft überlebenswichtiger Tragweite sind. Er geht nicht nur das Risiko der Entscheidung ein, sondern er erhält auch die Verantwortung für den weiteren Verlauf der Geschichte.

Der wahre Held riskiert dabei auch persönlich mehr als andere. Er ist opferbereit, um eines höheren Ziels, Wertes oder der Gemeinschaft willen. Sein Spiel wird im Verlauf der Handlung immer mehr in ein Alles-oder-nichts-Muster getrieben: *The winner takes it all*. Daher ist sein Überleben – zumindest sein soziales Überleben – immer bedrohter als das des Durchschnittsmenschen. Er kann aber auch erheblich mehr gewinnen. Die Hoffnung auf den steilen Aufstieg ist stets vom tiefen Fall bedroht.

Im Laufe der Geschichte entwickelt sich der Held, d. h., er ist am Anfang ein anderer als am Ende, er wandelt sich. Die Zukunft ist offen, über Sieg oder Niederlage, Gewinn und Verlust ist noch nicht entschieden.

Der Mentor

Betrachtet man, wer im Verlaufe solch einer Heldenkarriere noch in der Lage ist, eine wichtige Rolle zu übernehmen, so ist als Erstes der Mentor zu erwähnen. Er ist im Allgemeinen eine positiv gezeichnete Figur, die den Helden unterstützt, ihm hilft und rät. In den Worten Campbells ist es ein „weiser alter Mann“ oder eine „weise alte Frau“, d. h. eine abgeklärte und erfahrene Person, die in der Lage ist, ohne eigene Interessen ihr Wissen weiterzugeben und zu lehren. Der Name Mentor stammt aus der *Odyssee*, in der ein alter Mann dieses Namens den jungen Helden Telemach auf seiner Reise führte. Aber eigentlich sprach die Göttin Athene durch ihn. Diese Herkunft des Begriffs Mentor dürfte auch hier wieder auf die tiefere Funktion der Rolle verweisen, die Hoffnung oder auch Gewissheit, die Götter auf der eigenen Seite zu haben (zumindest ein paar davon).

Der Mentor ist in der Beziehung zum Helden meist so etwas wie eine positiv idealisierte Elternfigur oder Autorität. Er steht für eine positive Tradition, ist Vorbild; er ist wissend, hat oft schon all die Prüfungen und Schwierigkeiten durchlaufen und durchlebt, die dem jungen Helden als Aufgabe erst noch bevorstehen. Er ist oder war erfolgreich, selbst ein anerkannter Held. Als Lehrer gibt der Mentor sein privilegiertes Wissen dem Helden weiter, manchmal übergibt er ihm aber noch andere Gaben. Oft sind es Waffen oder Zaubertränke mit magischer Wirkung. Das Wissen wie auch die anderen Gaben dienen derselben Funktion: Sie helfen dem Helden, sich in einer ansonsten übermächtigen Welt zu behaupten und die alltäglichen Begrenzungen seiner individuellen Handlungsmöglichkeiten zu überschreiten.

Die Unterstützung des Mentors muss aber verdient werden. Der Held hat irgendeine Prüfung zu bestehen, etwas zu tun, das ihn der Hilfe des Mentors wert erscheinen lässt.

Der Schwellenhüter

Grenzen zu überschreiten ist stets mit Schwierigkeiten verbunden. Hindernisse bilden die Grenzen, die der Held zu überwinden hat, um seinen Weg zu gehen. Ob es nun physische oder psychische Hindernisse sind, sie lassen sich immer externalisieren und personalisieren. Oft sind es die Grenzen zwischen unterschiedlichen sozialen Kontexten, die zu überwinden eine persönliche Veränderung des Helden erfordern.

Die Figur des Schwellenhüters steht für die Prüfungen, die bewältigt werden müssen, um ans Ziel zu gelangen. Die Auseinandersetzung mit ihm ist in ihrer Funktion vergleichbar mit der des Übergangsrituals. Aus einem nicht initiierten Zustand oder Status (als gewöhnlicher Mitbürger) wird der Übergang in einen anderen, höheren Zustand oder Status (als Krieger) möglich, indem eine Prozedur durchlaufen wird, die mit Gefahr, Mutprobe, Gezeichnetwerden usw. verbunden ist. Der Schwellenhüter steht für die Innen-außen-Unterscheidung des sozialen Systems. Er gehört zwar zum System, bezeichnet aber den Schritt nach draußen. Dabei ist er nicht der Hauptantagonist, sondern eher jemand, der ohne allzu großes Interesse am Helden dafür sorgt, dass ihm nicht irgend welche Gratifikationen unverdient in den Schoß fallen.

Schwellenhüter werden immer aktiv, wenn der Held sich um Veränderung bemüht. Sie repräsentieren den Widerstand dagegen, und wer sich durch sie abschrecken lässt, wird nichts bewegen – nicht einmal sich selbst.

Der Herold

Zu Beginn der Geschichte führt der Held meist ein ganz normales und unauffälliges Leben. Legt man als Beobachter in seiner affektiven Beurteilung die Unterscheidung aktiv/passiv zugrunde, so ist er nicht sonderlich aktiv, ganz im Gegenteil, er scheint eher zur Passivität zu neigen. Erst mit dem Auftreten des Herolds ändert sich das. Er bringt als Bote (wessen auch immer) den Ruf nach Veränderung, die Herausforderung. Er ist der „Störer“, der den Helden veranlasst, tätig zu werden. Er motiviert ihn zu seinem Aufbruch oder liefert ihm zumindest den äußeren Anlass dafür. Will der Held seine Ehre bewahren, so muss er reagieren. Und es gibt im Allgemeinen viele, die nicht reagieren, die in Passivität verharren: Aus denen werden auch keine Helden.

Auch hier – wie bei allen anderen beschriebenen Rollen – muss in Erinnerung gerufen werden, dass es um die Übernahme und Sicherung bestimmter Funktionen geht. Wie in Organisationen, bietet die Etablierung von Rollenschemata auch in Geschichten eine Möglichkeit, charakteristische Funktionen sicherzustellen.

Der Gestaltwandler

Die Nichtberechenbarkeit (Nichttrivialität) der Welt wird in vielen Geschichten durch eine Person dargestellt, die sich als unzuverlässig und in ihrem Verhalten unvorhersehbar zeigt. Dadurch bringt sie den Helden in vielfältige Konflikte. Er weiß nicht, woran er mit ihr ist, ob er ihr vertrauen kann oder nicht. Diesem Sachverhalt entsprechend, ist der Gestaltwandler meist ein Vertreter des anderen Geschlechts, der den Helden stets durch neue Veränderungen irritiert und mit Anpassungsforderungen konfrontiert.

Da es auch hier um eine prinzipielle Funktion für die Geschichte geht, kann jeder der Protagonisten die Rolle des Gestaltwandlers annehmen.

Der Schatten

Die andere Seite der Unterscheidung, d. h. des Konfliktes, wird durch den Schatten repräsentiert. Er steht für die aus der Identität des Helden bzw. des sozialen Systems, dem er sich zugehörig fühlt, ausgeschlossenen Eigenschaften und Merkmale oder ihre Kontradiktion (das „Reich des Bösen"). Wird die andere Seite der Unterscheidung personalisiert, so entsteht das Bild des Feindes, der das soziale oder physische Überleben des Helden und der ihm nahe stehenden Menschen bedroht.

Doch der Schatten muss nicht widerspruchsfrei negativ idealisiert sein, da auch der Held nicht widerspruchsfrei positiv idealisiert ist. Der Konflikt zwischen dem Helden und seinem Antagonisten ist also vielschichtiger. Die Funktion des Schattens besteht im einen wie im anderen Fall darin, dem Helden ein *würdiger* Gegenspieler zu sein. Er ist es, der nicht nur den Helden, sondern die über ihn hinausgehende soziale Ordnung bedroht, er steht für die Drohung der Auflösung der Identität stiftenden Unterscheidungen. Ohne die Herausforderung durch ihn könnte der Held nicht zum Heros, nicht zum Schützer und Helfer der übergeordneten sozialen Einheit werden.

Der Trickster

Humor, Ironie und Ambiguität eröffnen die Option, sich zu distanzieren und eben doch wieder in die Außenperspektive zu gehen, die Wichtigkeiten der Welt zu relativieren und Entspannung im Lachen zu finden. Die Rolle, diese Mittel in die Kommunikation einzuführen, kommt dem Trickster zu. Er sorgt dafür, dass den großen Gefühlen und Tränen, die das Schicksal des Helden begleiten, das erleichternde Gelächter entgegengesetzt wird. Selbst in den aussichtslosesten Situationen wird so Gelassenheit möglich.

Durch seine Interventionen verdeutlicht und kommentiert der Trickster wie ein Clown oder Hofnarr die Unterscheidungen und Bewertungen der Protagonisten und stellt sie infrage. Auf diese Weise sorgt er immer in gewisser Weise für Verwirrung und Konfusion, die eine Überprüfung der Orientierung erfordern. Auch diese Funktion kann von unterschiedlichen Personen übernommen werden.

Die „Reise", d. h. die zeitliche Ordnung

Der dramaturgische Aufbau der meisten Heldenmythen folgt dem Muster einer Reise. Sie kann als Metapher für die zeitliche Ordnung und die Abfolge der Stadien des Geschehens betrachtet werden. Die natürliche Sequenz der Ereignisse einer Reise bestimmt den Spannungsbogen der Geschichte und damit auch die Erwartungen an die zeitliche Ordnung von Kämpfen und Konflikten (was nicht heißt, dass sie tatsächlich auch so verlaufen).

Gewohnte Welt: Der Held (das soziale System) lebt in der Welt des Alltags. Doch diese gewohnte, statische Welt hat ihre Mängel, liefert Anlass zur Unzufriedenheit. Irgendwie ist dem Helden, manchmal aber auch nur den Beobachtern klar, dass er so nicht weitermachen kann. Es muss irgendetwas geschehen, damit dem Leben wieder eine neue Richtung gegeben werden kann. Aber er ist aus sich heraus nicht in der Lage oder hat es nicht nötig, irgendetwas zu verändern. Es bedarf des Anstoßes von außen.

Ruf des Abenteuers: Verwirrung und drohende Unannehmlichkeiten sind die unmittelbare Wirkung der Herausforderung des Helden, die im Allgemeinen durch den Herold übermittelt wird. Die gewohnte Welt zu verlassen und die Grenze in eine unbekannte, riskante Welt zu überschreiten wird als höchst ambivalent erlebt. Es müsste eigentlich etwas geschehen, nun könnte etwas geschehen, aber sollte es auch wirklich geschehen? Schließlich hat die gewohnte Welt den unbestreitbaren Vorteil, bekannt zu sein und damit Sicherheit zu gewährleisten. Der Konflikt zwischen Aktivität und Passivität bzw. ihrer jeweiligen Bewertung wird deutlich.

Weigerung: Die fast immer zu findende Weigerung des Helden kann sich manchmal auf ein kurzes Zögern beschränken. Die Entscheidung, die Schwelle zu überschreiten, die von der vertrauten Normalität ins Abenteuer führt, wird oft nur durch Zureden oder sozialen Druck herbeigeführt. Die übergeordnete Gemeinschaft wählt den künftigen Helden aus, und er fügt sich in seine Verantwortung. Wer die Herausforderung nicht hört oder annimmt, wird nicht zum Helden.

Begegnung mit dem Mentor: Beschränkt auf die Perspektive des Akteurs, der unter Entscheidungsdruck von seinen Ambivalenzen geschüttelt wird, fehlt dem Helden der Überblick, um sich angemessen zu orientieren. Hier kommt der Mentor ins Spiel, er stellt eine Außenperspektive, die Perspektive der vom Olymp und damit von einer höheren Warte auf die Welt blickenden Götter, zur Verfügung. Sie ermöglicht es dem Helden, seine Entscheidungskriterien zu ordnen, Prioritäten zu setzen, sich zu entscheiden und den Ruf des Abenteuers/seine Mission anzunehmen.

Überschreiten der ersten Schwelle: Meist bedarf es noch irgendwelcher äußerer, unvorhergesehener Anlässe, die dem Helden die letzten Zweifel nehmen und ihn veranlassen, sich auf das Abenteuer einzulassen. Doch mit dem Entschluss allein ist es nicht getan. Vor dem Überschreiten der Schwelle ist der Held mit den Schwellenhütern konfrontiert, die ihm ihren Widerstand entgegensetzen und ihm ein Lernfeld für den Umgang mit Schwierigkeiten zur Verfügung stellen.

Bewährungsproben, Verbündete, Feinde: In diesem Stadium hat der Held die unterschiedlichsten Bewährungsproben zu absolvieren. Dabei schließt er Bündnisse und trifft auf Feinde. Das soziale Feld, in dem er sich bewegt, gewinnt Konturen. Es gibt Unterschiede in den Beziehungen der Beteiligten, eine mehr oder weniger unübersichtliche Gemengelage, in der es sich zu orientieren und zu positionieren gilt. Da der Held sich in einer fremden Welt befindet, kann er nicht im Voraus wissen, wer auf seiner Seite und wer gegen ihn steht.

Vordringen zur tiefsten Höhle: Bevor der Held die entscheidende Prüfung zu absolvieren hat, muss er sich den Weg bis ans Ende, bis in den tiefsten Abgrund erkämpfen. Er dringt in die Höhle des Löwen ein, muss all seine Fähigkeiten nutzen, seine Bündnisse aufs Spiel setzen. Nach diesem Weg kann nur noch der Show-down kommen, der alles entscheidende Kampf mit dem Antagonisten, dem Schatten.

Entscheidende Prüfung: „Helden müssen sterben, damit sie wiedergeboren werden können."[34] Dies ist das Geheimnis der entscheidenden Prüfung. Es kommt zumindest symbolisch zu Tod und Wiedergeburt des Helden. Er durchläuft eine Krise, an deren Ende er ein anderer ist als zuvor. Er hat zu einem neuen Bewusstsein gefunden und die Grenzen seines kleinlichen Selbst überschritten. Der Widerspruch zwischen Egoismus und Altruismus ist aufgehoben. Er ist „erlöst" und wird eins mit einer größeren Ordnung.

Belohnung (Ergreifen des Schwerts): Nun kann der Held den Triumph auskosten, er hat den Drachen erschlagen, und Belohnung wartet auf ihn. Er feiert und „ergreift das Schwert", das ist der Sinn seines Abenteuers, das Ziel seines Weges. Doch nach dem Auskosten der Belohnung besinnt er sich auf seine eigentliche Aufgabe, die ihn zu Hause erwartet.

Rückweg: Mit dem Ergreifen des Schwertes ist die Geschichte noch nicht zu einem guten Ende geführt. Der Held beschließt, nach Hause zurückzukehren, um dort anzuwenden, was er in der Fremde gelernt hat. Hier liegt seine Aufgabe für die Allgemeinheit. Neue Dynamik und neues Abenteuer kommt in die Geschichte. Denn auf dem Weg nach Hause warten neue Prüfungen, die letzte Etappe der Reise, die Auferstehung.

Auferstehung: Eine erneute Probe bietet dem Helden die Möglichkeit zu zeigen, dass er wirklich ein anderer ist und sich verwandelt hat. Die letzte Reifeprüfung bietet ihm die Gelegenheit – wieder analog zur Funktion eines Übergangsrituals –, die Schwelle zurück in die gewohnte Welt zu überschreiten. Die heimkehrenden Krieger müssen von Blut und Tod gereinigt werden. Sie gehören in Quarantäne, und weder sie noch die Gemeinschaft kann so tun, als sei nichts geschehen. Hier schließt sich der Kreis: Während am Anfang der Geschichte die Notwendigkeit stand, dass etwas geschieht, ist nun damit umzugehen, dass etwas geschehen ist. Es muss zwar nicht ungeschehen gemacht werden, aber der Akteur muss wieder integriert und in einen für das gewohnte soziale Leben verträglichen, zivilisierten und domestizierten Zustand gebracht werden. Wo keine vorgegebenen Rituale diese Funktion übernehmen können, kann innerhalb der Geschichte eine abschließende Prüfung diese reinigende Funktion erfüllen. Hier kann der Held noch einmal scheitern, der Weg zurück ist nicht sicher und der Absturz nah.

Diese Auferstehung markiert den Höhepunkt des Dramas und der Spannung, das letzte große Ereignis. Mit ihr einher geht die Katharsis, die Reinigung, die emotionale Läuterung. Sie ist der logische Höhepunkt im Entwicklungsbogen des Helden. Seine Veränderung erfolgt nicht diskontinuierlich, sondern Schritt für Schritt.

Rückkehr mit dem Elixier: Die Reise des Helden findet ihren Abschluss darin, dass nun der Gral, das Geld, Erfolg, Ruhm und Liebe oder worum es sonst noch im Kampf gegangen sein mag, errungen ist. Was in der anderen Welt gewonnen wurde, wird denen daheim gebracht und mit ihnen geteilt. Das ist der Hintergrund für die Verehrung und Bewunderung des Helden. Was er getan und riskiert hat, hat er nicht für sich, sondern für alle getan. Oft übernimmt er eine größere Verantwortung und stellt seine Erfahrungen allen zur Verfügung. Der Kreis der Reise ist geschlossen. Der Widerspruch zwischen Egoismus und Altruismus ist in der Person des Helden und durch ihn bzw. seine Aktivitäten aufgelöst. Es gibt zwischen beidem keinen Widerspruch mehr, der Konflikt mit dem Außenfeind hat ermöglicht, dass ursprünglich egoistische Handlungen gleichzeitig einem höheren Zwecke dienen. In der Ehre und Ehrung des Helden manifestiert sich die Aufhebung des Widerspruchs.

Die Veränderung des Helden

Will man zusammenfassen, was mit dem Helden geschehen ist im Verlaufe der Geschichte, so hat er eine Verwandlung durchgemacht. Aus einem konfliktgeladenen Duchschnittsmenschen, der in den drei affektiv relevanten semantischen Dimensionen gut/schlecht, stark/schwach, aktiv/passiv stets ein widersprüchliches Bild abgegeben hat, ist eine Person geworden, die ambivalenzfrei gut, stark und aktiv ist. Die Geschichte hat den Helden geschaffen. Sie hat dafür gesorgt, dass aus der Vielfalt seiner widersprüchlichen Möglichkeiten gerade die ausgewählt wurden, die zum Heldentum nötig sind. „Held" ist kein Persönlichkeitsmerkmal, sondern das Ergebnis eines Auswahlprozesses, den ein soziales System – der Kampf, der Krieg – vollzieht. Wer schließlich diese Funktion erhält, ist weitgehend vom Zufall abhängig: Jemand war zur rechten/falschen Zeit am richtigen/falschen Platz, hat nicht rechtzeitig durchblickt, worauf er sich einlässt, und konnte dann nicht mehr aussteigen usw. Das System sucht sich seine Helden, wenn es der eine nicht wird, wird es ein anderer …

Systemisch gesehen, werden Entscheidungen des Systems dabei Personen zugeschrieben, und die Personen, denen sie zugerechnet werden, „entwickeln“ dann zwangsläufig die dazu nötige „Persönlichkeit“. Dies gilt nicht nur für die positiven Helden, sondern auch für die negativen. Der Held, der zu Beginn der Geschichte in innere Konflikte verstrickt war, wird idealisiert, d. h., die ihm zugeschriebenen Eigenschaften sind widerspruchsfrei (aktiv/stark/gut). Ein analoger Prozess findet in Krieg führenden sozialen Systemen statt. Interne Konflikte spielen keine Rolle mehr, es gibt keine Ambiguitäten oder Uneindeutigkeiten mehr. In Kriegszeiten kommt es nicht nur zur Entdifferenzierung (Regression) der psychischen Systeme der Helden, sondern auch zur Entdifferenzierung der miteinander kämpfenden sozialen Systeme.

Spannung und Entspannung durch Geschichten

Die skizzierte Dramaturgie der Geschichten sichert im Allgemeinen, dass die Aufmerksamkeit des Lesers oder Zuschauers erhalten bleibt. Sie liefert Spannung und ist deshalb unterhaltend. Sie liefert Identifikationsmöglichkeiten für viele und schafft so die Grundlage für die Koordination von Weltbildern, genauer gesagt: Beschreibungen, Erklärungen und Bewertungen. Die Tradition des Geschichtenerzählens und der erzählten Geschichten liefert die nicht hinterfragten Prämissen von Weltbildern, die in einer Kultur vorausgesetzt werden. Sie stellen einen wesentlichen Rahmen der Interpretation der Geschehnisse dar. Ihre Verknüpfung mit Affekten sorgt für die Kopplung zwischen sozialen und psychischen Systemen, und die Erzeugung von Spannung gewährleistet die Kopplung von beiden Systemen mit individuellen Organismen – denen der Zuschauer wie der beteiligten Akteure, die sich diesen dramaturgischen Mustern entsprechend auch selbst beschreiben (erleben).

Geschichten, die von Generation zu Generation weitererzählt werden oder, bei Beibehaltung des zugrunde liegenden Interaktions- und Beziehungsmusters, variiert werden, bilden einen wichtigen Aspekt des Gedächtnisses einer Kultur. Heute tun sie das als Element der Unterhaltungsindustrie – oder sollte man besser Unterhaltungskultur sagen? Sie liefern in ihrer geschriebenen oder inszenierten Form dem Normalbürger den Schauer und Prickel des Dabeiseins und erinnern ihn, wie alles kommen könnte. Am Fernsehapparat, Kartoffelchips auf der einen Seite, das Bier auf der anderen, kann man die Kriege anderer Leute miterleben, ohne selbst das Risiko des Krieges tragen zu müssen. Der Puls steigt, der Atem wird schneller, oder man hält ihn an usw. Geschichten können Entspannung bieten, weil sie zunächst Spannung erzeugen. Sie fokussieren die Aufmerksamkeit in einer Weise, dass alles andere an Bedeutung verliert, zumindest für die Zeit der Vorstellung (im doppelten Sinne). Und am Ende geht alles (fast) immer gut aus. Ein Versprechen, das der wahre Kampf nicht erfüllt – eine sorgfältig inszenierte Illusion.

Auch der Sport als Entertainment für Millionen vor den Fernsehschirmen folgt dem dramaturgischem Schema der Reise des Helden. So zeigen Untersuchungen von NBC, dass 80 Prozent der Zuschauer nicht an den ohne Schwierigkeiten siegenden, makellosen Helden interessiert sind, sondern Athleten sehen wollen, die „Survivor"-Fähigkeiten zeigen. Nur wenn sie es schwer haben und sich durchkämpfen müssen und dann gegen alle Wahrscheinlichkeit doch noch gewinnen (oder eben – das gehört untrennbar dazu – traurigerweise verlieren), werden sie von ihren Fans geliebt.[35]

Ein Preis für das kriegerische Alles-oder-nichts-, Sieg-oder-Niederlage-Weltbild mag sein, dass Menschen ihre Erwartungen an Interaktion und Kommunikation entsprechend strukturieren. Es spricht einiges dafür, dass sich ihr Erleben auch außerhalb des Kinos oder Stadions an Mustern des Angriffs und der Verteidigung, der drohenden Niederlage oder des Siegversprechens orientiert. Ob dies in seiner Konsequenz eher kriegs- oder friedensfördernde Wirkungen hat, darüber mag jeder spekulieren, wie er will.

Allerdings gibt es auch Kulturen, in denen Geschichten eines ganz anderen Typs erzählt werden. Gregory Bateson berichtet, dass in der balinesischen Kultur alle Techniken der sozialen Beeinflussung, die darauf zielen, die kontinuierliche Aufmerksamkeit eines Zuhörers zu erlangen oder emotionalen Einfluss auf eine Gruppe zu nehmen, unerwünscht sind. „Selbst die fortgesetzte Rede, die in den meisten Kulturen für das Erzählen von Geschichten verwendet wird, tritt in Bali nicht auf. Der Erzähler wird normalerweise nach einem oder zwei Sätzen innehalten und darauf warten, daß ihm jemand von den Zuhörern eine konkrete Frage stellt. Er wird dann die Frage beantworten und seine Erzählung wieder aufnehmen. Dieses Verfahren löst offenbar die kumulative Spannung durch irrelevante Interaktion auf."[36]

In einer Kultur, die Spannungsvermeidung als Wert tradiert und in der alles darauf angelegt ist, Schismogenese zu vermeiden, können keine spannenden Geschichten erlebt werden. Und wer keine spannenden Geschichten hört, für den sind kriegerische Muster eben wahrscheinlich auch weniger faszinierend als für den, der dies für die Geschichten des „wahren Lebens" hält und ein Leben wie in Bali als langweilig erachtet. Warum sollte man dort auch kämpfen: Der Status, den man erreichen kann, ist mit der Geburt im Kastensystem vorgegeben, für Helden bleibt da kein Platz.

XII. Die Logik des Krieges

Das doppelte Paradox der *Psychologie des Krieges* ist, dass aufgrund affektiver Reaktionen nach Regeln der klassischen, zweiwertigen Logik entschieden wird – und dass gerade dies, aus der Außenperspektive betrachtet, als irrational zu bewerten ist.

Am besten lässt sich diese Merkwürdigkeit illustrieren, wenn wir die drei elementaren Sätze der aristotelischen Logik betrachten und untersuchen, welche Rolle sie in der Affektlogik des Krieges spielen.

Kriege sind Kämpfe um den Erhalt der Identität, sei es der persönlichen Identität, einer Gruppenidentität, der nationalen Identität usw. Sie zu verlieren ist gleichzusetzen mit dem Verlust der eigenen Existenz. Es ist das soziale Äquivalent zum physischen Tod des Individuums. Wer seine Identität als abgegrenzte, autonome, d. h. innengesteuerte Überlebenseinheit verliert, verliert in der Selbst- und Fremdbeobachtung seine Existenz als Person, Familie, Gruppe, Firma, Nation usw. Im Bereich sozialer Systeme wird diese Identität wie auch die Abgrenzung gegenüber anderen Systemen durch Kommunikation hergestellt. Auch die Bedrohungen dieser Identität erfolgen im Rahmen der Kommunikation. Sie beziehen sich auf Selbst- und Fremdbeschreibungen, auf Aussagen über die eigenen Eigenschaften, Zuschreibungen, die vom System selbst oder seinen Kommunikationspartnern vorgenommen werden. Wenn wir Identität im logischen Sinne verstehen – und so sollten wir es in diesem Zusammenhang –, so gilt auch hier der Satz der Identität: „Zwei Dinge x, y sind identisch, wenn jede beliebige Eigenschaft P, die auf x zutrifft, auch auf y zutrifft und umgekehrt."[1]

Es mag zwar nicht um jede *beliebige* Eigenschaft gehen, da sich im Laufe der Zeit immer irgendwelche Eigenschaften ändern, sondern nur um Identität stiftende Eigenschaften, aber die Bedrohung bestimmter Selbst- und Fremdbeschreibungen einerseits und andererseits der Versuch, bestimmte Selbst- und Fremdbeschreibungen zu gewährleisten, können als ausschlaggebende Ursachen von Kriegen betrachtet werden. Es geht – jenseits aller materiellen Interessen und über sie hinaus – immer um Image und Ehre, an welchen Themen und Fragen sich das inhaltlich im Einzelfall auch manifestieren mag. Ein System (sei es eine Person, sei es ein soziales System), das keine Probleme damit entwickelt, wenn es seine Eigenschaften, seine Beziehung zu anderen und seine damit verbundene Identität verändert, begibt sich in keinen Krieg.

Die Logik des Verlaufs von Kriegen wird ebenfalls von Selbst- und Fremdbeschreibungen bzw. ihrer kommunikativen Aushandlung bestimmt.

Das Ende des Krieges bzw. die Merkmale des Sieges oder der Niederlage folgen dem Satz vom ausgeschlossenen Widerspruch: „… kontradiktorische Sätze können nicht zusammen wahr sein …"[2], und: „… es ist unmöglich, dass demselben dasselbe zugleich und in derselben Hinsicht zukomme."[3] Entweder man ist Sieger oder Verlierer. Die Idee von *Win-win*-Situationen hat hier keinen Platz (obwohl es sie ja geben soll …).

Und die Tendenz, keine neutrale Position zuzulassen, findet sich im Satz vom unerlaubten Dritten: „Zwischen dem Entgegengesetzten der Kontradiktion ist kein Mittleres."[4]

Kriege haben stets die Tendenz, aus hoch komplexen Gemengelagen eine Welt zu machen, in der es nur noch Freund oder Feind gibt. Die dritte, neutrale Position wird von den kämpfenden Parteien nicht akzeptiert, gemäß dem Motto: Wer nicht für uns ist, ist gegen uns. Niemand hat die Macht, die dritte Position einzunehmen. Man kann sich nicht (oder nur mit sehr großem Aufwand) „raushalten", da letztlich die kämpfenden Parteien entscheiden, ob sie eine entsprechende Selbstdefinition akzeptieren. Wenn eine der Parteien es für nützlich erachtet, die Kämpfe auf das vermeintlich neutrale Territorium auszudehnen, ist man spätestens „drin", d. h. in einen Krieg involviert, den man möglicherweise gar nicht wollte. Als Beispiel sei hier der deutsche Einmarsch in das sich selbst als neutral definierende Belgien im Ersten Weltkrieg genannt.

Die zweiwertige Logik ist eine Spielregel des Denkens, die es Menschen überall auf der Welt ermöglicht, miteinander zu kommunizieren. Ihre inneren, kognitiven Landkarten weisen formale Gemeinsamkeiten auf, die eine Einigung über angemessene oder nicht angemessene Schlussfolgerungen ermöglichen, falls die Beteiligten diese Spielregel akzeptieren. Dies ist die Grundlage wissenschaftlicher Kommunikation, die wohl nur aus diesem Grund kulturübergreifend stattfinden kann. Die Welt der Phänomene, das Leben, seine Mechanismen des Wandels und Erhalts von Strukturen befolgen aber nicht die Spielregeln der zweiwertigen Logik. Der Unterschied zwischen der Organisation von Lebensprozessen und den Spielregeln der aristotelischen Logik entspricht dem zwischen Speisekarte und Speise, zwischen Landkarte und Landschaft. Die zweiwertige Logik ist ein Beobachterphänomen, d. h. ein Konstrukt, mit desssen Hilfe sich Beobachter in der Welt orientieren und handlungsfähig machen können. Die Welt funktioniert aber nicht nach den Regeln der zweiwertigen Logik. Der Versuch, die Landschaft der Landkarte anzupassen, führt zu allen möglichen Formen der Verrücktheit, und die kognitiven Prämissen der Kriegführung sind nur eine davon.[5]

Einen ähnlichen Zusammenhang zwischen den Formen des Denkens und den Formen des Krieges konstruiert auch Anthony Wilden. Er stellt die analytische Logik der dialektischen Logik gegenüber und sieht in der dialektischen Logik die Logik des Lebens. In ihr sind zueinander in Widerspruch geratende Merkmale und Tendenzen zwar unterschieden, es gibt aber keine unauflösbaren Kontradiktionen zwischen ihnen. Sie können nebeneinander und gleichzeitig existieren. Die Lösung von Konflikten wird in ihr durch eine logische Hierarchie ermöglicht, bei der *sowohl* Sowohl-als-auch *als auch* Entweder-oder als Optionen offen stehen. In der analytischen Logik, die eine Teilmenge der dialektischen Logik ist, ist die Ordnung hingegen *entweder* Sowohl-als-auch *oder* Entweder-oder.[6]

Die Dynamik von Kriegen, vor allem die Schwierigkeit, rechtzeitig damit aufzuhören, ist nur zu oft von den Paradoxien und Verrücktheiten, die durch die Anwendung der zweiwertigen Logik bei der Konstruktion von Weltbildern, von Selbst- und Fremdbeschreibungen und Beziehungsdefinitionen bestimmt. Es ist eine der Folgen der Verwechslung von Landkarte und Landschaft. Das soll nicht heißen, dass Kriege prinzipiell zu vermeiden wären, wenn andere kognitive Landkarten konstruiert würden, aber sie würden wohl anders verlaufen.

Wilden stellt die Spielformen des Kriegsverständnisses des chinesischen Kriegstheoretikers Sun Tzu und des preußischen Kriegstheoretikers von Clausewitz gegenüber. Im Verständnis des Generals von Clausewitz ist demnach der Krieg ein Nullsummenspiel. Er verwendet Metaphern aus der Mechanik: gut geölte Zahnräder und Geräte, Trägheit, Reibung, mechanische Kräfte, Gleichgewicht, Stillstand und Bewegung. Sie handeln von Kollision, Trennung, Einheiten, Aktion und Reaktion, Diskontinuität, Geometrie, Zwingen, Rationalität und Destruktion. Sie suggerieren eine Beziehungslogik der bedingungslosen Kapitulation.

In Sun Tzus Konzept geht es um Nichtnullsummenspiele. Die Metaphern handeln von Finesse, Intimität, Beziehung, Ebbe und Flut, Kontinuität, Topologie, Gestaltung, Imagination und Kreation. Seine Sprache ist dominiert von vielfältigen Kombinationen der Interpenetration und des Austausches, von direkter und indirekter Kommunikation. Er verwendet Formulierungen, die eher aus der Beobachtung der Natur abgeleitet sind: ... „schnell wie der Wind", „die ruhige Majestät des Waldes", „fließen wie das Wasser", „wie ein Feuer"...[7]

Die in solchen Metaphern impliziten Vorannahmen über die an der Auseinandersetzung beteiligten Akteure gehen alle von Lebensprozessen und deren – eben nicht mechanischer – Gesetzmäßigkeit aus. Sie suggerieren Beziehungen, in denen Vielfältiges und Widersprüchliches nebeneinander existieren kann, in denen alles in Bewegung ist und Statik und Eindeutigkeit nicht erwartet werden kann.

Ein weiterer Unterschied zwischen von Clausewitz und Sun Tzu besteht darin, dass sich von Clausewitz nicht um die Psychologie des Krieges kümmert, während dies für Sun Tzu im Mittelpunkt aller Überlegungen zu stehen scheint; und er versucht, in seiner Kriegstheorie der paradoxen Logik lebender bzw. sozialer Systeme gerecht zu werden.

Sun Tzu sagt zum Beispiel (sehr systemisch): „Was als Verwirrung erscheint, ist das Ergebnis guter Ordnung, was als Feigheit erscheint, von Mut, und scheinbare Schwäche ist das Ergebnis von Stärke."[8]

Wer damit rechnet, dass er sich in den Paradoxien des Krieges verstricken kann, wird es vermeiden, sich auf Kriege einzulassen. Wer sich dagegen auf seine vermeintliche Stärke verlässt, verkennt, dass biologische, psychische und soziale Systeme nicht den Regeln der Mechanik entsprechend funktionieren. Nur zu leicht denkt er dann, er würde seinen Krieg gewinnen – und wer denkt, er würde gewinnen, für den scheint Krieg eine sinnvolle Option.

Nachtrag*

Ein Angriff auf die USA?

Als am 11. September 2001 zwei voll betankte Verkehrsflugzeuge das World Trade Center in New York rammten, ein drittes das Pentagon in Washington traf und ein viertes in Pennsylvania gewaltsam zum Absturz gebracht wurde, sah Amerika sich angegriffen. Der Feind war schnell identifiziert: die Gruppe al-Qaida und ihr Führer Usama bin Laden. Die Berichterstattung der amerikanischen Fernsehanstalten lief – wie beispielhaft auf CNN – unter dem Etikett „Americas New War".

Doch ist das, was da geschehen war, als kriegerischer Akt zu verstehen? Orientiert man sich am traditionellen Verständnis des Krieges zwischen Nationen, so handelte es sich um keinen Angriff im Rahmen eines Krieges, sondern um ein schlichtes Verbrechen. Was geschehen ist, lässt sich nicht in Kategorien des Völkerrechts erfassen. Es ist keine Frage des Kriegsrechtes, weil keine Nationen oder ihre Vertreter Amerika den Krieg erklärt haben. Legt man hingegen die in dieser Studie verwendete Definition zugrunde, so war es aber doch der Beginn eines Krieges: al-Qaida gegen Amerika oder gar gegen die westliche Welt. Zwei Überlebenseinheiten, eine Gruppe islamischer Kämpfer und ein Staat, sind in einen Konflikt verwickelt, der die Existenz beider aufs Spiel setzt. Existenz ist dabei

* Dieser Nachtrag wurde anlässlich einer Fernsehdiskussion im ZDF-Nachtstudio, an der ich am 7. April 2003 teilnahm, auf der Website des Carl-Auer Verlages publiziert. Die Entwicklung seither hat keine wesentlichen Gründe ergeben, ihn zu verändern. Die in der Fernsehsendung und in diesem Text gemachten Prognosen, die Amerikaner würden sich die Hegemonie nicht leisten können, haben sich schneller als erwartet bestätigt.

nicht im physischen Sinne zu verstehen, sondern im Blick auf das moralische Überleben, den Erhalt der jeweiligen Identität, der Selbstbeschreibung und Selbstachtung. Folgt man der Personalisierung, die inzwischen allgemein vollzogen wird, so hat ein einzelner Mann, Usama bin Laden, Amerika als Repräsentanten eines von ihm bekämpften Lebensstils den Krieg erklärt. Auch das kann als Krieg betrachtet werden, allerdings einer, der den tradierten Schemata des zwischenstaatlichen Krieges nicht mehr entspricht. Es ist sicher kein „trinitarischer" Krieg, bei dem Nationen miteinander kämpfen und klare Konventionen für die Unterscheidung zwischen Regierung, Bevölkerung und Soldaten bestehen, sondern ein *Low Intensity Conflict,* bei dem irgendwelche anderen sozialen Einheiten oder Gruppen („Terroristen") Regierungen den Krieg erklären.

Es ist kein Krieg, in dem es um die Eroberung eines räumlichen Territoriums geht, sondern es gilt, einen immateriellen Raum zu besetzen: die „Herzen" von Menschen (um es in einer wissenschaftlich wenig präzisen, dafür aber in seinem emotionalen Gehalt am ehesten passenden Weise auszudrücken). Es geht um die Moral der Bevölkerung, ihre Demoralisierung, Begeisterung oder Entgeisterung.

In diesem Kampf scheinen die Amerikaner wenig Chancen auf einen Sieg zu haben, obwohl am 11. September alle Welt Sympathie mit ihnen signalisierte. Sogar Jassir Arafat spendete Blut für die Opfer des Anschlags. Doch die amerikanische Regierung war – so konnte man wenige Wochen später feststellen – nicht in der Lage, diese Situation zu nutzen und die Attentäter und ihre Helfer weltweit ins Abseits zu stellen; sie nahm die „Einladung", sich in einen blutigen Krieg zu verwickeln, an. Das wäre an sich noch kein Problem, wenn dieser Krieg gewonnen werden könnte. Denn Kriege haben durchaus ihre Funktionalität – allerdings nur unter einer Bedingungen: Es muss die Möglichkeit des Sieges geben. Das ist aber im Kampf mit einem weit verzweigten Terrornetzwerk nicht der Fall.

Doch blicken wir auf die Zeit unmittelbar nach dem Anschlag zurück:

Die Äußerungen des amerikanischen Präsidenten George W. Bush am 11. September und in den Tagen danach demonstrieren in geradezu lehrbuchreifer Weise ein Weltbild, das die Komplexität der Situation auf die emotional relevanten Unterscheidungen zwischen gut und böse, stark und schwach sowie aktiv und passiv reduziert. Er verwendete – buchstäblich! – die Terminologie des Wildwestfilms:

„Wir werden die Terroristen in ihren Löchern ausräuchern. Jene, die Krieg gegen die USA führen, haben ihre eigene Zerstörung gewählt."

Ob dies Ausdruck der emotionalen Reaktionen des Präsidenten war oder kühl kalkuliert auf Anschlussfähigkeit bei der amerikanischen Bevölkerung zielte, wird sich wohl kaum mehr feststellen lassen. Auf jeden Fall hatte es zur Folge, dass sich die amerikanische Bevölkerung solidarisierte und in eine Art nationalistischer „Und-dennoch"- oder „Jetzt-erst-recht"-Haltung verfiel. Es kam zur emotionalen Gleichschaltung der überwiegenden Zahl der US-Bürger (wenn man den Meinungsumfragen glauben darf). Die Produktion von Fahnen erreichte ungeahnte Ausmaße, und der Präsident sprach aus, was alle glauben wollten: „Amerika ist die großartigste aller Nationen." Die damit verbundenen verbalen Drohgebärden hatten aber über den Effekt des „Singens im Walde" hinaus auch noch die Wirkung, dass mit ihrer Hilfe der unmittelbare Handlungsdruck auf die Regierung zunächst verringert wurde. So konnte beim außen stehenden Beobachter die Hoffnung aufkommen, dass der vereinfachenden Terminologie differenzierte Überlegungen und Vorbereitungen für eine besonnene Reaktion auf die Anschläge gegenüberstanden.

Kalkuliert man mit der generellen Tendenz von Kriegen, zu einer Zweiteilung der Welt zu führen, so bestand die Herausforderung für die politisch Verantwortlichen in den USA (aber auch im Rest der Welt) darin, die Entstehung solch einer Bipolarität zu verhindern oder sie zumindest unwahrscheinlicher zu machen. Die öffentlichen Auftritte des amerikanischen Präsidenten gaben in dieser Hinsicht widersprüchliche Signale: Einerseits zeigte er sich wenige Stunden nach dem Attentat in einer Moschee, um zu demonstrieren, dass er nicht den Islam oder die muslimische Welt insgesamt als Feind betrachte, andererseits ließ er in seiner Definition der Weltlage keine dritte, neutrale Position zu: „Jedes Land muss sich entscheiden: Entweder ihr seid für uns oder für die Terroristen." Das Interpretationsschema, das er an die Welt herantrug, war binär und folgte damit dem klassischen und innerhalb der Logik von Kriegen fatalen Entweder-oder-Muster.

Es gelang zunächst, eine „Allianz gegen den Terrorismus" zu schmieden, die nicht der Unterscheidungslinie islamische Welt/westliche Welt folgte. Mit Ausnahme Afghanistans und des Irak verurteilten auch fast alle islamischen Staaten die Anschläge vom 11. September.

Die offizielle Terminologie änderte sich in den Tagen und Wochen nach dem Anschlag. Zunächst sollte der Gegenschlag noch „Grenzenlose Gerechtigkeit" heißen, was wohl als Hinweis darauf gewertet werden kann, dass die Amerikaner sich nicht nur als Opfer sahen, sondern auch vorhatten, die Rollen des Anklägers, Richters und Vollstreckers zu übernehmen. Ein Beziehungsangebot, das innerhalb der Vergeltungslogik von Kriegen üblich ist. Wiederum konnte die Rücknahme derartiger programmatischer Formulierungen als Hinweis darauf betrachtet werden, dass intelligentere Formen der Konfliktbewältigung gesucht wurden als bloße Demonstration der eigenen Macht – die durch die Anschläge ja symbolträchtig infrage gestellt war.

Da die Taliban-Regierung in Afghanistan den Drohungen der USA widerstand und verkündete, bin Laden nicht ohne Beweise für seine Schuld ausliefern zu wollen, verschärfte sich der Ton des Präsidenten: „Vor über zwei Wochen habe ich den Taliban eine Reihe klarer und detaillierter Forderungen gestellt. Keine wurde erfüllt. Und jetzt werden die Taliban dafür den Preis bezahlen." Auch wenn nun in den Fernsehkanälen nicht mehr von Amerikas neuem Krieg, sondern vom „War Against Terrorism" die Rede war, wurde die Konfliktlinie zunehmend verändert. Nicht mehr al-Qaida war der identifizierte Gegner, sondern das Taliban-Regime. Als Name der geplanten Operation wurde nach mehreren Fehlversuchen schließlich „Dauerhafte Freiheit" gewählt, was offenbar suggerieren sollte, es gehe bei dem zu führenden Krieg nicht um Vergeltung und nicht um bin Laden oder al-Qaida, sondern um die Befreiung Afghanistans vom Joch der Taliban.

Um die Unterscheidung zwischen Regime und Bevölkerung zu verdeutlichen, wurden nicht nur entsprechende Deklarationen abgegeben, sondern auch – als Kommentar zu den Bomben gewissermaßen – Lunch-Pakete mit Peanutbutter, Plastikbesteck und Schokoriegeln abgeworfen. Für diejenigen, die mit beidem bombardiert wurden, zumindest eine doppelte Botschaft (wenn man einmal die Geschmacksfrage beiseite lässt).

Mit dem Beginn amerikanischer Kampfhandlungen in Afghanistan, die eher dem traditionellen Kriegsschema folgten, nahm der Trend zur Zweiteilung der Welt, zur Etablierung des Entweder-Freund-oder-Feind-Musters zu. Auf diese Weise wurden aus den keineswegs amerikafreundlichen Kämpfern der so genannten Nordallianz die Verbündeten Amerikas (so wie es die Taliban früher – einem ähnlich schlichten Schema folgend – ja auch einmal „waren").

Nicht gewinnbare Kriege

All dies wäre in Kauf zu nehmen, wenn es wirklich eine Aussicht gäbe, einen „Krieg gegen den Terror" zu gewinnen. Kriege sind Interaktions- und Kommunikationssysteme, bei denen es um Beziehungsdefinitionen geht. Und sie enden erst dann, wenn die beteiligten Partner sich darüber einig sind, dass sie zu Ende sind. Das ist im Allgemeinen der Fall, wenn eine Partei kapituliert und sich als Verlierer definiert. So kommt es zur paradoxen Situation, dass der Schwächere bestimmt, ob der Stärkere der Gewinner ist. Der vermeintlich Überlegene kann diese Beziehungsdefinition nur erzwingen, wenn er tatsächlich in der Lage ist, den Gegner zu vernichten. Das kann in Duellsituationen der Fall sein, in der zwei Personen sich Auge in Auge gegenüberstehen. Der eine Kontrahent kann dabei den anderen töten, was seinen Sieg besiegelt. Dasselbe gilt für den traditionellen Krieg zwischen Nationen, bei dem die Regierungen legitimiert sind, die Kapitulation ihres Landes zu erklären.

Ganz generell gilt, dass beide Kontrahenten das Vetorecht gegenüber dem Frieden haben.

Da Vernichtung oder Kapitulation das Ende des Krieges definiert, können Kriege nur dann beendet werden, wenn man es mit einem vernichtbaren Gegner zu tun hat. Handelt es sich um eine Gemeinschaft, die sich nicht territorial oder durch individuelles Überleben definiert, sondern ideell, so gibt es keine „Endlösungen". Es reicht, wenn irgendjemand sich an die Identität stiftenden Ideen oder Werte erinnert – nach langer Zeit vielleicht –, um die jeweilige soziale Einheit zu reanimieren und wieder erstehen zu lassen. Deshalb sind auch nach mehr als 70 Jahren sowjetischer Herrschaft die Kirchen in Russland innerhalb kürzester Zeit wieder lebendig geworden. Und aus diesem Grund gehen auch auf dem Balkan die Kriege seit Jahrhunderten immer weiter, auch wenn sich keiner mehr an ihre Anfänge erinnert.

Im Falle des Krieges der Organisation al Qaida und Usama bin Ladens gegen die USA ist die Situation ähnlich. Zum einen ist die Partei der Feinde Amerikas ideell definiert und findet wahrscheinlich mit jedem eingefangenen Aktivisten einige neue Mitstreiter. Zum anderen handelt es sich bei al-Qaida offenbar um eine netzwerkartige Organisation. Wo es keine hierarchische Organisationsform gibt, hat niemand die Kompetenz und Legitimation, zu kapitulieren. Wenn auch Dutzende autonomer Zellen ausgehoben sein mögen, so reicht es, wenn eine weitermacht. Und wenn tatsächlich, wie vermutet, mehr als 5000 Aktivisten ausgebildet worden sind, so ist es höchst unwahrscheinlich, alle zu erfassen. Obendrein wirken die Militäraktionen gegen Afghanistan und nun auch noch der Krieg gegen den Irak als Werbemaßnahmen für al-Qaida. Sie führen aller Wahrscheinlichkeit nach zu einem verstärkten Zulauf, aus einer Geheimorganisation wird eine Bewegung.

Die Entstehung solcher Bewegungen lässt sich massenpsychologisch relativ einfach erklären. Eine Gruppe oder ihr Führer artikuliert die Befindlichkeit eines großen Teils einer Bevölkerung und verspricht eine erstrebenswerte Zukunft. Verkündet wird eine Vision, für die es sich zu leben lohnt. Und zu leben lohnt sich meist nur für die Werte, für die es sich auch zu sterben lohnt.

Die Botschaft Usama bin Ladens, die er über den Fernsehsender al-Jazeera der Welt an dem Tag verkündete, als die Bombardierung Afghanistans begann, ist schlicht und unmissverständlich: „Ich schwöre beim mächtigen Gott, der den Himmel ohne Säulen geschaffen hat, dass die USA und die Leute, die in den USA leben, niemals von Sicherheit träumen können oder diese erleben, bevor wir diese nicht auch tatsächlich in Palästina erleben und bevor alle ungläubigen Truppen vom Boden Mohammeds (des Propheten) verschwunden sind." All dies wurde von einem Mann, der in keiner Weise dem Klischee des Gewalttäters oder Marodeurs entspricht, in der Manier eines gütigen Erzählers vorgetragen. Er blickte ernst und konzentriert in die Kamera, sein Gesichtsausdruck war zart, eher weiblich. Wer hätte ihm nicht spontan die Verantwortung für eine Kindergartengruppe anvertraut?

Glaubt man seinen Worten, so ist der Grund des Krieges erlebte Demütigung: „Was Amerika heute erlebt, erleben wir seit Jahrzehnten." Und George W. Bush demonstriert daraufhin Hochmut.

Kriege werden – wie die Betrachtung der Weltgeschichte nahe legt – nun einmal nicht wegen materieller Güter geführt, sondern um der Ehre willen. Wer sich in einer asymmetrischen Beziehung sieht und seine Position als Unterworfener, Unterdrückter, Erniedrigter (lauter räumliche Oben-unten-Metaphern) nicht akzeptiert, kann denjenigen herausfordern, der sich ihm gegenüber hochmütig und überheblich zeigt und sich überlegen und höher stehend wähnt. Er kann ihm den Krieg erklären oder ihn überraschend angreifen. Und dann gilt: Wer kämpft, hat schon gewonnen! Denn durch den Krieg wird Symmetrie in der Beziehung der kämpfenden Parteien hergestellt.

Das dürfte es sein, was Usama bin Laden und in abgeschwächter Form wohl auch Saddam Hussein für die Bevölkerung der islamischen Staaten, vielleicht auch darüber hinaus für die Bewohner anderer Länder der so genannten Dritten Welt so attraktiv macht. Sie versprechen das Ende der Oben-unten-Unterscheidung zwischen dem Westen und dem Rest der Welt.

Dass der „Krieg gegen den Terror" einseitig zu beenden ist, dürfte eine Illusion sein. Man war zwar erfolgreich dabei, die Taliban zu entmachten und zu verjagen – schon weil sie es im Laufe der letzten Jahre geschafft hatten, sich aufgrund ihrer Unterdrückung bei der eigenen Bevölkerung verhasst zu machen. Aber die Taliban sind nicht al-Qaida, d. h., sie sind nicht mit denen gleichzusetzen, die Amerika den Krieg erklärt haben. Die haben auch nach einer Niederlage der Taliban noch nicht verloren. Ihre Vorteile in der Auseinandersetzung mit dem Westen sind weiter ungetrübt. Die Verletzlichkeit unseres westlichen, globalisierten und weit vernetzten technischen und ökonomischen Systems gibt denjenigen, die den Status quo der Überlegenheit des Westens nicht akzeptieren wollen, eine ungeheure Macht. Den Frieden zu stören und dafür zu sorgen, dass Amerika bzw. alle Länder, die mit dessen *Way of Life* identifiziert werden, keine ruhige Minute haben, ist erheblich preiswerter zu erreichen als der reibungslose Ablauf des bis zum 11. September 2001 als „normal" erachteten Lebens. Die Kosten, die benötigt werden, um einen Gebäudekomplex wie das World Trade Center zu errichten, stehen in keinem Verhältnis zu den aufgewandten Abbruchkosten (einige Flugtickets, eine halbe Pilotenausbildung – ohne Start und Landung – sowie eine Hand voll Teppichmesser als Waffen der Entführer).

Angst und Schrecken und ein diffuses Gefühl der Bedrohung zu erzeugen ist in Zeiten massenmedialer Rundinformation schon durch das Versenden von Couverts mit weißem Pulver möglich. Die Reaktionsmöglichkeiten des Staates sind begrenzt. Die freiheitlich-demokratische Grundordnung ist deshalb bislang so erfolgreich gewesen, weil sie auf Vertrauen statt Kontrolle als Möglichkeit der Komplexitätsreduktion gesetzt hat. Dass Kontrollsysteme schon aus rein ökonomischen Gründen langfristig wenig Überlebenschancen haben, hat der Großversuch mit dem so genannten real existierenden Sozialismus erwiesen. So könnte denn al-Qaida ihrem Ziel, die westliche Gesellschaftsordnung infrage zu stellen und zu verändern, gerade dadurch näher kommen, dass der Westen zunehmend Kontrollsysteme etabliert und sich dabei in der Paradoxie verstrickt, um des Erhalts der Freiheit willen die Freiheit einzuschränken.

Ein weiterer Machtfaktor spricht für den Erfolg der Attentäter und ihrer Gesinnungsgenossen. Da sie einen religiösen Hintergrund haben und sich nicht an diesseitigen Werten orientieren, sind sie im Prinzip keinen weltlichen Machtmitteln unterworfen. Macht beruht darauf, dass in einer Beziehung die eine Partei der anderen gegenüber die größeren Sanktionsmöglichkeiten (sei es positiv oder negativ) hat; im Extremfall ist die Drohung mit körperlichem Schmerz oder Tod das ultimative Machtmittel. Selbstmordattentäter sind in dieser Hinsicht offensichtlich nicht zu bezähmen. Das Versprechen des Paradieses lässt alle diesseitigen Sanktionen bedeutungslos erscheinen. Der Krieg wird zum religiösen Akt, zum Gottesdienst, zur Verschmelzung mit einer höheren Macht. Er beantwortet alle Sinnfragen. Wenn es überhaupt einen persönlichen Grund gibt, sein Leben im Kampf zu opfern, dann für religiöse Ziele.

Der Versuch, aus einem *Low Intensity War* einen traditionellen Krieg zu machen

Was kann man tun in einem Krieg, den man nicht gewinnen kann?

Die theoretisch interessanteste (und möglicherweise weiseste) Option für die US-Administration wäre es gewesen zu „kapitulieren", sich den Forderungen Usama bin Ladens zu unterwerfen, die amerikanischen Truppen aus Saudi-Arabien abzuziehen und das ganze politische, amerikanische Gewicht für eine friedliche Lösung des Palästina-Israel-Konfliktes in die Waagschale zu werfen. Das war aber innenpolitisch vollkommen unrealistisch, schließlich war durch die Anschläge die Identität der USA in einer bis dahin ungekannten Weise angegriffen und in Frage gestellt worden.

Eine alternative, in dieser Situation nahe liegende Möglichkeit war es daher, aus einem nicht aktiv vernichtbaren oder kapitulationsfähigen Gegner einen traditionellen Feind, wie er für einen trinitarischen Krieg benötigt wird, zu machen. Das fiel in diesem Fall nicht schwer, da Usama bin Laden eng mit den Taliban in Afghanistan verbunden war, seine Trainingscamps im Lande hatte usw. Ein Krieg gegen Afghanistan bzw. das dortige Regime konnte zum Bestandteil des „Krieges gegen den Terror" erklärt werden. Diese Lesart war so plausibel, dass die US-Regierung in ihrem Vorhaben, einen Regimewechsel durchzusetzen, weltweite Unterstützung erfuhr. Es kam unter Einsatz kriegerischer Gewalt zum Regierungswechsel, zumindest in der Hauptstadt Kabul und der näheren Umgebung. Aber dass es damit zum Sieg gegen den Terror gekommen ist, wird niemand behaupten wollen. Denn der vermeintliche Kopf der al-Qaida, Usama bin Laden, wurde ebenso wenig gefasst wie der Führer der Taliban. Und bei näherer Betrachtung zeigt sich, dass außerhalb Kabuls die Lage weit unübersichtlicher ist und nicht davon gesprochen werden kann, dass Afghanistan unter der Kontrolle irgendeiner identifizierbaren Regierung steht.

Was im Kampf gegen die Terroristen immer wieder zu Teilerfolgen führte, waren weniger kriegerische Aktivitäten, sondern polizeiliche und geheimdienstliche Ermittlungen. Sie ermöglichten die Festnahme etlicher prominenter Mitglieder des Terroristennetzwerks.

Aber die Metaphorik und Rhetorik des Krieges entfaltet ihre eigene Dynamik. Der Irak geriet schon wenige Tage nach dem 11. September in den Fokus der Aufmerksamkeit. Der amerikanische Präsident, George W. Bush, erklärte ihn zum Mitglied der „Achse des Bösen" und damit zum potentiellen Kriegsgegner. In der amerikanischen Öffentlichkeit wurde konsequent ein Bild verbreitet, in dem es zur Identifizierung von al-Qaida und Saddam Hussein, dem irakischen Diktator, kam. So konnte erneut ein traditioneller Krieg als Baustein des „Krieges gegen den Terror" geplant werden. Um die Bedrohung für die USA abzuwenden, wurde ein *„preemptive strike"* gegen den Irak und sein vermutetes Arsenal von Massenvernichtungswaffen zu einem scheinbar logischen und notwendigen Schritt der Selbstverteidigung.

Trotz aller internationaler Kontroversen, Proteste und Widerstände begannen am 20. März 2003 amerikanische und britische Truppen ihren Angriff auf den Irak. Dass dieser Krieg vom Irak nicht zu gewinnen ist, scheint allen rationalen Beobachtern klar. Die technologische und materielle Überlegenheit der intervenierenden Truppen ist überwältigend. Dennoch wird bereits in den ersten Tagen deutlich, dass diese Überlegenheit nur auf dem Papier steht. Denn die irakischen Truppen zeigen sich widerstandsfähiger als erwartet. Zudem reagiert die Bevölkerung nicht mit der erwarteten Begeisterung auf die von den Amerikanern programmatisch *„iraqi freedom"* genannte Besetzung des eigenen Landes. Auch hier zeigt sich, dass die Fakten unterschiedlich beschrieben, erklärt und bewertet werden können. Während die offiziellen Sprecher der USA die Unterscheidung „Unterdrückung" vs. „Freiheit" als die Unterscheidung anbieten, um die es in diesem Konflikt geht, interpretiert offenbar ein großer Teil der Irakis und ganz sicher der Weltöffentlichkeit, vor allem der Bevölkerung in den islamischen Staaten, den Konflikt im Sinne von Unterscheidungen wie „westliche Welt" vs. „Islam", „Hegemonie der USA" vs. „Autonomie von Einzelstaaten", d. h. „Unterdrückung" vs. „Freiheit" – nur dass die Positionen genau entgegen gesetzt zugewiesen werden: die USA als potentielle Unterdrücker, die Irakis als Freiheitskämpfer.

Diese widerstreitenden Wirklichkeitskonstruktionen verkomplizieren die Situation. Rein kriegstechnisch und strategisch zeigt sich dies in den ersten Tagen des Krieges unter anderem darin, dass die irakischen Truppen schon zu Taktiken greifen, wie sie üblicherweise erst nach der Besetzung eines Landes zu beobachten sind. Sie ziehen die Uniformen aus und agieren als Partisanen. Sie wenden Guerillataktiken an, sprengen als Selbstmordattentäter hilfsbereite amerikanische Soldaten in die Luft.

Die Pointe an der Sache ist, dass sie damit den Versuch der US-Administration, aus einem *Low Intensity War* einen „trinitarischen" Krieg zu machen, ad absurdum führen. Wer gegen eine Weltmacht, die waffentechnisch so überlegen wie die USA ist, einen traditionellen Krieg führt, hat keine Gewinnchancen und handelt daher nicht rational. Doch dass die USA in einem Guerillakrieg zu besiegen sind, hat das Beispiel Vietnam bewiesen.

Aber wo sich die Frage von Siegen und Verlieren stellt, muss noch ein anderer Aspekt bedacht werden. Saddam Hussein geht es nach eigenen Aussagen nicht um kurzfristiges Überleben oder Gewinnen. Er sieht sich in einer historisch ganz anderen Liga spielend. Erst in 500 Jahren, so wird er zitiert, werde man seine Leistungen würdigen können. Unter dieser Perspektive hat er schon gewonnen. Er hat die Macht der USA gebrochen. Sie müssen, um sie zu restaurieren, einen Krieg führen. Er hat ihnen – zumindest vorübergehend – eine symmetrische Beziehung abgetrotzt.

Und darum geht es in diesem Krieg: die Symmetrie zwischen den USA und den anderen Staaten der Welt. Die amerikanische Hegemonie wird nicht stillschweigend akzeptiert, wie die Stimmverhältnisse und Ad-hoc-Koalitionen im UN-Sicherheitsrat bei der Abstimmung über die Legitimierung der Invasion im Irak gezeigt haben.

Da mutet es fast komisch, aber eben doch auch bezeichnend an, dass Saddam Hussein etwa einen Monat vor Kriegsbeginn George W. Bush zu einem Fernsehduell herausgefordert hat (in der Manier amerikanischer Wahlkämpfe). Ein absurder Vorschlag, da es seine Anerkennung als „satisfaktionsfähig" vorausgesetzt hätte. Jetzt ist das Fernsehduell ihrer Stellvertreter täglich auf den Schlachtfeldern zu beobachten. Und solange der Krieg nicht gewonnen ist, herrscht Symmetrie. Wer sie sucht, wie Saddam Hussein, hat mit Eröffnung der Kampfhandlungen schon gewonnen …

Die Zivilisierung der Konfliktlösung und die mögliche Rolle der UNO

Gewalt als Möglichkeit, Leben oder Gesundheit anderer Menschen zu bedrohen, ist die Basis der Entwicklung von Machtstrukturen. Die Drohung mit Gewaltanwendung ist ein Kommunikationsangebot, das von niemandem, dem sein Leben lieb ist oder der schmerzempfindlich ist, ignoriert werden kann. Sie bahnt den vorzivilisierten Weg zur Macht: Der Stärkere setzt sich durch. Hier liegen aber auch die Wurzeln des Staates im Rahmen der Evoulution der Weltgesellschaft.

Der Prozess der Zivilisation ist, wie Norbert Elias gezeigt hat, dadurch gekennzeichnet, dass sich soziale Strukturen entwickeln, durch welche die Macht des Stärkeren begrenzt wird. Gewaltanwendung wird von der konkreten Person gelöst, monopolisiert und schließlich staatlichen Organen zugewiesen. „Die Bedrohung, die der Mensch für den Menschen darstellt, ist durch die Bildung von Gewaltmonopolen einer strengeren Regelung unterworfen und wird berechenbarer. Der Alltag wird freier von Wendungen, die schockartig hereinbrechen."[1] In dieser, den Terror der Gewalt beherrschenden Funktion gewinnt der Staat oder jede andere Organisation, die ihre Macht auf ein Gewaltmonopol stützen kann, ihre Komplexität reduzierende Wirkung. Das Vertrauen in eine derartige „höhere Macht" und ihr Funktionieren entlastet jeden Einzelnen von der Sorge und Notwendigkeit, sich vor irgendwelchen aufgrund ihrer potentiellen Gewalttätigkeit Stärkeren individuell schützen zu müssen. Das macht die Unterordnung unter derartige staatliche oder quasi-staatliche Strukturen ökonomisch sinnvoll und nützlich. Wer sich der Macht von Regeln unterordnet, wird für andere berechenbar. Seine Freiheit ist begrenzt, seine Reaktionen sind vorhersehbar, und er kann zur Rechenschaft gezogen werden, falls er sein Verhalten nicht selbst kontrolliert. Das ist der Grund dafür, warum ein Gewaltmonopol, dessen Vollzug durch Gesetze oder analoge Vorschriften geregelt und begrenzt ist und das ohne Ansehen des jeweiligen Akteurs praktiziert wird, als definierendes Merkmal für ein zivilisiertes soziales System betrachtet werden kann.

Was hier für die Beziehung zwischen Individuen und das „Recht des Stärkeren" bzw. seine Begrenzung gesagt wurde, kann auch auf andere soziale Systeme wie die Beziehung von Staaten übertragen werden. Auch wenn es keine globalen staatlichen Strukturen gibt, so verfügen wir doch über Organisationen, die funktionell an ihre Stelle treten könnten. An erster Stell ist hier natürlich die UNO zu nennen. Deshalb waren die Verhandlungen des Weltsicherheitsrates über die Legitimierung eines Krieges gegen den Irak von solch entscheidender Bedeutung.

Das Resultat ist bekannt: Der Krieg wurde nicht explizit legitimiert. Die Resolution 1441 ist hinsichtlich der angedrohten Konsequenzen gegen den Irak im Falle seiner nicht ausreichenden Kooperation bei den Abrüstungs- und Kontrollbemühungen jedoch so vieldeutig, dass die Interpretation der „Koalition der Willigen", die den Krieg begonnen hat, nicht von vornherein als absurd zu disqualifizieren ist.

Interpretiert man das Vorgehen der USA und der Briten als unilaterale und illegitime Gewaltanwendung, so ist dies ein Schritt weg von zivilisierten Strukturen, ein regressiver Versuch, das Recht des

Stärkeren zu praktizieren, ohne Rücksicht auf die Regeln multilateraler Entscheidungsfindung. Doch solch ein unilaterales Hegemonialstreben, der Versuch, die Kontrolle über widerspenstige Andere zu gewinnen, ist auf Dauer nicht durchzuhalten. Um zu solch einem Schluss zu kommen, braucht man nicht moralisch oder ethisch zu argumentieren, sondern es reicht, rechnen zu können: Jeder Versuch, die Kontrolle über ein soziales System zu erlangen oder zu erhalten, dessen Mitglieder damit nicht einverstanden sind, ist auf Dauer immer teurer als ihre Bekämpfung, sei es in Form von Terrorakten oder auch gewaltfreien Widerstands.

Aus systemtheoretischer Perspektive kann also mit guten Gründen prognostiziert werden, dass die Stunde der UNO nach dem Ende des Irak-Krieges schlagen wird. Denn spätestens wenn die Kosten des Krieges für die USA deutlich werden, dürfte auch die amerikanische Tradition eines eher isolationistischen Denkens aktiviert werden, das stets die Tendenz hatte, die weltpolitische Verantwortung der USA zu begrenzen. Die Kosten des Unilateralismus sind ja nicht nur finanzieller Natur, sondern vor allem politisch kaum zu kalkulieren. Man denke nur an die merkwürdigen und überraschenden Koalitionsbildungen im UNO-Sicherheitsrat zwischen Frankreich, Deutschland, China und Russland oder an die antiamerikanischen Demonstrationen auf den Straßen Teherans, die sicher nicht durch die Sympathie für den Erzfeind Saddam Hussein zu erklären sind. Die Rolle des Weltpolizisten kann sich niemand einseitig zuschreiben, ohne die Gegenwehr derer, die ihr unterworfen werden sollen, zu provozieren.

Die historische Entwicklung des europäischen Rechts- und Staatensystems von der Macht des Stärkeren hin zu Strukturen, die sich auf ein Gewaltmonopol im Dienste des Rechts stützen, kann optimistisch machen, dass derartige Schritte auch global vollzogen werden können. Allerdings waren dazu auch in Europa viele Kriege nötig, um diese gesellschaftlichen Lern- und Zivilisierungsschritte zu ermöglichen.

Wenn man Kriegen überhaupt eine langfristig positive Wirkung zuschreiben will, so könnte sie darin liegen, derartige Lernschritte wahrscheinlicher zu machen. Das Lernmotiv dafür liefert die Paradoxie des Krieges, dass der Verlierer bestimmt, wann der Krieg zu Ende ist. Nur wer sich als Verlierer definiert, kapituliert, sich in eine asymmetrische Beziehung fügt und sich unterwirft, kann einseitig bestimmen, dass das Kämpfen aufhört. Aus dieser Paradoxie resultiert, dass Kriege die Tendenz zur Chronifizierung haben. Solange kein Verlierer feststeht, herrscht Symmetrie und das Resultat des Krieges bleibt unentschieden. Das Ende des Krieges ist erst mit der Etablierung einer eindeutigen Macht gegeben.

An dieser Stelle ist die Einbeziehung eines Dritten, einer nicht zu den streitenden Parteien gehörenden, „höheren Macht", ein probates Mittel der Paradoxieauflösung. Das gilt für die Etablierung von Hierarchien wie für die Verrechtlichung von Konflikten. Auf diese Weise lässt sich zum einen eine Asymmetrie zwischen der jeweiligen höheren Autorität (dem Recht, seinen Repräsentanten und Institutionen bzw. den Machthabern oder Hierarchen) und den beiden streitenden Parteien etablieren, zum anderen bleibt aber die prinzipielle Symmetrie auf der Ebene der Beziehung zwischen den Konfliktparteien gewahrt.

Würde der UNO solch eine Rolle zugewiesen und würde sie auch von den USA akzeptiert, so wäre das Problem des amerikanischen Hegemonieanspruchs gelöst. Die Symmetrie der einzelnen Staaten oder sonstigen sozialen Einheiten, die miteinander in Konflikt geraten können, wäre gewährleistet. Vor dem Gesetz sind alle gleich. Dadurch, dass die hierarchisch übergeordnete Position an eine neutrale, internationale Organisation gebunden ist, deren Parteilichkeit der Einhaltung von Prozeduren der Konfliktlösung gilt, wird die Akzeptanz ihrer Autorität ohne Demütigung für alle Beteiligten möglich. Hierarchien entstehen im Allgemeinen nicht, weil irgendjemand machtlüstern ist (das tun sie manchmal auch, sie sind dann aber meist nicht längerfristig tragfähig), sondern sie entwickeln sich, weil sie den Weg zu einer ökonomischen Form der Konfliktlösung und -vermeidung eröffnen. Wenn klar ist, wer im Zweifel die Macht hat, braucht man sich auf der jeweils untergeordneten Ebene nicht um die Macht zu streiten. So könnte es sich auch auf globaler Ebene für die USA rechnen, sich solch einer höheren Macht unterzuordnen, sich dem Internationalen Gerichtshof in Den Hag, dem UN-Sicherheitsrat usw. zu unterwerfen.

Wenn es global möglich wäre, zu einer Verrechtlichung internationaler Konflikte (nicht nur im Sinne zwischenstaatlicher Konflikte, sondern auch im Sinne von Konflikten zwischen anderen, über- oder multinationalen, sozialen Einheiten) zu gelangen, dann könnten terroristische Aktionen wie die Anschläge vom 11. September 2001 als Problem einer Art Weltinnenpolitik mit Polizeiaktionen beantwortet werden. Voraussetzung dafür wäre aber eine Weltordnung, die so weit konsensfähig ist, dass sich nicht der eine Teil der Welt durch den anderen kolonisiert oder seiner Souveränität beraubt fühlt.

Literaturverweise

Einführung
1 Von Ranke-Graves (1984, S. 31–33).

I. Theoretische und methodische Grundlagen
1 Van Creveld (1991, S. 234 f.)
2 Van Creveld (1991, S. 234).
3 Von Clausewitz (1832–1834, S. 17).
4 Van Creveld (1991, S. 178).
5 Vgl. Elster (1979, S. 166); Simon (1988, S. 119 f.).
6 Van Creveld (1991, S. 238).
7 Vgl. Simon (1986).
8 Siehe dazu ausführlich van Creveld (1991, S. 261).
9 Dabei wird auf systemtheoretische und konstruktivistische Ideen und Ansätze zurückgegriffen, die von Autoren wie George Spencer-Brown (1969), Gregory Bateson (1972), Humberto Maturana (1975), Francisco Varela (1979), Heinz von Foerster (1985) und Niklas Luhmann (1984) (um nur die prominentesten Autoren zu nennen) entwickelt worden sind. Diese Konzepte sind andernorts (auch vom Autor, siehe Simon 1988, 1990, 1995 sowie Simon et al. 1992) vielfach erläutert worden, sodass sie hier nicht ausführlich expliziert werden müssen.
10 Simon (1998); vgl. auch Varga von Kibed u. Sparrer (2000).
11 Morin (1977).
12 Simon (1998).
13 Vgl. Elster (1979).

II Krieg und Frieden als Dauerzustand
1 Williams (1870, p. 34).
2 Gravelle (1979, p. 11).
3 Gravelle (1979, p. 19).
4 Williams (1870, p. 34).
5 Carneiro (1990, p. 195
6 Williams (1870, p. 38).
7 Carneiro (1990, p. 198).
8 Carneiro (1990, p. 199).
9 Williams (1870, p. 43).
10 Carneiro (1990, p. 203).
11 Gravelle (1979, p. 28).
12 Gravelle (1979, p. 21).
13 Gravelle (1979, p. 25).
14 Sipes (1973, p. 68).
15 Gregor (1990, p. 120).
16 Fabbro (1978).
17 Vgl. Gregor (1990, p. 107).
18 Gregor (1990, p. 106).
19 Gregor (1990, p. 109–14).
20 Gregor (1990, p. 110).
21 Vgl. Luhmann (1982 p. 27 ff.).
22 Gregor (1990, p. 114).
23 Gregor (1990, p. 117).
24 Gregor (1990, p. 119 f.).
25 Rappaport (1969).
26 Rappaport (1969, p. 254).
27 Wilden (1987, p. 98).
28 Wilden (1987, p. 99).
29 Vgl. Wilden (1987, p. 99).
30 Vgl. Wilden (1987, p. 100).
31 Wilden (1987, p. 101).
32 Wilden (1987, p. 103).
33 Wilden (1987, p. 103).
34 Wilden (1987, p. 103).

III Krieg als Ausnahmezustand

1 Die Darstellung des Modells des „trinitarischen Krieges“ folgt der Konzeptualisierung van Crevelds (1991).

2 Clausewitz (1832–1834, S. 18).

3 McNeill (1982, S. 272).

4 Die Darstellung folgt der Analyse von J. Stoessinger (1998) in seinem Buch *Why Nations Go to War*.

5 Stoessinger (1998, p. 3).

6 Stoessinger (1998, p. 4).

7 Stoessinger (1998, p. 5).

8 Stoessinger (1998, p. 5).

9 Stoessinger (1998, p. 6).

10 Stoessinger (1998, p. 8).

11 Stoessinger (1998, p. 11).

12 Stoessinger (1998, p. 12).

13 Stoessinger (1998, p. 16).

14 Stoessinger (1998, p. 17).

15 Stoessinger (1998, p. 9).

16 Stoessinger (1998, p. 14).

17 Stoessinger (1998, p. 12).

18 Stoessinger (1998, p. 9).

19 Stoessinger (1998, p. 10).

20 Stoessinger (1998, p. 9).

21 Zit. nach Stoessinger (1998, p. 10).

22 Stoessinger (1998, p. 2).

23 Stoessinger (1998, p. 19).

24 Stoessinger (1998, p. 21).

25 Stoessinger (1998, p. 21).

26 Stoessinger (1998, p. 1).

IV. Krieg mit schleichendem Beginn

1 Van Creveld (1991, S. 45).

2 Van Creveld (1991, S. 45).

3 Van Creveld (1991, S. 58).

4 Tuchmann (1984, S. 290).

5 Vgl. Watzlawick et al. (1974, S. 51ff.).

6 MacNamara (1995, p. 31).

7 Zit. nach MacNamara (1995, p. 32)

8 Zum Beispiel Stoessinger (1998, p. 81).

9 Tuchmann (1984, S. 473 ff.).

10 Vgl. Bateson et al. (1956); Watzlawick et al. (1967, S. 194 ff.); Simon (1988, S. 410 ff.).

11 Zit. nach Tuchman (1984, S. 291).

12 Tuchman (1984, S. 296 ff.).

13 Zit. nach Tuchman (1984, S. 298).

14 Zit. nach Tuchman (1984, S. 298).

15 Zit. nach Tuchman (1984, S. 299).

16 Zit. nach Tuchman (1984, S. 299).

17 Tuchman (1984, S. 299).

18 Zit. nach Tuchman (1984, S. 302).

19 Tuchman (1984, S. 302).

20 Zit. nach Tuchman (1984, S. 302).

21 Zit. nach Tuchman (1984, S. 304).

22 Tuchman (1984, S. 304 f.).

23 Stoessinger (1998, p. 83).

24 Tuchman (1984, S. 314).

25 Tuchman (1984, S. 321).

26 Tuchman (1984, S. 322).

27 Zit. nach Tuchman (1984, S. 327).

28 Stoessinger (1998, p. 87).

29 Zit. nach Tuchmann (1984, 334).

30 Zit. nach Tuchmann (1984, S. 334).

31 Zit. nach Tuchmann (1984, S. 353).

32 Zit. nach Stoessinger (1998, p. 90).

33 Zit. nach Tuchmann (1984, S. 358).

34 Stoessinger (1998, p1. 91).

35 Tuchmann (1984, S. 352).

36 Tuchmann (1984, S. 355).

37 Tuchmann (1984, S. 359).

38 Tuchmann (1984, S. 355).

39 Tuchmann (1984, S. 359).

40 Zit. nach Tuchmann (1984, S. 358).

41 Tuchmann (1984, S. 369).

42 Zit. nach Stoessinger (1998, , p. 94).

43 Stoessinger (1998, , p. 94).

44 Tuchmann (1984, S. 370).

45 Zit. nach Stoessinger (1998, p. 96).

46 Stoessinger (1998, p. 96).

47 Stoessinger (1998, p. 98).

48 Zit. nach Stoessinger (1998, p. 102).

49 Zit. nach Stoessinger (1998, p. 96).

50 Zit. nach Stoessinger (1998, p. 98).

51 Tuchmann (1984, S. 423).

52 Tuchmann (1984, S. 435).

53 Zit. nach MacNamara (1995, p. 321).

54 MacNamara (1995)

55 MacNamara (1995, p. 39).

56 MacNamara (1995, p. 39).

57 MacNamara (1995, p. 48).

58 MacNamara (1995, p. 49).

59 MacNamara (1995, p. 50).

60 MacNamara (1995, p. 108).

61 MacNamara (1995, p. 122).

62 MacNamara (1995, p. 299, 301).

63 MacNamara (1995, p. 191).
64 MacNamara (1995, p. 174).
65 MacNamara (1995, p. 175).
66 MacNamara (1995, p. 203).
67 Draper (1995).

V. Der Zweikampf

1 Zit. nach Neumann (1996, S. 275).
2 Vgl. Neumann (1996, S. 280).
3 Die folgende Darstellung hält sich weitgehend an die Untersuchung von Ute Frevert (1991).
4 Frevert (1991, S. 19).
5 Von Müller (1996, S. 17).
6 Von Müller (1996, S. 25).
7 Frevert (1991, S. 20 ff.).
8 Frevert (1991, S. 21).
9 Frevert (1991, S. 21).
10 Frevert (1991, S. 28).
11 Frevert (1991, S. 25).
12 Frevert (1991, S. 29 f.).
13 Van Gennep (1909).
14 Frevert (1991, S. 188).
15 Frevert (1991, S. 197).
16 Frevert (1991, S. 11).

VI. Krieg ohne Ende

1 Vgl. z. B. Kohler (1885); siehe auch die Literaturübersicht bei Vlavianos (1924, S. 14 f.)
2 Kohler (1885, S. 5).
3 Vlavianos (1924, S. 42).
4 Vlavianos (1924, S. 11).
5 Vgl. Vlavianos (1924, S. 30).
6 Vlavianos (1924, S. 37).
7 Vgl. Vlavianos (1924, S. 12).
8 Vlavianos (1924, S. 12).
9 Vlavianos (1924, S. 22).
10 Vlavianos (1924, S. 23).
11 Vlavianos (1924, S. 56).
12 Vlavianos (1924, S. 56).
13 Vlavianos (1924, S. 31 f.).
14 Vgl. Gambetta (1993, S. 335 ff.).
15 Vlavianos (1924, S. 42).
16 Kohler (1885, S. 9).
17 Kohler (1885, S. 9).
18 Kohler (1885, S. 10).
19 Kohler (1885, S. 13).
20 Kohler (1885, S. 15 f.).
21 Kohler (1885, S. 16).
22 Kohler (1885, S. 18).
23 Kohler (1885, S. 19).
24 Kohler (1885, S. 20).
25 Zit. nach. Kohler (1885, S. 26).

VII. Augenblickskriege

1 Fuldauer (1994, S. 173).
2 Vgl. Luhmann (1988); Simon (2000).
3 Haas (1990, p. 22).
4 Vgl. Simon (1988), (1990).

VIII. Biologische und psychologische Bedingungen des Krieges

1 Ulfkotte (2000).
2 LeBon (1895).
3 Vgl. Eigen u. Winkler (1975, S. 74).
4 Eibl-Eibesfeldt (1997, S. 21).
5 Eibl-Eibesfeldt (1997, S. I).
6 Eibl-Eibesfeldt (1997, S. 16).
7 Eibl-Eibesfeldt (1997, S. 45).
8 Reis (1974).
9 Leyhausen (1973), zit. nach Eibl-Eibesfeldt (1997, S. 45 f.).
10 Vgl. Eibl-Eibesfeldt (1997, S. 46).
11 Vgl. Eibl-Eibesfeldt (1997, S. 50).
12 Markl (1972).
13 Eibl-Eibesfeldt (1997, S. 51).
14 Eibl-Eibesfeldt (1997, S. 52).
15 Eibl-Eibesfeldt (1997, S. 53).
16 Vgl. de Waal (1982).
17 Eibl-Eibesfeldt (1997, S. II).
18 Eibl-Eibesfeldt (1997, S. II).
19 Euler (1972).
20 Eibl-Eibesfeldt (1997, S. 23).
21 Eibl-Eibesfeldt (1997, S. 43).
22 Eibl-Eibesfeldt (1997, S. 60).
23 Vgl. Luhmann (1975, zur Macht als symbolisch generalisiertem Kommunikationsmedium).
24 Chance (1967).
25 Eibl-Eibesfeldt (1997, S. 54).
26 Kummer (1970, S. 223).
27 Eibl-Eibesfeldt (1997, S. 54).
28 Wilson (1971, S. 195).
29 Lawick-Goodall (1975); vgl. auch Eibl-Eibesfeldt (1997, S. 83 f.).
30 Eibl-Eibesfeldt (1997, S. 88).

31 De Waal et al. (2000).
32 De Waal et al. (2000).
33 Hunsperger (1954), zit. nach Eibl-Eibesfeldt (1997, S. 48).
34 Rose u. Marshall (1996), zit. nach Ehrenreich (1997, S. 100).
35 Ehrenreich (1997, S. 101).
36 Geertz (1973, S. 14).
37 Vgl. dazu ausführlicher Simon (1995, S. 17 ff.).
38 LeShan (1992, p. 35 f.).
39 Vgl. Singer (1995, S. 106 ff.).
40 Freud (1912–1913, S. 172).
41 Fornari (1966, S. 99).
42 Einstein u. Freud (1932, S. 36–39).
43 Einstein u. Freud (1932, S. 41).
44 Einstein u. Freud (1932, S. 56 f.).
45 Fornari (1966, p. 100).
46 Vgl. Fornari (1966, p. 100).
47 Money-Kyrle (1937), zit. nach Fornari (1966, p. 100).
48 Fornari (1966, p. 101).
49 Vgl. Fornari (1966, p. xvi).
50 Fornari (1966, p. xvii).
51 Mentzos (1993, S. 21).
52 Mentzos (1993, S. 65).
53 Mentzos (1993, S. 67).
54 Mentzos (1993, S. 76).
55 Mentzos (1993, S. 76).
56 Simon et al. (1992).
57 Vgl. dazu ausführlich Simon (1988, S. 136 ff.).
58 Roth (1994, S. 265) und LeDoux (1996, p. 69).
59 Ciompi (1982).
60 Vgl. dazu Maturana (1970, S. 39), der noch einen Schritt weiter geht und auch alle biologischen Prozesse als Kognitionen definiert.
61 Osgood et al. (1975).
62 Osgood et al. (1975, p. 395)
63 Vgl. Simon (1984, S. 46 ff.).
64 Simon (1984, S. 40 ff.).
65 Haken (1981, S. 19 ff.).
66 Simon (1984, 1988)
67 LeBon (1895).
68 Canetti (1960, S. 13).
69 Canetti (1960, S. 13).
70 Canetti (1960, S. 14).
71 Vgl. Canetti (1960, S. 17).
72 Canetti (1960, S. 22 ff.).
73 Canetti (1960, S. 23).
74 Vgl. Canetti (1960, S. 30).
75 Canetti (1960, S. 42).
76 Vgl. Canetti (1960, S. 46 ff.).
77 Canetti (1960, S. 54).
78 Canetti (1960, S. 59).
79 Canetti (1960, S. 62).
80 Canetti (1960, S. 63).
81 Canetti (1960, S. 77).
82 Vgl. Lincoln (1991, p. 141).
83 Benedict (1959, p. 164).
84 Ehrenreich (1997, S. 18).
85 Eliade (1970, S. 16).
86 Eliade (1970, S. 16 f.).
87 Lincoln (1991, p. 143 f.).
88 Lincoln (1991, p. 143 f.).
89 Lincoln (1991, p. 145).
90 Lincoln (1991, p. 144).

IX. Die expressive Ordnung

1 Goffman (1967).
2 Goffman (1967, S. 24 f.).
3 Goffman (1967, S. 264).
4 Goffman (1967, S. 10).
5 Goffman (1967, S. 10).
6 Goffman (1967, S. 10).
7 Pfeifer (1995, S. 262).
8 Pfeifer (1995, S. 294).
9 Weber (1922/1976, S. 531).
10 Weber (1922/1976, S. 535).
11 Auf ihre Ausführungen stützen sich die hier referierten Erwägungen zur Funktion von Ehre weitgehend.
12 Vogt (1997).
13 Simmel (1908/1992, S. 600).
14 Simmel (1908/1992, S. 13).
15 Simmel (1908/1989, S. 190).
16 Tocqueville (1835–40/1976, S. 250).
17 Tocqueville (1835–40/1976, S. 191).
18 Bourdieu (1976, S. 28 ff.).
19 Vogt (1997, S. 23).
20 Vogt (1997, S. 46).
21 Vogt (1997, S. 174).
22 Vogt (1997, S. 58).
23 Vogt (1997, S. 82).
24 Vgl. Dörner (1994).
25 Vgl. Simon et al. (1992).

26 Vogt (1997, S. 122; mit Zitat aus Bourdieu 1976, S. 360).
27 Bourdieu (1976, S. 220).
28 Bourdieu (1985, S. 10 f.).
29 Vogt (1997, S. 134).
30 Vogt (1997, S. 149).
31 Luhmann (1981, S. 96).
32 Vgl. Vogt (1997, S. 107).
33 Mauss (1950).
34 Mauss (1950, S. 21).
35 Mauss (1950, S. 22).
36 Mauss (1950, S. 36).
37 Mauss (1950, S. 98).
38 Mauss (1950, S. 146).
39 Vogt (1997, S. 105).
40 Van Creveld (1991, S. 235).
41 Vogt (1997, S. 338).
42 Vgl. dazu ausführlicher Vogt (1997, S. 338).
43 Nietzsche (1878/1964, S. 335).
44 Nietzsche (1878/1964, S. 192).
45 Nietzsche (Nachlass/1964, S. 378).
46 Nietzsche (1878/1964, S. 194 f.).
47 Bateson (1935, 1949); vgl. auch Watzlawick et al. (1967).
48 Bateson (1935).
49 Bateson (1935, S. 103).
50 Bateson (1935, S. 107).
51 Bateson (1935, S. 107 f.).
52 Bateson (1935, S. 108).
53 Bateson (1935, S. 108).
54 Bateson (1935, S. 108).
55 Vgl. Watzlawick et al. (1967, S. 103 ff.).
56 Bateson (1935, S. 109).
57 Bateson (1949).
58 Bateson (1949, S. 163 f.).
59 Bateson (1949, S. 164).
60 Bateson (1949, S. 168).
61 Bateson (1949, S. 170).
62 Bateson (1949, S. 169).
63 Bateson (1949, S. 171).
64 Bateson (1949, S. 179).

X. Soziale Funktionen des Krieges

1 Luhmann (1984, S. 530).
2 Vgl. Luhmann (1984, S. 530).
3 Luhmann (1984, S. 531).
4 Luhmann (1984, S. 532 f.).
5 Luhmann (1984, S. 525).
6 Von Clausewitz (1832–34/1980, S. 56 f.).
7 Luhmann (1975).
8 Luhmann (1975, S. 64 f.).
9 Zit. nach Vulliamy (1994, p. 65).
10 Schmitt (1932, S. 26).
11 Schmitt (1932, S. 38).
12 Schmitt (1932, S. 27).
13 Schmitt (1932, S. 40).
14 Schmitt (1932, S. 33).
15 Schmitt (1932, S. 33).
16 Schmitt (1938, S. 102).
17 Vgl. Simon (1986).
18 Dießenbacher (1999).
19 Zit. nach Dießenbacher (1999).
20 Dießenbacher (1999).
21 Luttwak (1999).
22 Von Clausewitz (1895).
23 Cranna (1994).
24 Cranna (1994, p. 26 ff.).
25 Zit. nach Cranna (1994, S. 29).
26 Maturana (1978, S. 290).
27 Luhmann (1984).
28 Vgl. Maturana (1978, S. 287 ff.).
29 Vgl. Axelrod (1984).
30 Vgl. Luhmann (1975, S. 23 ff.).
31 Vgl. Watzlawick et al. (1967, S. 103 ff.).
32 Clausewitz (1832-34/1980, S. 17).
33 Kapferer (1985, S. 151).
34 Schäfer (1981).
35 Zit. nach Kapferer (1985, S. 152).
36 Zit. nach von Uexküll (1976, S. 37).
37 Von Uexküll (1976, S. 77).
38 Kapferer (1985, S. 157 ff.).

XI. Die Lust am Kämpfen

1 Van Creveld (1991, S. 234 f.).
2 Ehrenreich (1997, S. 101).
3 Vgl. Ehrenreich (1997, S. 82).
4 Tierny (1989), zit. nach Ehrenreich (1997, S. 84).
5 Bloch (1992), zit. nach Ehrenreich (1997, S. 103).
6 Luckert (1992), zit. nach Ehrenreich (1997, S. 90).
7 Ehrenreich (1997, S. 117).
8 McNeill (1982, S. 224 f.).
9 Van Creveld (1991, S. 234).
10 Van Creveld (1991, S. 245).

11 Jünger (1920/1978, S. 288).
12 Jünger (1920/1978, S. 299).
13 Jünger (1920/1978, S. 317).
14 Vgl. Simon 1980.
15 Nietzsche (1878/1964, S. 306 f.).
16 Nietzsche (1878/1964, S. 307).
17 Van Creveld (1991, S. 276).
18 Vgl. Ehrenreich (1997, S. 152, 157).
19 Clarkson (1999, p. 53).
20 Zit. nach Clarkson (1999, p. 33).
21 Zit. nach Clarkson (1999, p. 33 ff., p. 38 f.).
22 Selye (1982), p. 13; vgl. auch Simon (1988/93, S. 136 ff.).
23 Vgl. Henry a. Stephens (1977, p. 119).
24 Eibl-Eibesfedt (1997, S. II f.).
25 Onions (1966, p. 438).
26 Thompson (1963, 1964 und Rasa (1971), zit. nach Eibl-Eibesfedt (1997, S. 65).
27 Tellegen et al. (1969,) zit. nach Eibl-Eibesfedt (1997, S. 65).
28 Eibl-Eibesfedt (1997, S. 66).
29 Grastyan (1974, p. 765), zit. nach Eibl-Eibesfedt (1997, S. 65).
30 Bateson (1949, S. 160 f.).
31 Vgl. Cronen et al. (1979), Fischer u. Simon (1988).
32 Campbell (1949).
33 Vogler (1998).
34 Vogler (1988, S. 274).
35 Nach Clarkson (1999, p. 94).
36 Bateson (1949, S. 165).

XII. Die Logik des Krieges

1 Hilbert u. Ackermann (1928), zit. nach Klaus (1964, S. 315).
2 Aristoteles' Metaphysik 6, 1011b, zit. nach Rolfes (1923).
3 Aristoteles' Metaphysik 3, 1005n, zit. nach Rolfes (1923).
4 Aristoteles' Metaphysik X, 1057a, zit. nach Klaus (1964).
5 Simon (1988).
6 Wilden (1987, p. 238).
7 Wilden (1987, p. 249).
8 Siehe ausführlich Sun Tzu (1963, p. 77–84, 109 f.).

Nachtrag: Ein Angriff auf die USA?

1 Elias (1969, S. 325).

Literaturverzeichnis

Axelrod, R. (1984): The Evolution of Cooperation. New York (Basic Books).
Bateson, G. (1935/1981): Kulturberührung und Schismogenese. In: G. Bateson (1972/1981): Ökologie des Geistes. Frankfurt a. M. (Suhrkamp), S. 99–113.
Bateson, G. (1949/1981): Bali: Das Wertsystem in einem Zustand des Fließgleichgewichts. In: G. Bateson (1972/1981): Ökologie des Geistes. Frankfurt a. M. (Suhrkamp), S. 156–181.
Bateson, G. (1972/1981): Ökologie des Geistes. Frankfurt a. M. (Suhrkamp).
Bateson, G., D. Jackson, J. Haley u. J. Weakland (1956/1981): Vorstudien zu einer Theorie der Schizophrenie. In: G. Bateson (1972/1981): Ökologie des Geistes. Frankfurt a. M. (Suhrkamp), S. 270–301.
Benedict, R. (1959): The Natural History of War. In: M. Mead (ed.): An Anthropologist at Work: The Writing of Ruth Benedict. Boston (Houghton Mifflin).
Bloch, M. (1992): Prey into Hunter: The Politics of Religious Experience. Cambridge et al. (Cambridge Univ. Press).
Bourdieu, P. (1976): Entwurf einer Theorie der Praxis auf der ethnologischen Grundlage der kabylischen Gesellschaft. Frankfurt a. M. (Suhrkamp).
Bourdieu, P. (1985): Sozialer Raum und „Klassen". Zwei Vorlesungen. Frankfurt a. M. (Suhrkamp).
Campbell, J. (1949/1978): Der Heros in tausend Gestalten. Frankfurt a. M. (Suhrkamp).
Canetti, E. (1960/1999): Masse und Macht. Frankfurt a. M. (Fischer).
Carneiro, R. L. (1990): Chiefdom-Level Warfare as Exemplified in Fiji and the Cauca Valley. In: J. Haas (ed.): The Anthropology of War. Cambridge (Cambridge University Press), pp. 190–211.
Chance, M. R. A. (1967): Attention Structure as the Basis of Primate Rank Orders. *Man* 2: 503–518.
Ciompi, L. (1982): Affektlogik. Über die Struktur der Psyche und ihre Entwicklung. Ein Beitrag zur Schizophrenieforschung. Stuttgart (Klett-Cotta).
Clarkson, M. (1999): Competitive Fire. Insights to Developing the Warrior Mentality of Sports Champions. Champing, IL (Human Kinetics).
Clausewitz, C. von (1832–1834/1980): Vom Kriege. Frankfurt a. M. (Ullstein).
Cranna, M. (ed.) (1994): The True Cost of Conflict. London (Earthscan).
Creveld, M. van (1991/1998): Die Zukunft des Krieges. München (Gerling Akademie).
Cronen, V., W. Barnett Pearce a. L. M. Harris (1976): The Logical Management of Meaning: A Theory of Communication. In: F. E. Dance (ed..): Comparative Communication Theory: An Introduction. New York (Harper & Row).

Dießenbacher, H. (1999): Der demographische Faktor. *Frankfurter Allgemeine Zeitung*, 3.7.1999.
Dörner, A. (1994): Die symbolische Politik der Ehre. Zur Konstruktion der nationalen Ehre in den Diskursen der Befreiungskriege. In: L. Vogt u. A. Zingerle (Hrsg.): Ehre – archaische Momente in der Moderne. Frankfurt a. M. (Suhrkamp), S. 78–96.
Draper, T. (1995): MacNamara's Peace. *The New York Review of Books*, May 11, 1995.
Ehrenreich, B. (1997): Blutrituale. Ursprung und Geschichte der Lust am Krieg. München (Antje Kunstmann).
Eibl-Eibesfeldt, I. (1997): Krieg und Frieden aus der Sicht der Verhaltensforschung. München (Piper).
Eigen, M. u. R. Winkler (1975): Das Spiel. Naturgesetze steuern den Zufall. München (Piper).
Einstein, A. u. S. Freud (1932/1996): Warum Krieg? Ein Briefwechsel. Zürich (Diogenes).
Eliade, M. (1970): Von Zalmoxis zu Dschingis-Khan. Köln (Hohenheim).
Elias N. (1969): Über den Prozeß der Zivilisation. Bd. 2. Frankfurt/M. (Suhrkamp), 1979.
Elster, J. (1979/1981): Aktive und passive Negation. In: P. Watzlawick (Hrsg.): Die erfundene Wirklichkeit. München (Piper), S. 163–191.
Euler, H. A. (1972): Der Effekt von aggressionsabhängiger Strafreizung (Elektroschock) auf das Kampfverhalten von Leghorn-Hähnen. *Gruppendynamik* 3: 311–318.
Fabbro, D. (1978): Peaceful Societies: An Introduction. *Journal of Peace Research* 12: 67–84.
Fischer, H. R. u. F. B. Simon (1988): Kontextualität und Transkontextualität. Variationen eines Themas bei Wittgenstein, Schapp und Bateson. *Grazer Philosophische Studien* 31 (188): 59–83.
Fornari, F. (1966/1975): The Psychoanalysis of War. Bloominton/London (Indiana University Press).
Foerster, H. von (1985/1999): Sicht und Einsicht. Versuche zu einer operativen Erkenntnistheorie. Heidelberg (Carl-Auer-Systeme).
Foerster, H. von (1988/1997): Abbau und Aufbau. In: F. B. Simon (Hrsg.): Lebende Systeme. Wirklichkeitskonstruktionen in der systemischen Therapie. Frankfurt a. M. (Suhrkamp), S. 32–51.
Freud, S. (1912–1913/1940–52): Totem und Tabu. In: Gesammelte Werke, Bd. 9. London (Imago), S. 1–194.
Frevert, U. (1991): Ehrenmänner. Das Duell in der bürgerlichen Gesellschaft. München (C. H. Beck).
Fuldauer, A. (1994/1995): Fatale Liebe. Von Männern und Frauen, die ihren Partner töteten oder es versuchten. Hamburg (Kabel).
Gambetta, D. (1993/1994): Die Firma der Paten. Die sizilianische Mafia und ihre Geschäftspraktiken. München (dtv).
Geertz, C. (1973/1983): Dichte Beschreibung. Bemerkungen zu einer deutenden Theorie von Kultur. In: C. Geertz : Dichte Beschreibung. Beiträge zum Verstehen kultureller Systeme. Frankfurt a. M. (Suhrkamp).
Gennep, A. van (1909/1986): Übergangsriten. Frankfurt a. M. (Campus).
Glasersfeld, E. von (1981): Einführung in den radikalen Konstruktivismus. In: P. Watzlawick (Hrsg.): Die erfundene Wirklichkeit. München (Piper), S. 16–38.

Goffmann, E. (1967/1971): Interaktionsrituale. Frankfurt a. M. (Suhrkamp).
Grastyan, E. (1974): Emotion. In: *Encyclopedia Britannica. Macropaedia* Vol 6.: 757–766.
Gravelle, K. (1979): Fiji's Times. A History of Fiji. Suva (Fiji Times).
Gregor, T. (1990).: Uneasy Peace: Intertribal Relations in Brazil's Upper Xingu. In: J. Haas, J. (ed.): The Anthropology of War. Cambridge (Cambridge University Press), p. 105–124.
Haas, J. (ed.) (1990): The Anthropology of War. Cambridge (Cambridge University Press).
Haken, H. (1981): Erfolgsgeheimnisse der Natur. Synergetik: Die Lehre vom Zusammenwirken. Stuttgart (Deutsche Verlags-Anstalt).
Henry, J. P. a. P. M. Stephens (1977): Stress, Health, and the Social Environment. Berlin/Heidelberg/New York (Springer).
Hilbert, D. u. W. Ackermann (1928/1973): Grundzüge der theoretischen Logik. Berlin (Springer).
Hunsperger, R. W. (1954): Reizversuche im periventrikulären Grau des Mittel- und Zwischenhirns (Film). *Helv. Physiol. Pharmacol. Acta* 12: C4–C6.
Jünger, E. (1920/1998): In Stahlgewittern. Aus dem Tagebuch eines Stoßtruppenführers. Stuttgart (Klett-Cotta).
Kapferer, R. (1985): Charles de Gaulle. Stuttgart (Deutsche Verlags-Anstalt).
Klaus, G. (1964/1973): Moderne Logik. Berlin (Deutscher Verlag der Wissenschaften).
Kohler, J. (1885): Zur Lehre von der Blutrache. Würzburg (Stahel).
Kummer, H. (1970): Spacing Mechanisms in Social Behavior. In: J. Eisenberg (ed.): Man and Beast: Comparative Social Behavior. Washington (Smithsonian Inst. Press), p. 219–234.
Lawick-Goodall, J. van (1975): The Behavior of the Chimpanzee. In: G. Kurth u. I. Eibl-Eibesfeldt (Hrsg.): Hominisation und Verhalten. Stuttgart (Fischer), S. 74–136.
LeBon, A. (1895/1964): Psychologie der Massen. Stuttgart (Kröner)
LeDoux, J. (1996/1998): The Emotional Brain. The Mysterious Underpinnings of Emotional Life. New York (Touchstone).
LeShan, L. (1992): The Psychology of War. Chicago (Noble Press).
Leyhausen, P. (1973): Verhaltensstudien an Katzen. Berlin (Parey).
Lincoln, B. (1991): Death, War, and Sacrifice. Chicago/London (University of Chicago Press).
Luckert, K. W. (1992): Egyptian Light, Hebrew Fire. Albany (o. Verl.).
Luhmann, N. (1975): Macht. Stuttgart (Enke).
Luhmann, N. (1981): Gesellschaftsstruktur und Semantik. Studien zur Wissenssoziologie der modernen Gesellschaft. Bd. 1. Frankfurt a. M. (Suhrkamp).
Luhmann, N. (1982): Liebe als Passion. Zur Codierung von Intimität. Frankfurt a. M. (Suhrkamp).
Luhmann, N. (1984): Soziale Systeme. Grundriß einer allgemeinen Theorie. Frankfurt a. M. (Suhrkamp).
Luhmann, N. (1988/1990): Sozialsystem Familie. In: N. Luhmann: Soziologische Aufklärung 5. Opladen (Westdeutscher Verlag), S. 196–217.
Luttwak, E. A. (1999): Give War a Chance. *Foreign Affairs* 78 (4).
MacNamara, R. S. (1995): In Retrospect. The Tragedy and Lessons of Vietnam. New York (Vintage Books).

Markl, H. (1972): Aggression und Beuteverhalten bei Piranhas (Serrasalminae). *Tierpsychologie* 30: 190–216.
Maturana, H. (1970/1982): Biologie der Kognition. In: H. Maturana: Erkennen: die Organisation und Verkörperung von Wirklichkeit. Braunschweig (Vieweg).
Maturana, H. (1975/1982): Die Organisation des Lebendigen: eine Theorie der lebendigen Organisation. In: H. Maturana: Erkennen: die Organisation und Verkörperung von Wirklichkeit. Braunschweig (Vieweg).
Maturana, H. (1978): Repräsentation und Kommunikation. In: H. Maturana (1985): Erkennen: Die Organisation und Verkörperung von Wirklichkeit. Braunschweig (Vieweg).
Mauss, M. (1950/1984): Die Gabe. Frankfurt a. M. (Suhrkamp).
McNeill, W. H. (1982): Krieg und Macht. Militär, Wirtschaft und Gesellschaft vom Altertum bis heute. München (C. H. Beck), S. 32–80.
Mentzos, S. (1993): Der Krieg und seine psychosozialen Folgen. Frankfurt a. M. (Fischer).
Money-Kyrle, R. E. (1937): The Development of War. *British Journal of Medical Psychology*.
Morin, E. (1977): La méthode. Vol. 1: La nature de la nature. Paris (Seuil).
Müller, A. von (1996): Schauspiele der Gewalt. Vom Zweikampf zum Duell. In: U. Schultz (Hrsg.): Das Duell. Der tödliche Kampf um die Ehre. Frankfurt a. M. (Insel), S. 12–33.
Neumann, G. (1996): Ehrenhandel und Abendmahl. Bismarck und das politische Duell. In: U. Schultz (Hrsg.): Das Duell. Der tödliche Kampf um die Ehre. Frankfurt a. M. (Insel), S. 267–285.
Nietzsche, F. (1964): Menschliches Allzumenschliches. In: Sämtliche Werke, Bd. III. Stuttgart (Kröner).
Nietzsche, F. (1964): Die Unschuld des Werdens. In: Sämtliche Werke, Bd. XI. Der Nachlass. 2. Teil. Stuttgart (Kröner).
Onions, C. T. (ed.) (1966): The Oxford Dictionary of English Etymology. Oxford (Clarendon Press).
Osgood, C., W. May a. M. Mison (1975): Cross-Cultural Universals of Affective Meaning. Urbana (University of Illinois Press).
Pfeifer, W. (Hrsg.) (1995): Etymologisches Wörterbuch des Deutschen. München (dtv).
Rappaport, R. (1969): Pigs for the Ancestors. New Haven (Yale Paperbacks).
Ranke-Graves, R. von (1984): Griechische Mythologie. Quellen und Deutung. Reinbek (Rowohlt)
Rasa, O. A. E. (1971): Appetence for Aggression in Juvenile Damsel Fish. Beiheft zur *Zeitschrift* Tierpsychologie.
Reis, D. J. (1974): Central Neurotransmitters in Aggression. In: S. H. Frazier (ed.): Aggression. (Proc. of the Assoc., Res. Publ. Ass. Nerv. Ment. Dis.) Baltimore (Williams and Wilkins), p. 119–148.
Rolfes, E. (1923): Die Philosophie des Aristoteles. Als Naturerklärung und Weltanschauung. Leipzig (Meiner).
Roth, G. (1994): Das Gehirn und seine Wirklichkeit. Frankfurt a. M. (Suhrkamp).
Rose, L. a. F. Marshall (1996): Meat Eating, Hominid Sociality, and Home Bases Revisited. *Current Anthropology* 37 (2): 307–319.
Schäfer, H. D. (1981): Das gespaltene Bewußtsein. Deutsche Kultur und Lebenswirklichkeit 1933–1945. München (Hanser).

Schmitt, C. (1932/1996): Der Begriff des Politischen. Berlin (Duncker & Humblot).
Schmitt, C. (1938/1996): Über das Verhältnis der Begriffe Krieg und Feind. In: C. Schmitt: Der Begriff des Politischen. Berlin (Duncker & Humblot), S. 102–111.
Selvini Palazzoli, M., L. Boscolo, G. Cecchin u. G. Prata (1974): Paradoxon und Gegenparadoxon. Stuttgart (Klett-Cotta).
Selye, H. (1982): History and Present Status of the Stress Concept. In: L. Goldberger a. S. Breznitz (eds.): Handbook of Stress. London/New York (Macmillan).
Simmel, G. (1908/1992): Soziologie. Untersuchungen über die Formen der Vergesellschaftung. In: Gesamtausgabe,
Bd. 11. Frankfurt a. M. (Suhrkamp).
Simon, F. B. (1980): Glücksspiel als narzißtische Restitution. Dargestellt an der Figur des „Spielers" von F. M. Dostojewski. *Materialen Psychoanalyse* 6: 25–46.
Simon, F. B. (1984): Der Prozeß der Individuation. Über den Zusammenhang von Vernunft und Gefühlen. Göttingen (Vandenhoeck & Ruprecht).
Simon, F. B. (1986): Auf Gandhis Spuren? Gewaltfreie Machtstrategien zwischen Widerstand und Herrschaftsanspruch. In: A. Pritz (Hrsg.): Das schmutzige Paradies. Psychoanalytische Beiträge zur ökologischen Bewegung. Eine Kulturkritik. Wien (Böhlau).
Simon, F. B. (1988/1999): Unterschiede, die Unterschiede machen. Klinische Epistemologie: Grundlage einer systemischen Psychiatrie und Psychosomatik. Frankfurt a. M. (Suhrkamp).
Simon, F. B. (1990/2000): Meine Psychose, mein Fahrrad und ich. Zur Selbstorganisation der Verrücktheit. Heidelberg (Carl-Auer-Systeme).
Simon, F. B. (1995/2000): Die andere Seite der Gesundheit. Ansätze einer systemischen Krankheits- und Therapietheorie. Heidelberg (Carl-Auer-Systeme).
Simon, F. B. (1998): Beyond Bipolar Thinking: Patterns of Conflict as a Focus for Diagnosis and Intervention. *Family Process* 37: 215–232.
Simon, F. B. (2000): Die Grenzfunktion der Familie. *System Familie* 13: 140–148.
Simon, F. B. u. Conecta Autorengruppe (1992/1998): Radikale Marktwirtschaft. Die Grundlagen des systemischen Managements. Heidelberg (Carl-Auer-Systeme).
Singer, M. T. a. Lalich, J. (1995): Cults in Our Midst. The Hidden Menace in Our Everyday Lives. San Francisco (Jossey Bass) [dt. (1997): Sekten. Wie Menschen ihre Freiheit verlieren und wiedergewinnen können. Heidelberg (Carl-Auer-Systeme)].
Sipes, R. G. (1973): War, Sports, and Aggression. An Empirical Test of Two Rival Theories. *American Anthropologist* 75: 64–86.
Spencer-Brown, G. (1969): Laws of Form. New York (Dutton).
Stoessinger, J. G. (1998): Why Nations Go to War. New York (St. Martin's).
Sun Tzu (1963): The Art of War. London/New York (Oxford Univ. Press).
Tellegen, E. A., J. M. Horn u. R. G. Legrand (1969): Opportunity for Aggression a Reinforcer in Mice. *Psych. Sci.* 14 104–105.
Tierny, P. (1989): The Highest Altar: Unveiling the Mystery of Human Sacrifice. New York (Viking Penguin) (dt. (1989): Zu Ehren der Götter. Menschenopfer in den Anden. München (Droemer Knaur)(.
Thompson, T. I. (1963): Visual Reinforcement in Siamese Fighting Fish. *Science* 141: 55–57.

Thompson, T. I. (1964): Visual Reinforcement in Fighting Cocks. *J. Exp. Analysis of Behavior* 7: 45– 49.
Tocqueville, A. de (1835–40/1976): Über die Demokratie in Amerika. Werke und Briefe. Bd. 11. Zweiter Teil. Stuttgart (Deutsche Verlags-Anstalt).
Tuchmann, B. W. (1984/1999): Die Torheit der Regierenden. Frankfurt a. M. (Fischer).
Uexküll, G. von (1976): Konrad Adenauer. Reinbek (Rowohlt).
Ulfkotte, U. (2000): Auf dem Weg zur Ethno-Bombe? *Frankfurter Allgemeine Zeitung*, 10.7.2000
Varela, F. (1979): Principles of Biological Autonomy. New York (North-Holland).
Varga von Kibed, M. u. I. Sparrer (2000): Ganz im Gegenteil. Tetralemmaarbeit und andere Grundformen Systemischer Strukturaufstellungen. Heidelberg (Carl-Auer-Systeme).
Vlavianos, B. (1924): Zur Lehre von der Blutrache. Jena (Thüringer Verlagsanstalt).
Vogler, C. (1998): Die Odyssee des Drehbuchschreibers. Über die mythologischen Grundmuster des amerikanischen Erfolgskinos. Frankfurt a. M. (Zweitausendeins).
Vogt, L. (1997): Zur Logik der Ehre in der Gegenwartsgesellschaft. Frankfurt a. M. (Suhrkamp).
Vulliamy, E. (1994): Seasons in Hell. Unterstanding Bosnia's War. New York (St. Martin's).
Waal, F. B. M. de (1982): Chimpanzees Politics – Power and Sex among Apes. London (Jonathan Cape).
Waal, F. B. M. de, F. Aureli u. P. G. Judge (2000): Macht Gedränge aggessiv? *Spektrum der Wissenschaft* 8: 78–83.
Watzlawick, P., J. H. Beavin u. D. D. Jackson (1967/1969): Menschliche Kommunikation. Bern (Huber).
Watzlawick, P., J. H. Weakland u. R. Fisch (1974): Lösungen – Zur Theorie und Praxis menschlichen Wandels. Bern (Huber).
Weber, M. (1922/1976): Wirtschaft und Gesellschaft. Grundriß der verstehenden Soziologie. Tübingen (Mohr).
Wilden, A. (1987): Man and Women, War and Peace. The Strategist's Companion. London/New York (Routledge and Kegan Paul).
Williams, T. (1870): Fiji and the Fijians. London (Hodder and Stoughton).
Wilson, E. O. (1971): Competitive and Aggressive Behavior. In: J. Eisenberg (ed.): Man and Beast: Comparative Social Behavior. Washington (Smithsonian Inst. Press), p. 183–217.

Register

Über den Autor

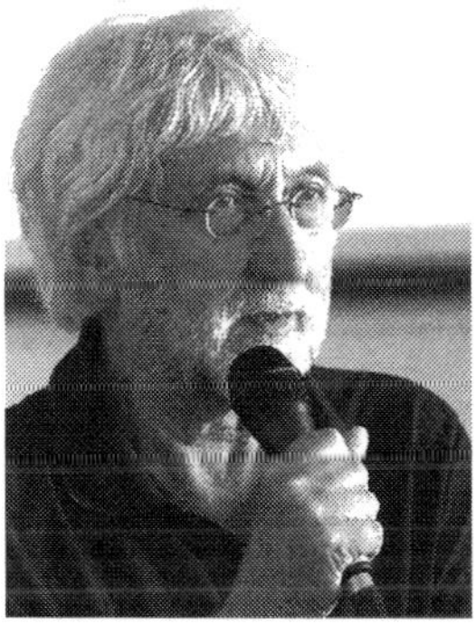

Fritz B. Simon, Dr. med., Univ.-Prof.; Studium der Medizin und Soziologie; Psychiater und Psychoanalytiker, systemischer Therapeut und Organisationsberater. Forschungsschwerpunkt: Organisations- und Desorganisationsprozesse in psychischen und sozialen Systemen. Autor bzw. Herausgeber von ca. 300 wissenschaftlichen Fachartikeln und 33 Büchern, die in 15 Sprachen übersetzt sind, u. a.: *Radikale Marktwirtschaft* (1992), *Die andere Seite der Gesundheit* (1995), *Die Kunst, nicht zu lernen* (1997), *Zirkuläres Fragen* (1999), *Die Familie des Familienunternehmens* (2002), *Gemeinsam sind wir blöd!?* (2004), *Mehr-Generationen-Familienunternehmen* (2005), *Einführung in Systemtheorie und Konstruktivismus* (2006), *Einführung in die systemische Organisationstheorie* (2007), *Einführung in die systemische Wirtschaftstheorie* (2009), *Einführung in die Systemtheorie des Konflikts* (2010), *„Zhong De Ban" oder: Wie die Psychotherapie nach China kam* (2011), *Einführung in die Theorie des Familienunternehmens* (2012), *Wenn rechts links ist und links rechts* (2013), *Einführung in die (System-)Theorie der Beratung* (2014), *Formen. Zur Kopplung von Organismus, Psyche und sozialen Systemen* (2018), *Anleitung zum Populismus* (2019), *Der Streit ums Nadelöhr* (2019), *Lockdown: Das Anhalten der Welt* (2020).

FSC
www.fsc.org
MIX
Papier | Fördert
gute Waldnutzung
FSC® C083411